现代著名老中医名著重刊丛书·《第八辑》

读书教学与临症

徐荣斋　编著

人民卫生出版社

图书在版编目（CIP）数据

读书教学与临症/徐荣斋编著. —北京：人民卫生出版社，2012.4
（现代著名老中医名著重刊丛书·第八辑）
ISBN 978-7-117-15575-5

Ⅰ.①读… Ⅱ.①徐… Ⅲ.①中医学：临床医学-文集 Ⅳ.①R24-53

中国版本图书馆 CIP 数据核字（2012）第 024157 号

现代著名老中医名著重刊丛书

第八辑

读书教学与临症

编　　著： 徐荣斋
出版发行： 人民卫生出版社（中继线 010-59780011）
地　　址： 北京市朝阳区潘家园南里 19 号
邮　　编： 100021
E - mail： pmph @ pmph.com
购书热线： 010-59787592　010-59787584　010-65264830
印　　刷： 北京盛通数码印刷有限公司
经　　销： 新华书店
开　　本： 850×1168　1/32　**印张：** 11.5
字　　数： 296 千字
版　　次： 2012 年 4 月第 1 版　2024 年 12 月第 1 版第 4 次印刷
标准书号： ISBN 978-7-117-15575-5
定　　价： 28.00 元

出版说明

自20世纪60年代开始，我社先后组织出版了一些著名老中医经验整理著作，包括医案、医论、医话等。半个世纪过去了，这批著作对我国现代中医学术的发展发挥了积极的推动作用，整理出版著名老中医经验的重大意义正在日益彰显。这些著名老中医在我国近现代中医发展史上占有重要地位。他们当中的代表如秦伯未、施今墨、蒲辅周等著名医家，既熟通旧学，又勤修新知；既提倡继承传统中医，又不排斥西医诊疗技术的应用，在中医学发展过程中起到了承前启后的作用。他们的著作多成于他们的垂暮之年，有的甚至撰写于病榻之前。无论是亲自撰述，还是口传身授，或是由其弟子整理，都集中反映了他们毕生所学和临床经验之精华。诸位名老中医不吝秘术，广求传播，所秉承的正是力求为民除瘼的一片赤诚之心。诸位先贤治学严谨，厚积薄发，所述医案，辨证明晰，治必效验，具有很强的临床实用性，其中也不乏具有创造性的建树；医话著作则娓娓道来，深入浅出，是学习中医的难得佳作，为不可多得的传世之作。

由于原版书出版的时间已久，今已很难见到，部分著作甚至已成为中医读者的收藏珍品。为促进中医临床和中医学术水平的提高，我社决定将部分具有较大影响力的名医名著编为《现代著名老中医名著重刊丛书》并分辑出版，以飨读者。

第一辑　收录13种名著

《中医临证备要》　　《施今墨临床经验集》

《蒲辅周医案》　　《蒲辅周医疗经验》

《岳美中论医集》　　《岳美中医案集》

《郭士魁临床经验选集——杂病证治》

《钱伯煊妇科医案》　《朱小南妇科经验选》
《赵心波儿科临床经验选编》　《赵锡武医疗经验》
《朱仁康临床经验集——皮肤外科》
《张赞臣临床经验选编》

第二辑　收录 14 种名著

《中医入门》　《章太炎医论》
《冉雪峰医案》　《菊人医话》
《赵炳南临床经验集》　《刘奉五妇科经验》
《关幼波临床经验选》　《女科证治》
《从病例谈辨证论治》　《读古医书随笔》
《金寿山医论选集》　《刘寿山正骨经验》
《韦文贵眼科临床经验选》　《陆瘦燕针灸论著医案选》

第三辑　收录 20 种名著

《内经类证》　《金子久专辑》
《清代名医医案精华》　《陈良夫专辑》
《清代名医医话精华》　《杨志一医论医案集》
《中医对几种急性传染病的辨证论治》
《赵绍琴临证 400 法》　《潘澄濂医论集》
《叶熙春专辑》　《范文甫专辑》
《临诊一得录》　《妇科知要》
《中医儿科临床浅解》　《伤寒挈要》
《金匮要略简释》　《金匮要略浅述》
《温病纵横》　《临证会要》
《针灸临床经验辑要》

第四辑　收录 6 种名著

《辨证论治研究七讲》　《中医学基本理论通俗讲话》
《黄帝内经素问运气七篇讲解》　《温病条辨讲解》
《医学三字经浅说》　《医学承启集》

第五辑　收录 19 种名著

《现代医案选》　《泊庐医案》

《上海名医医案选粹》 《治验回忆录》
《内科纲要》 《六因条辨》
《马培之外科医案》 《中医外科证治经验》
《金厚如儿科临床经验集》 《小儿诊法要义》
《妇科心得》 《妇科经验良方》
《沈绍九医话》 《著园医话》
《医学特见记》 《验方类编》
《应用验方》 《中国针灸学》
《金针秘传》

第六辑　收录 11 种名著

《温病浅谈》 《杂病原旨》
《孟河马培之医案论精要》 《东垣学说论文集》
《中医临床常用对药配伍》 《潜厂医话》
《中医膏方经验选》 《医中百误歌浅说》
《中药炮制品古今演变评述》 《赵文魁医案选》
《诸病源候论养生方导引法研究》

第七辑　收录 15 种名著

《伤寒论今释》 《伤寒论类方汇参》
《金匮要略今释》 《杂病论方证捷咏》
《金匮篇解》 《中医实践经验录》
《罗元恺论医集》 《中药的配伍运用》
《中药临床生用与制用》 《针灸歌赋选解》
《清代宫廷医话》 《清宫代茶饮精华》
《常见病验方选编》 《中医验方汇编第一辑》
《新编经验方》

第八辑　收录 11 种名著

《龚志贤临床经验集》 《读书教学与临症》
《陆银华治伤经验》 《常见眼病针刺疗法》
《经外奇穴纂要》 《风火痰瘀论》
《现代针灸医案选》 《小儿推拿学概要》

《正骨经验汇萃》　　　　　　《儿科针灸疗法》

《伤寒论针灸配穴选注》

这些名著大多于20世纪60年代前后至90年代初在我社出版，自发行以来一直受到广大读者的欢迎，其中多数品种的发行量达到数十万册，在中医界产生了很大的影响，对提高中医临床诊疗水平和促进中医事业发展起到了极大的推动作用。

为使读者能够原汁原味地阅读名老中医原著，我们在重刊时尽可能保持原书原貌，只对原著中有欠允当之处及疏漏等进行必要的修改。为不影响原书内容的准确性，避免因换算等造成的人为错误，对部分以往的药名、病名、医学术语、计量单位、现已淘汰的临床检测项目与方法等，均未改动，保留了原貌。对于原著中犀角、虎骨等现已禁止使用的药品，本次重刊也未予改动，希冀读者在临证时使用相应的代用品。

人民卫生出版社

2011年10月

序言

徐荣斋，字国椿，晚年自号三补老人。生于1911年，卒于1982年。先生早年从业于《存存斋医话稿》作者赵晴初的高足杨哲安先生。以后，又曾问业于《中国医学大成》编者曹炳章先生，析疑问难，虚心求教，深得曹先生的赏识，遂成忘年之交。先生治学严谨，博览群书，勤于著述，崇尚“读书破万卷，下笔如有神”，对中医经典著作，特别是《内经》有较精深的研究。著有《重订通俗伤寒论》、《妇科知要》、《内经精义》，校点了《医宗必读》等医书，并在国内外中医药刊物上发表学术论文五十多篇。

先生自三十年代初从事中医临床，五十年代末期转任教于浙江中医学院，晚年担任《浙江中医学院学报》编辑室主任，并被浙江省人民政府聘为高级职称评定委员会医学组委员。先生为人正直，办事认真，待人和气，凡有求教者，必尽心解答。几十年来，他精勤不倦地耕耘在中医教学、医疗、科研这块土地上，并取得了丰硕的成果，为中医界的同道所称颂，为学生们所尊敬和爱戴。一九八〇年先生于古稀之年光荣地加入了中国共产党。

一九八一年《妇科知要》问世后，先生就打算将其历年来在中医药刊物上发表的学术论述和一部分没有发表的文稿辑成一书。征得人民卫生出版社同意后，遂嘱我等几位研究生缮抄、整理，复经先生亲自分类审核，乃定此稿，曰《读书教学与临症》。读书收集文稿四十篇，分为三大部分。从“读书体会”和“教学讲座”两部分可以看出先生学术之广博，钻研之精深。其广则广在从中医四大经典，到明清以及近代、现代中医各家学说，靡不悉心探讨；其精则精在《内经》，尤其是《素问》部分。“读书体会”和“教学讲座”两部分凡二十八篇，旁及的不算，专论《内经》的就有十篇，有探讨阴阳学说的，有阐发病因病机的，有研究“五郁”病证的，有剖析治疗法则的，有评述不同医家注释《内经》之特点的，还有介绍学习方法的，可谓系统、详尽。其中，“以治学三境界的精神学习《内经》”一文于一九八〇年发表在《山东中医学院学报》上，对中医界有一定的影响，可作为中青年学习《内经》的借鉴；“读《经》识小录”一文，对一些深奥的名词术语，采用纵横联系的方法，恰如其分地予以分析，虽不够系统，却是他毕生研究《内经》的结晶所在，能为学习《内经》扫除障碍，开启茅塞。先生研究《内经》不是以经解经，一个很重要的特点是重视从临床来印证《内经》的理论。这方面的例子在他的学术论述中俯拾可得，比比皆是。在临床上，先生擅长于内妇科，尤精于妇科。对妇科经、带、胎、产四大类病证重视调治奇经，善用血肉有情之品。“临症经验”部分中，“带下病辨证施治”和“崩漏的五法和十方”二文，既反映了他辨证之细，又体现了他论治之精；其对宫外孕的认识和“经闭不闭”的探讨，更是反映了他在重视和保持中医辨证施治、理法方药的特色前提下，善于汲取现代医学新知；“诊余琐记”，虽题为“琐记”，却是临床经验的传神所在，弥足可珍。书末附有十六例验案，虽数量不多，但其在临证重视求本，喜用经方，博采诸家之长，遣方用药灵活的诊治特点，却能于此见其一斑。

笔者有幸忝列门墙，承蒙口授心传，多有获益，自愧悟性不敏，未能窥得先生学术经验全貌，有待今后努力。值校稿之际，记上数笔，代以为序，以志怀念。

范永升　徐宝尔谨识

一九八五年三月于浙江中医学院

目录

读书体会

以治学三境界的精神学习《内经》

行年七十，治医近五十岁月，似乎天天在学习，读书临症[①]，互相促进，扪心自问，确有阶段性的提高。但解放前二十年，学医初得门径，徘徊的时间多，摸索的工夫费，时倍功半，二十年只能算十年；解放后的十七年，学习方向明确，才有目的、有系统地进行学习，自己也抓紧了些，这是最实际的十七年；在“文革”十年期间，大半时间被蹉跎过去了。这将近五十年的光阴，仔细算来，扎扎实实的学习，实际只有三十多年。近五年中，正在加紧补课，今后还得抓紧。回顾这三个阶段时间，随着学习的深入，精力的支付是艰辛的，学问的收获是甘腴的。

清人王国维《人间词话》里，说到治学要经过三个境界，我极有同感。他说道：第一境界是，“昨夜西风凋碧树，独上高楼，望尽天涯路”（意味着做学问要目中无半点尘，胸中无半点尘，静志澄虑地勤读苦攻，搜集资料）；第二境界是，“衣带渐宽终不悔，为伊消得人憔悴”（是说为了探求学问，苦思力索，不怕人消瘦，只要能够理明心得）；第三个境界是，“众里寻他千百度，蓦然回首，那人却在灯火阑珊处”（表达了通过不断地辛勤探索，一旦有所发现，解决问题后的喜悦心情）。

以下借治学三境界，谈谈我学习《内经》的过程。

---

①本书作者在书中均用“临症”一词，虽与当今略有不同，但为原书重刊，故未予径改。

（一）第一境界

我祖父是个儒而医者，但去逝很早，当然我非祖传；父亲也早亡，那时我只九岁，故也非父传。我只读到祖父遗留下来的半柜木刻本和手抄本医书。我的从业老师是撰《存存斋医话稿》作者赵晴初老先生的弟子杨哲安先生。他有学问，有临床经验，我跟了他三年，边读书，边侍诊（相当于现在的见习和实习），打下了一些医学基础。不过对《内经》的了解是很贫乏的，所读只有李士材的《内经知要》和薛生白的《医经原旨》，加上“一知半解九不懂”的王冰注《黄帝内经素问》。正像雷公对黄帝对话所言：“诵而未能解，解而未能别，别而未能明，明而未能彰……”。真惭愧！

我于满师回家后，肺病缠身，在两年养病期中，先后购读张介宾的《类经》、《马元台张隐庵合注素问灵枢》。一方面，把《素问》论述精、气、神等篇的经文和注文反复诵习，感到古书文气浓郁，养生义理亦跃然纸上，遂作为病中修养指南；另一方面，找到了学习《内经》的途径，由浅入深，由此例彼，产生了探索的兴趣，同时也拓宽了诵习秦汉医文的眼界。

1935 至 1949 年的十五年中，我恒以半天门诊、半天读书为自课。读书以温习《内经》为主，泛览明清方书为辅。前者作为治学，后者便于应世。治学侧重《素问》，《灵枢》次之，主要原因有二：第一，《素问》注疏多，便于对勘，易于读懂，《灵枢》仅马元台、张隐庵两家；第二，《素问》论阴阳、四时、脏腑、经络、诊法、病因病机、治则等，言之有物，可以仰观，可以俯察（对其中五运六气部分未理解），而对《灵枢》的腧穴、针刺内容，由于不懂而至今仍未认真学习。

读《内经》从文选到原篇，是一个由浅入深、由易到难的过程。文选从《内经知要》之约，到《类经》之博，虽不能全部理明心得，但基础总算由此而奠定。一般主张读书由博返约，我因身体弱、资质笨，无一目十行的快速领会进度，只能以蚂蚁啃骨头的笨劲，锲而不舍，循序渐进，采取了先约后博方法，即先从《内经》本书开始，然后向外拓展。张介宾《类经》后三卷“会通类”是触类旁通的博，引而申之的博，我把它看作《内经》主要词汇的索引，颇有裨益。

至于读原篇，障碍较多，难字难句每篇有，字典、《辞源》也解决不了问题，再加上文字和语法的古今不同，错简时出，不仅仅是文辞古奥难懂而已。为了扫除阅读古文的障碍我常借助陆九芝的《〈内经〉难字音义》、高士宗的《素问直解》，其中有比较明白晓畅的字解和词解，再参阅马元台、张隐庵、张介宾三家注释。其间口诵、心维、手检，可云劳矣！然尤未也。检阅注家多，有得力处，但有时也会带来影响，遇到两说分歧时，就莫衷一是了。找不着解释，感到望洋兴叹；有不同观点，又感到无所适从。怎么办？丹波氏父子的《素问识》、《素问绍识》和《灵枢识》，他们在引述各家注文时，往往作出比较精切的分析，我把他们视为学习《内经》的“辅导员”。

初读原篇，我感到《素问》比《灵枢》难读，幸而有文选诵读作基础，半数文句，还觉得似曾相识，但总不得不依靠注释来帮助解决理解上的困难。过去有人提出先读无注的《内经》，我没有试读过，不知读得通否？以俟贤者。

前人说过：“读书千遍，其义自见。”这话有一定道理，但不能只读不想。孔子有“学而不思则罔，思而不学则殆”的名言，说的是学习离不开思考，所以边读还是要边想。不懂的古奥文句，多读多思，贯穿它的上下文，逐渐领会其语法及意义，随着读的遍数增多，思考次数的增加，全篇也能逐渐弄通。当然，这是相对而不是绝对的。

我读《内经》的方法是：①原文注文，边读边想边记，有时联贯读，有时分段读；②已懂的篇文，读到成诵（成诵的意义后详）；③不懂的篇文，检阅注疏及工具书，从字到句细细读；④精短的文句，抄且读（读后抄，能加强记忆，抄后再读，能加深理解）。

不要以为朗诵是没有意义的事，无论是《内经》篇文或医论、脉诀、药性赋及方歌，多读才能成诵，口诵心维，才能牢记。这些事例，凡是中医同志，不论老年的、中年或青年的，都有不同程度的亲身感受。朗诵也要下工夫，要由读到诵，诵出原文的问答段落和句（句号）读（逗号），诵出原文的音和义；有几段经文是韵文，读起来音调铿然，通过诵，还可以调剂苦读苦记的紧张心情，得到舒松和愉悦，更有助于对经文记忆的巩固。

以上是攻读《内经》的第一关，也是王国维所谓治学第一个境界。事实证明，研究学问，都需要经历一番苦工，“不经寒彻骨，那有暗香来?”我们口头常说的“书山有路勤为径，学海无涯苦作舟”，以勤与苦作为求学方法，舍此实无捷径。前人研读《内经》，有不少坚韧不拔的楷模，王冰次注《黄帝内经素问》，“精勤博访，历十二年，方臻理要”，滑伯仁创《读素问钞》，汪机作《续素问钞》，丁瓒作《素问钞补正》，皆穷治一经，跟着前人足迹而攀登。“独立高楼，望尽天涯路”情景是逼真的。至于我，尚在初学，当然拟非其俦，回忆当年攻读《内经》时的困惑，倒不在于勤学苦练的下工夫，而是下了苦工仍无多收获，尚有待于再接再励的摸索。

（二）第二境界

新中国成立后，中医的事业和学术都有了大飞跃，中医学已跻于学术之林，对古典医著的探索和研究，当然更萦回于我们脑际，形势逼人又喜人，学习《内经》第二境界就此进入。如实地说，这个再接再励的探索，包含着“为人”、“为我”两者：“为人”，是为了适应教学的需要，想把知识灌输给他人；“为我”，是适应提高的要求，想把《内经》再搞懂搞通一些。两者都需要再学习。

1955 年以来，西医学习中医班一次一次地开办，中医学院本科班一届一届地开学，在备课讲课过程中，确有《礼记·学记》“学然后知不足，教然后知困”的真实感受。由于前面的“不足”，引起后面的“困”，教的“困”由学的不足而来。

什么是“教然后知困”的“困”？给《礼记》作疏解的孔颖达回答得好：“不教之时，谓己诸事皆通，若其教人，则知己有不通，而事有困弊，困则甚于不足矣！”我的亲身感受，这个“不足”和“困”，主要是对《内经》理论理解不深，印证缺乏，止能自喻，不能喻人，窘状是可想而知的。既呈困惑，再学习当然成为必需。尽管古人认为“困而学之，又其次也”，我想总比“困而不学”要好得多。

怎样再接再励？我的方法还是主攻《素问》，选读《灵枢》，力求在会通中理解，并阅读同类书和参考资料，摘录笔记，反复写教案及讲稿。韩愈所谓“焚膏油以继晷，恒兀兀以穷年”，殆近似之。实际做法，主要为以下四点：

1. 守约以自固

研究学问，一般有专精与博览两个步骤。读医书下手之初，是先约后博还是由博返约，是个值得讨论的问题。我认为，先约后博，循序渐进，不能躐等，这是根据我的精力和学力而择定的。我研读《内经》，重点在《素问》，而《素问》的81篇，也不全部都作重点读，譬如讲“刺法”12篇、讲岁运六大论及文理浓于医理的《著至教论》《方盛衰论》等6篇，只一般地读。反过来说，研读《灵枢》虽次于《素问》，但如卷一的《邪气脏腑病形》，卷二的《本神》，卷三的《经脉》等篇，每卷里都有一两篇作为重点攻读。韩愈所谓“术业有专攻”，专精的课业，我当然不敢妄想专精，但以守约作为自固的手段。

其实，《素问》中关于阴阳变化之旨，脏腑、经脉、病、治之要的论述，应为精读深研对象；而针灸如《离合真邪论》等篇，岁运如《至真要大论》、《天元纪大论》等篇，亦各有丰富内容可供探索。《周礼》“疾医以五气、五声、五色，视其生死”这十三字，包括了《素问》诊法精义，亦是扼要之言。至于各家注解，除前述七家（王冰、马元台）外，原则上亦少旁骛，既防涉猎不精，更防泛而无适。1959年执教中医学院，始泛览诸家，以应备课讲课需要，这已是第二学程的事了。

我体会，《内经》的内容确实博大，仅是几个浩瀚渊深的阴阳、藏象、经络等学说，选择其中一段半节进行研究，绝非短期能穷其精蕴。退一步说，如五脏中的某一脏、病因中的某一因……，也足够探索它一年半载。小而至于《内经》中的须、发、唾、嚏等小事物，如果把它们从散在的经文里集中起来研究，也可以小中见大，想“约”也约不了。

就病机十九条来说，它出于《素问·至真要大论》，仅176字，刘守真将之演为277字以为纲领，反复辨论以申之，凡二万余言，成《素问玄机原病式》，完全是由约到博的专著。近人任应秋氏编著《病机临证分析》，根据病机十九条所提到的三十个病症进行阐述，着重在辨证审治，并强调理、法、方、药的建立和运用。这两本书，都是从约进入到专，发展到博，前者为我们研究病机作了启示，后者给我们研究病机指明了方法，可作专精与博览的参证。

1961年我试写《病机十九条临床应用》（内部资料）；次年，写《〈内经〉阴阳理论的实践应用》（部分发表于《广东中医》1962年7期）；后又写《〈内经〉“五郁”证治探讨》（发表于《浙江中医学院学报》1980年第1期）。这些短篇，可算是“守约以自固”的试作。

2. 互勘以求证

从“守约”到“互勘”，眼界又开拓一步，工夫又花了一番。经文与经文，经文与注文，这家注与他家注，互相对照，同中辨异，异中求因，以前证后，以此例彼，反复推寻，确有新悟。这是我研读《内经》方法的又一步骤。“互勘”的实际，即是互相印证，包括同类书与主攻书印证，也包括非同类的参考书与主攻书印证，从字、句、段落到整篇经文，发现疑难处即进行“互勘”，借以扩聪明而练识力。古人所谓“读书三到”的心到、眼到、口到，都须做到，而且要自觉、主动地去做，一处疏忽，等于放弃一个“攻读阵地”。分析思考，要齐头并进，既要求证于对勘书，更要全神贯注于主攻书，切磋琢磨，才能磨出心灵的火花。

互勘的书，我首先阅读杨上善的《黄帝内经太素》。其书上足以证皇甫谧，下足以订王冰，确是互勘《内经》的最佳文献，后人崇之为“医家鸿宝”，洵非过誉。注文虽系隋唐文字，但语气明白晓畅，并不难读。其特点在于改编经文各归其类，取法于皇甫谧之《针灸甲乙经》，而无其破碎大义之失；其文先载篇幅之长者，而以所移之短章碎文附于其后，不使原文糅杂；对相承旧本有可疑者，于注中破其字、定其读，并不辄改经文，较之王冰之率意窜改，不存本字，任意移徙，不顾经趣者，大相径庭。对《痹论》篇的编次，胜于王冰注本甚多，其它各类各篇，都可以从互勘中获得新证，我是颇受其益的。

我还把《难经》也作为《内经》的同类书互勘。《难经》这本书，文气卑弱，理境不高，实不足以羽翼《内经》。但其阐发经络流注、奇经八脉的作用，“七冲门”为人身资生之门，以及诊候、病能、针刺腧穴等，有未曾见于《内经》，而实能显《内经》之奥义者。滑寿《难经本义》，更胜于《难经》，作为对勘，不是劳而无获的。

1963年夏，读到清·姚止庵《素问经注节解》（人民卫生出版社排印本）。该书是《素问》之节本（节178处，6686字），并给王冰的次注以更多的补正。我以两个寒暑，按篇按段，互勘《素问经注节解》与王冰次注的《黄帝内经素问》的异同处，勘出后人对王冰编次《素问》之所以不满，主要在于经文有重出者，王冰存之而未去；残缺赝作者，王冰仍之而不删；再如脱误舛讹、颠倒错杂之文，王冰则聊且顺文而无所发明，或旁引滥收而安于简陋。这些都由于王冰编次时对经文不加细揣而移掇，有难解处却“逢疑则默”，以致所编所注，功过参半。姚氏的重修，撷经文之精要，订王冰之罅漏，作为《素问》之互勘书，值得参阅。

3. 比类而索义理

研读《内经》，既要理明心得，又要纵横联贯。每个词句，从它们的概念到具体内容，经过比同析异，探其义理，也是帮助理解《内经》的一种方法。这种方法，比读书札记容易搞，只需把散见于各篇的同类句或联绵句汇聚起来，比类而观，义理自能体现出一部分。这个方法，是我从《类经》“会通”中悟出的，现正在继续留意摘录。

举例说，《素问·上古天真论》“虚邪贼风”，此四字，可以连称为一个名词，也可以分称为“虚邪”、“贼风”两个名词。一般解释是：邪气乘虚而入，叫“虚邪”；四季不正常的风，叫“贼风”。“虚邪贼风”连称的，见于《上古天真论》、《太阴阳明论》，而《移精变气论》把这个名词分成对句，为“贼风数至，虚邪朝夕”，意义就更明显。单称“虚邪”者，《八正神明论》凡三见：①“八正者，所以候八风之虚邪以时至者也。”②“虚邪者，八正之虚邪气也。”③“八正之虚邪而避之勿犯也。”《灵枢·九宫八风》则谓：“谨候虚风而避之，故圣人日避虚邪之道，如避矢石然……”。这几段所指俱欠明朗，意味着虚邪即虚风，也即是邪气乘虚而入，所以《难经·五十难》以五行生克来推：“从后来者为虚邪”。《八正神明论》中另有一段文字作为“虚邪”的解释：“以身之虚，而逢天之虚，两虚相感，其气至骨，入则伤五脏”，颇能言之有物，后人对“虚邪”二字的定义，想是从此得来。

“贼风”这一名词，《素问·四气调神大论》义明词显地指出，本无烦赘述，可是对照《灵枢·贼风》，岐伯答非所问，好像“舟欲近而风引之使远”，或许也是错简，志以存疑。

再如《阴阳应象大论》，是《素问》81篇中的“皇冠”，理论性强，应用面广，每一句、每一段都有它的丰富内容和指导意义。通过比类对勘，知篇文中有错入文字：“在天为玄，在人为道，在地为化，化生五味，道生智，玄生神。”此段系《天元纪大论》文，见于此篇“东方生风”段中，文气不类；

下文“神在天为风”的“神”字伪，当与前文“其在天为玄”的“其”字联成一句，律以后文“其在天为热”等四段可证。像这种错简文句，《内经》里所见甚多，前人已通过比类考订方法，给我们指出不少，一经复按，更觉了然。

又如《内经》中多韵文，又多对句，我常从对句里得到易读、易懂、易记的佳遇。《生气通天论》中“阳气者，精则养神，柔则养筋”这一句，在阳气功能某一方面，作了细腻熨帖的点出，极想关于阴气的阐述也能发现同样的名儁对句。后读《痹论》，得“阴气者，静则神藏，躁则消亡”句，感到虽非浑然一体，已觉无独有偶。另外，还有分散在各篇常见和不常见的某些名词，如“奇恒”、“气立”等，词简而义或难明；特别像“气立”这一名词，《生气通天论》一见，《六微旨大论》多见，究竟何所指，尚少明确印证。我已把它们比类蒐集起来，或许也是探索《内经》特有术语的一个途径。

4. 汇参而见源流

从“守约”到“汇参”，在研读《内经》过程中，确是迈开了一大步，近于由“约”而向“博”进军。其实尤未也，只不过根据需要阅读一些同类书而已。

怎样汇参呢？大致有“综合汇参”与“分类汇参”两法。综合汇参，如前面所述《黄帝内经太素》，这是一部学术价值高、印证意义大的必参书，每处不同字句都有它的精义；《难经》文虽平衍，然亦时见妙谛，可作为综合汇参的旁考书。分类汇参，是取对《内经》某个学说或理论有所阐发的汉、晋、唐、宋有关医籍，如“脉法”参证张仲景《伤寒论》、《金匮要略》论脉部分及王叔和《脉经》；藏象内景，参证《中藏经》及《千金要方》论脏腑部分；病因、病机、病症，参证巢元方《诸病源候论》及刘守真《素问玄机原病式》；经络针灸，参证《针灸甲乙经》、《脉经》及《十四经发挥》（《脉经》所载十二经脉循行文句，与《灵枢》经脉篇有出入，通过校勘，《脉经》为胜）。另有《内经》所载各种病类，对某些症状有引而未发的，则参考刘守真《素问病机气宜保命集》及骆龙吉、刘浴德的《内经拾遗方论》，从而了解治宜。多方汇参，力求相得益彰，亦以概见《内经》学说分支的流派。

“学问之道无他，求其放心而已矣”。所谓“放心”，意味着把读书方法开拓到一定的范围。我这样地“汇参”，是否符合古人所说的“放心”，不能确定，但那时却感觉有收获。因为这些汇参书，可用以印证《内经》学说，除了相得益彰以外，还具有三种现实意义：

首先，引作汇参的几部书（特别是汉、晋、唐三代的书）的作者，去古未远，他们肯定是见到古本《内经》，所引述和阐发的，在一定程度上，这些书多能反映出《内经》的原文原义，文字的假借，文句的异同，术语的变化，都可以作为《内经》可靠的校勘本。

其次，医学流派，虽说肇自宋元，其实古已有之。所谓“三世医”之黄帝针灸、神农本草、素女脉诀，是最古的医学派别；《汉书·艺文志》所说的“医经”和“经方”，更是古医学派之见于记载的。通过汇参，既得以印证《内经》，并得觇出古医学派源流之一角。

又其次，汇参察流的方法，除互勘互证外，还足以启迪心灵，收到触类旁通之益，比读各家注解另有一番佳境。因其著述自成一家，与注解之随文释训、强为凑合者不同，汇参时可获得分析思考的锻炼。

以上这些，是我第二阶段对《内经》“困而学之”的纪实。虽已成昨日黄花，不适于今用，其中有的还是作为自励法门，并述于此。

(三) 第三境界

通过前两个阶段的研读《内经》，工夫花了一些，收获得了一些，但在十年浩劫中，生活蹭蹬，学业未竟，衰老已侵，计惟抓紧“三补”（前十年蹉跎后十年补，白天时间紧迫晚上补，两耳失聪勤学勤问补），夺些回来。回顾在第二个阶段中，用去的时间最多，学习方法也采用这样或那样，对《内经》主要理论的探索和寻求，虽不是“千百度”，然而九十度次总是有的，但发现得不多，有了一些也不敢自信。为了要在“灯火阑珊处”发现它、认识它、研究它，特在这里谈一下想做而没有做和正在做而尚未完成的几事。

1. 仍然要回顾第二个阶段，那是1965年，为了研读与教学需要，我曾仿秦伯未先生编写的《内经类证》（此书秦氏初稿于1933年，与《读内经记》同为当时上海中医书局新出版研究《内经》的读物；1961年，《类证》由余瀛鳌氏重订，条文后补列《素问》、《灵枢》篇名，每类加按语，比原编醒目）一书，续辑关于阴阳四时（五行）、经络、藏府身形、诊法、病因、病机、治则、预防等九百多条，分八章，二十七节，名《内经精要》，不辑病证条文，因已有秦氏之书在，足资参考。编写动机与方式，主要围绕当时《内经讲义》，作为备课时分类引申之助。十五年来，旧稿自珍，看来还是有些用处，现拟再行增删，分节加按，参以近来研究所得，使旧稿有所出新。

2.《内经》理论蕴藏之富，真如一座“宝山”，经过古今学者的勘探和发掘，各有所得，足征“矿源”是丰富的。如何继续发掘，如何扬长避短、取精去粗地古为今用，确是摆在我们面前亟需去做的实际工作。我想应该在过去一系列的成就上，不断创新。例如，对某一理论加以剖析探索时，最好印证临床（包括古人或今人的治验或科学实验），一个学说、一个名词、一个物体，都可以作为探索课题。我准备与青年教师合作，即小就大，做到知和行的统一。以“横刀那顾头颅白，跃马紧傍青壮年”（华罗庚老教授词句）的精神，实干到底！

以上两项，作为研读《内经》第三境界的内容，虽不相称，窃愿比拟。自知学识浅薄，方法粗陋，因而所得不多，可以介绍于读者之前的当然更少了。这也是收获与耕耘的辩证关系，懒汉是种不出好庄稼的。今后要继续努力，使有一个好收成，争取达到新境界！

（发表于《山东中医学院学报》1980 年第 4 期）

试析《素问·阴阳应象大论》中的一组治则

《内经》理论古朴渊雅，学说博大精深，欲求全部会通，自知有困难。兹取《素问·阴阳应象大论》有关论治经文，边议边分析，并结合临床实际，试达如次。

（一）前提

1. 治病求本

［原文］阴阳者，天地之道也，万物之纲纪，变化之父母，生杀之本始，神明之府也，治病必求于本。

［析］本条经文，《天元正纪大论》亦引述，不过“阴阳”上有“夫五运”三字，“神明之府也”下有“可不通乎”一语，说明阴阳五行为医学上辨证论治的纲领由来已久，所以两“大论”中都着重提出。

“治病必求于本”，是最重要的一句，也是全文中画龙点睛的一笔，重点在一“本”字。所谓“本”，就是致病的原因，并推求其阴阳脏腑寒热虚实。前人注解本条经文，从不同程度上各有所阐述，其中尤推张介宾以详明胜，张志聪以精切胜，读者可领会其要义。在临床实践方面，仲景有不少治法，足资启悟。一为甘草干姜汤治肺痿。肺痿多属肺虚有热，一般治从清滋，但甘草干姜汤证是汗吐下后损其津液而成，当然非清滋法所宜，用甘温法即是治其本。二为“妇人宿有癥病，经断未及三月，而得漏下不止，胎动在脐上者，为癥痼害……当下其癥，桂枝茯苓丸主之”。下癥以治漏，去瘀以安胎，是治本之具有手眼者。再如白虎汤之治热深厥深，黄土汤、桃花汤之温补以止血，五苓散泄水以治消渴，其法其方，随处都包涵着治本精义。

证诸临床所见，小便浑浊，多从“水液浑浊皆属于热”论治；但也有心肾不足小便浑浊的，有中气不足溲便为之变的，有金衰水涸而尿黄赤的，此皆正虚而生热，多从求本补虚而获效。又如，火与痰，本是气与津液所变，无病时则为气与津液，有病则为火为痰，从内伤外感、有余不足等病因，求其本而治之，往往痰消火熄，比见痰治痰、见热治热者妥善得多。

以上是属于全身病及脏腑病的求本而治，其有属于肢末及诸窍为病的，也应治本。周学海《读医随笔》举出“鼻瘜”、“指麻”两症，强调须治其致鼻瘜、指麻之本因，不能舍本逐末。这完全把“心肺有疾而鼻为之不利”及“指得血而能握”的经义结合到治本上来，值得我们注意。

2. 调阴阳之变，守气血之乡

［原文］审其阴阳，以别柔刚，阳病治阴，阴病治阳；定其气血，各守其乡。

［析］本条提示应审察病之在阴在阳，以辨别病邪之为柔为刚，分别施治。《难经·十难》有“五邪刚柔相逢”之说，是指脏腑病邪相互影响和传变。

“阳病治阴，阴病治阳”，是根据阴阳消长规律制订的一条治则。经文所说“阴病”、“阳病”，应包括阴虚、阴盛、阳虚、阳盛四种情况。治法呢？①阴（正）虚起自阳（邪）盛的，治当泻阳以护阴，如白虎汤清热生津，承气汤急下存阴是；②阴（邪）盛由于阳（正）衰的，治当温阳驱阴，如附子汤温阳散寒，真武汤温阳利水是；③阳（正）虚起自阴（邪）盛的，治当泻阴护阳，如麻黄汤温散肌表阴寒以护冲阳、三物白散泻中焦寒实而救脾阳是；④阳（邪）盛由于阴（正）虚的，治当滋阴以配阳，如六味地黄丸壮水之主以制阳光，景岳左归饮、左归丸之育阴以涵阳，更是后来居上的治法。

“定其气血，各守其乡”，是说治病要辨明疾病的部位，不要气病治血、血病治气，同时勿使病邪由气及血由浅入深。如邪在气分，当守（顾护）其阴血，勿使邪入于阴；邪在血分，当守（顾护）其阳气，勿使阴邪伤阳。《伤寒论》太阳病的“传”与“不传”及“欲作再经”，《金匮要略》之“适中经络，未流传脏腑，即医治之”，叶天士《温热论》之“肺卫心营”、“先安未受邪之地”，都是在这一经文的启示下悟出的妙谛。

（二）气味阴阳之用

［原文］气味，辛甘发散为阳，酸苦涌泄为阴。

［析］对本条解释，以马莳为最明白，他说：“凡物之气，大体为阳，凡物之味，大体为阴。然而气主发散者固为阳，其味之辛甘者亦为阳；味主酸苦者固为阴，其气之涌泄者亦为阴。正以气之阳中有阴，味之阴中有阳也。”证诸临床应用，辛味主散，其性横，功能解表；甘味主缓，其性守，单用能补中，与辛味合用亦不失其为发散；苦味主泄，性多下行，这是一般药物的性味功能，为我们所熟知。只有酸味性主收敛，入脏，随脏气之喜恶而各为补泻，如酸能收心气之苦缓，也能起到敛肺、补肺作用，还能起到泻肝作用（心苦缓，急食酸以收之……肺欲收，急食酸以收之，以酸补之。肝……急食酸以泻之）酸味还可通过不同的合味而另具化阴或涌泄作用。前者如“甘合酸”化阴而为补，缪仲淳所谓地黄合五味子甘酸以敛阴精；后者如“酸合苦”涌泄而为泻，《外台秘要》中载阮河南治天行热毒，用苦酒、生艾叶、苦参、乌梅、青葙子、葶苈子以取吐泻。诸如此类或补或涌泄的不同作用，正如缪氏所谓“气味互兼，性质各异，参合多少，制用全殊”。前人的理论阐述和临床验证，使我们对《内经》经文理解加深。

［原文］味厚者为阴，薄为阴之阳；气厚者为阳，薄为阳之阴。味厚则泄，薄则通；气薄则发泄，厚则发热。

［析］本条从气味厚薄分阴阳，并阐述其性能，极其细致。马莳据王冰及李东垣《气味厚薄寒热升降图》，解释为：“味之厚者为纯阴，所以用之则泄泻（如大黄）；味之薄者为阴中之阳，所以用之则流通，不至于泄泻（如木通、泽泻）；气之厚者为纯阳，作用为发热，不至于发汗（如附子、肉桂）；气之

薄者为阳中之阴，作用利水而泄下（如猪苓、茯苓）。”马莳这一诠解，源于《汤液本草》，《汤液本草》则祖述张元素《医学起源》，张氏所释“药类法象”105种，以“气味阴阳之用”解说药性及药效，参证本条经文，颇能理明心得。

从大体来说，凡味厚之药，作用多在血分、阴分及中下焦；气厚之药，作用多在气分、阳分及中上焦。以肉桂与桂枝为例，肉桂质厚实、气味重，多用于治内脏病及下焦病；桂枝质较轻、味较薄，多用于发散及治头面病。又如鹿茸气体全而未发泄，补阳益血之功多；鹿角则透发已尽，故托毒消散之功胜。这都与气味厚薄有关。

（三）发散（汗）

《内经》提到汗法甚多，一般都用于邪在肌表。如：“风寒客于人，使人毫毛毕直，皮肤闭而为热，当是之时，可汗而发也”，“三阳经络皆受其病，而未入于脏者，故可汗而已”，“体若燔炭，汗出而散”，“汗之则疮已”等条，然而所述仅仅是可汗。其具有辨证论治意义的，要算《阴阳应象大论》篇四则最为言简意赅。

［原文］因其轻而扬之……其在皮者，汗而发之……其实者，散而泻之。

［析］此三个治则，都属于向外发散的汗法，适应证与治法似属同一，但联系临床实际则有不同。“汗而发之”是典型的汗法，具有发散作用，如桂枝汤后啜热稀粥，解肌表之汗，宣发形肉之阳气；麻黄汤发经络之汗，疏通血脉之阴气；葛根汤解肌肉之汗，升提津液之清气。“轻而扬之”则有差等，如升麻葛根汤治轻邪在腠理；后世之“银翘”、“桑菊”，即“治上焦如羽，非轻不举”的代表方，与升麻葛根汤各擅其长。至于“散而泻之”，则同中有异，四个字中包含两个治法。从整句经文理解，既发散又下泻，属于表里同治，刘河间之防风通圣散，颇得经旨；杨栗山作升降散，移步换形，亦有新意，如仅从散邪外出的角度上理解，把“泻之”放在另一边，则应与

“汗而发之”同例。

［原文］其有邪者，渍形以为汗。

［析］这是外治法的发汗，顾名思义，即热浴取汗。巢氏《诸病源候论》有“邪气在表，洗浴发汗则愈”之说；《千金要方》中风门，《外台秘要》伤寒、天行门，各载有“蒸浴”法，可作参证。《圣济总录》“渍浴法”，说理较明，认为能“宣通形表，散发邪气”。寇宗奭更指明渍浴的作用和适应证：“热汤，助阳气，行经络，患风冷气痹人，以汤渫脚至膝上，厚覆，使汗出周身。”李时珍推广其法，治寒湿加艾煎汤；治风虚加五枝（桃、柳、桑、柘、槐枝）或五加皮煎汤淋洗，取效更速。此类治法，见于文献尽多，迄今民间常有以热浴疗风寒感冒，往往汗出而愈，或亦本条经文口耳相传之遗法。

（四）涌、泄

涌，涌吐；泄，下泄。是使痰实积滞各种有形实邪上涌下泄而排出体外的两种治法。一般胸膈咽喉间有痰食痈脓，多用涌吐法；肠胃下焦有形积滞，多用下泄法。从上从下，实际都是因势利导的治法，细参经文即知。

［原义］其高者因而越之。

［析］“高者”，指病位；“越之”，是治则，是引病邪使从受病的上道排出。由于病位既高，下夺道远不适宜，内消亦缓慢费时日，用“其高者因而越之”的治则，既是祛邪捷径，又是祛邪捷法。周慎斋提出“越因越用”，确系妙悟。然必痰食结在膈间，欲呕不能，欲吐不出，胀满作痛者，始可考虑此法。

吐方始于《伤寒论》之瓜蒂散（吐胸中寒）、栀子豉汤（吐上焦虚热），张仲景并指出“宿食在上脘，当吐之”。此后，《千金要方》有烧盐探吐方，《外台秘要》有霹雳散，孙兆有稀涎散，张子和有三圣散，丹溪有通关散，景岳有萝卜子吐法，都是经世名方中用之有效者。其中擅长用吐法的，推张子和，用得最平稳的，推张景岳。明清医家，更有不少对症治法，如：风痰郁火壅塞咽喉间的锁喉、缠喉诸症，用土牛膝捣汁灌服取吐；食停胸膈，消化勿及，胀满闷痛者，用瓜蒂、橘皮、淡盐汤探吐，有痰以二陈汤灌服用指探喉取吐。又有停痰积饮阻塞清道，头晕气逆，手足发麻，程钟龄用半夏、橘红各八钱，浓煎半杯，和姜汁成一杯，灌服取吐而效，则是吐法与药效合而发挥作用，更足取法。涌吐法传至日本，有奥村南山善用吐法，其徒永富独啸著《吐方考》，狄野台州著《吐方论》，则是300年前的国际经验了。

［原文］中满者，泻之于内。

［析］“中满”，当然是指中焦实满，致满的原因主要为积滞，积滞有痰、食、气、水，寒积、热积，及瘀血、蛔虫等。“泻之于内”，不仅仅是攻逐泻下，还包括消导、渗利、行气、破瘀、温运、凉散以及逐痰饮、驱蛔虫等法。前人治法，各有所长，子和专主攻，洁古专主养，丹溪着重在痰，谦甫着重在食……，于是“中满”治法，由“泻”而转移到“消”，转移到“消补兼施”。证之仲景法，“中满”除三个承气汤治实满是“泻之于内”，十枣汤、大陷胸丸是去中焦之水，为泻法外；五个泻心汤则是散结的消法。李东垣有中满分消汤、丸，更是以消代泻；特别如周慎斋以“和中丸”温运与补消配伍，治愈他自己的中满症（见于赵晴初《存存斋医话稿·卷二》），把“泻之于内”这一治则，用到机圆法活的境界了。

［原文］其实者散而泻之。

［析］本条的“泻”，据“其实者”三字进行分析，攻下的成分要比上条多，病位也不限于中焦而是中下焦。一般方治，下阳明谷道之邪如三承气汤，攻瘀如抵当汤及丸，逐水如十枣汤、葶苈大枣泻肺汤，水结胸如大陷胸汤及丸，泻痰涎如《三因》控涎丹之类。但从“散而泻之”的“散”字上考虑，“其实者”的病邪，必有表复有里，表里俱实，治须内外兼顾，如桂枝加大黄汤下太阳转阳明之邪，大柴胡汤下少阳气分之邪；如果以“散”为主，风寒则麻黄汤、苏羌达表汤为正法，若风

热壅盛，表里皆实，还是要以河间之防风通圣散为适用方。（本条应与“发散”条参看）

［原文］其下者引而竭之。

［析］本条与“其高者因而越之”，都是实邪停留在下焦或膈上而采取因势利导的治法。“因而越之”与“引而竭之”，治则是上下相对，“高者”、“下者”，病位上下相对。“越”、“竭”二字，作为治疗法则，意义非常精切，只有《素问》中有这种一个字的治疗法则。就本条来说，完全是引邪下出的疏泄法，与攻泻法同中有异。举例讲，即水湿之邪停潴在下焦者，应使其从二便排出。轻方如桂枝去桂加茯苓术汤，治下焦之水从膀胱引而竭之；重方如十枣汤治弥漫之水从二便引而竭之（据临床观察，用本方后，多数积水从大便出）。此外，五苓散既下太阳水道之邪，又治潴留不行之水，更是“引而竭之”的常法。刘河间的桂苓甘露饮，学步“五苓”加三石以解热，使暑湿之邪俱从小便去，亦深得“引而竭之”之义。

［原文］因其重而减之。

［析］本条与“因其轻而扬之”为对峙。在病程来说，意味着中期与初期；在治法来说，意味着攻里与发表。《素问·热论》所谓：“其未满三日者，可汗而已；其满三日者，可泄而已。”“因其轻而扬之”、“因其重而减之”前后对勘，不但意义豁然，且有相得益彰之妙。举仲景来印证，小柴胡汤治轻邪在腠理，是因其轻而扬之；大柴胡汤治浊邪入募原，是因其重而减之。再如小青龙汤入太阳治阳水，功专外散，是因其轻而扬之；真武汤入少阴治阴水，功专下渗，是因其重而减之。通过经文的对照和方治的印证，使治则的意义更明朗。

［原文］血实宜决之。

［析］“血实”，即血瘀。血瘀的原因有内伤、外伤，见证各殊，治法分消散或攻逐，本条经义重点在攻逐。“决”，字义上是去水之壅塞，治法上有“开”或“破”的意思。“决之”的治法，应从两个方面说明：①疡痈脓毒已成，用刀针刺破患

处，使脓血外泄，疡痈自愈；或局部血实（瘀滞）作痛，用针刺出血，其痛亦除（张子和有“目疾头风，出血最急”之论，是从本条经文悟得）。②脘腹部瘀血内结（病症多样，见于文献，兹不具述），方治如桃仁承气汤，下瘀血汤，抵当汤（丸）及王清任三逐瘀汤。这些都属于“决之”的治则，属行瘀治法范畴，但不包括消瘀、散瘀等法。

（五）补益导引

补益导引，是治虚的法则，还可用于防病，计三条，前条是总则，次为内治法，再次为体育锻炼。

[原文] 因其衰而彰之。

[析] 本条是治虚的一般法则。“衰”，指气血或脏腑功能的衰减；“彰”，是使原有的功能和活力得到恢复。《至真要大论》所谓“劳者温之”、“损者温之”、“逸者行之”，都含有治虚和使之恢复的意义。如何使已见衰减的功能和活力得到恢复？经文指出内调补、外锻炼两个治则。

[原文] 形不足者，温之以气；精不足者，补之以味。

[析] 本条所谓“形不足”，是指劳倦所伤的形气，不光指身形。形气不足，以甘温气厚之品，温养元气。《难经·十四难》提到“益其气”、“调其营卫”，仲景治虚劳，中土不足者小建中汤以养其脾，下焦不足者肾气丸以滋其肾，及李东垣之补中益气汤，都是温之以气的方法。至于“精不足”，是指精血亏虚。精血虚，当然应以味厚之品滋养元精。《难经》所谓“益其精”，朱丹溪常用甘草、白术、地黄、天冬、五味子之类，缪仲淳、张景岳各有不少方法。

[原文] 气虚宜掣引之。

[析]“掣”（音 shì）（誓），掣或字，牛角立谓之掣。《甲乙经》作“掣”。“掣”的字义，《一切经音义》作“拔”，《广韵》作“挽”字解。“掣引”，相当于华佗五禽戏的一种形式，也相当于近代的医疗体育。这些自我掣引的活动，可以通调气血，用治肢体痹及胸中大气不升的短气，均有一定疗效。清人

王燕昌教人以缓扭左右肩臂法，治疗心包郁的胸疼（载于《王氏医存·卷十》），亦本条"犨引"之遗意。

（六）按收慓悍

［原文］其慓悍者，按而收之。

［析］"慓悍"，是形容病情躁动（如诸躁狂越，诸热瞀瘛）或病势发展急骤（如诸暴强直，暴注下迫），传变迅速等；从"按而收之"的治则来看，其慓悍的病情多表现为向上向外，而需要招摄镇纳。如生铁落饮之治怒狂，桂枝去芍药加蜀漆龙牡救逆汤之治亡阳惊狂；桂甘龙牡汤之治因烧针而烦躁；贲豚汤之治贲豚气，以及参附汤、芪附汤之治大汗亡阳，都属于"按而收之"之例。但也有病机向下泄脱而需要收摄固涩者，如赤石脂禹余粮汤之治下利不止，浆水散之治暑月暴泻亡阳，虽病情有缓急，亦同属于慓悍而有赖于按收。

另有用按摩以抚辑、用气功内养以静摄，因系药治外的治法，本文不列入。

有挂漏处，容后续写，姑止于此。

（发表于《浙江中医学院学报》1981年第1期）

《素问·汤液醪醴论》治则部分试析

近年来，常思取《素问》中关于治疗法则的经文，由浅入深地探索其义理，证之以临床，用作自课，兼以课研究生。然而《素问》治则，所概者广，除药治外，还包括针砭、艾灸、熨渍、导引、按摩等多种治疗方法。衰龄事冗，奢愿恐不易偿。议即小就大，先从药治部分入手，选《汤液醪醴论》为试点篇。因其前半篇述两种古方剂型，后半篇论一例证治法则，既有物又有则，便于探索，亦有裨于读者。现试作如下分析和印证。

（一）汤液及醪醴

［原文］黄帝问曰：为五谷汤液及醪醴奈何？岐伯对曰：

必以稻米，炊以稻薪。稻米者完，稻薪者坚。

［析］“五谷”，据《金匮真言论》为麦（大麦）、黍（小米）、稷（高粱，即秫米）、稻（有二种：粳稻、糯稻）、豆（大豆）。人赖五谷以养生，如《脏气法时论》“五谷为养”；也可用五谷制剂作药饵或药后的辅助部分，还可作药用。如《灵枢·邪客》之半夏秫米汤，《伤寒论》桂枝汤“服已须臾，啜热稀粥一升余以助药力”，《金匮要略》甘麦大枣汤等。

“汤液及醪醴”：王冰注：“液，谓清液。醪醴，酒之属也。”可称忠于原文，意味着：汤液指五谷煮成的饮汤或药物煎成的药汁，醪醴则是秫或黍制成的酒类。参证《素问·移精变气论》“汤液十日以去八风五痹之病”，进一步明白汤液是指药煎，因下文有“草苏草荄之枝”的指出。《素问·玉版论要》所说更精审、详细，剂型通过望诊辨证而定，指出：“其色见浅者，汤液主治，十日已。其见深者，必齐主治，二十一日已。其见大深者，醪酒主治，百日已。”则言药煎与醪酒是按病情轻重选择的剂型，即汤液用于新病、体表病，醪酒用于久病及邪在筋骨间者。剂型不同，主治各异，这是显而易见的。自从张介宾《类经》解作汤液醪醴皆酒之属，并引《韵义》“醅酒浊酒曰醪”、《诗诂》“酒之甘浊而不泲者曰醴”，汤液即清酒之类云云，此后注家多沿袭他。于是汤液并于醪醴，两者合二为一了。其实，《汉书·艺文志》载有“《汤液经法》三十二卷”，其书虽未见，然皇甫谧《针灸甲乙经·序》有云：“伊尹以元圣之才，撰用《神农本草》以为汤液”，提示汤液是煎煮的汤药，而非酒类。元·王好古曾说“麻黄、桂枝是汤液起源”；金·严器之序成无己《注解伤寒论》也说：“后汉张仲景，又广汤液为《伤寒卒病论》十数卷，然后医方大备……”以《内经》十三方为例证：汤液如生铁落饮、泽泻饮、兰草汤、蓤翘饮、半夏秫米汤之类。其中以半夏秫米汤为最标准，因秫米多于半夏一倍，煎成清汁，既有半夏之药味，更有浓郁的米气，是最标准的汤液剂；药酒则有鸡矢醴、左角发酒、桂酒、蜀椒桂酒。

上溯早于《内经》时代从马王堆发掘出来的《五十二病方》中，我们也可以看到很多“汤液方”。最耐人寻味的为：

以青粱米为鬻（粥）……痏已。（蝮蛇咬伤调理）

黑菽三升急火煮取汁，送牡蛎、毒堇药末，治癃病。

以醯、酉（酒）三乃（沥）煮黍稷而饮其汁，治女子癃。

此三方都是以五谷之一煮汁合对证药物做成汤液，制剂与半夏秫米汤同法，可说是没有汤液名称的汤液方。《史记·扁鹊仓公列传》所记淳于意医案有方名火齐汤、苦参汤，则是具备汤液剂型和名称之最早见于文献者。

《素问》有关篇文、“《内经》十三方”及早于《内经》的部分方剂，说明汤液与醪醴是并存的，各司其职。不能认为汤液即是醪醴，更不能以张介宾所释，使《内经》十三方汤液、醪醴不分，伊尹所做的汤液无后继，《伤寒论》、《金匮要略》的汤药方无前承，我想是有必要在此提出的。

(二) 水胀治疗法则

［原文］平治于权衡，去宛陈莝，微动四极，温衣缪刺其处，以复其形。开鬼门，洁净府，精以时服，五阳已布，疏涤五脏，故精自生，形自盛，骨肉相保，巨气乃平。

［析］水肿病，《内经》名之曰“水”，也作“水胀”，并有“风水”、“石水”、“涌水”、“肾风”等名称。《汤液醪醴论》篇的“水胀”，经文虽未指明，但从“津液充廓”，“形不可与衣相保”二语中体会，可知水液充斥于全身，患者全身水肿已到相当严重程度。病因由于“五脏阳以竭”（竭，作郁字解。喻嘉言认为：水在心之部，则郁心火炳明之化；水在肝之部，则郁肝木发生之化；水在肺之部，则孤阳竭于外，其魄独居；水在脾之部，则阳竭于内而谷精不布；水在肾之部，不但诸阳退伏，即从阳之阴亦退伏，孤阴独居于下而隔绝），特别是脾阳失于健运，肺阳失于输布，肾阳失于蒸化，为水肿（胀）病的特点。本段原文中的治则，是针对这些病因而制定的。病已伤

及五脏，治法采用汤剂、针刺及医疗体育兼筹并顾，汤剂以温阳、发汗、利小便为主要法则。经文揭示于前，仲景制方继之于后，东垣、丹溪各有阐发。水肿病有了这一整套治则和治法，两千年来用之多效，中医学宝藏之待发掘，就在于这类文献中。

历代注家对本段经文的解释，大致都能阐明经义，如王冰、张志聪的渊雅，马莳、张介宾的详赡，滑伯仁、吴鹤皋、高世栻俱宗王冰说，姚止庵采张介宾。名注迭出，经义大彰。为了使本篇治则部分能与临床实践相印证，特综述各家注言并参以拙见如下。

水胀的病机是脾虚不能制水，致水湿泛滥，治则的“平治权衡”，首先要分析水胀邪正盛衰的病机在哪一脏腑，恰如其分地拟订治则，这与《至真要大论》“有者求之，无者求之，盛者责之，虚者责之”的治则，是同一主旨。“去宛陈莝”，宛，即“菀”字，与郁积的郁同义；陈莝，即陈腐留着的水湿。上句着眼在“权衡”二字，下句着眼在一“去”字。“微动四极”，即适当地运动四肢，亦即“逸者行之”之义。“温衣”，即衣褥加暖，使全身温热，停潴的水湿易于流散。“缪刺”，即不拘隧穴的针法（据说针水沟穴、灸水分穴对水胀病有效）。“鬼门”，即腠理；净府，指膀胱。开腠理，就是发汗；洁净府，是渗利小便。这两个治则，是与“微动四极”、“温衣”，互相联贯，共同实施的。阳气既和，阴精自复，故说“精以时服”。“五阳已布，疏涤五脏”，是说五脏之阳气得布达于周身，五脏的郁滞得到疏通，水气逐渐排去，水气去而精血自生，形体自盛。“骨肉相保”，指骨肉相称，不似水胀时的躯体臃肿得连衣服都着不上身。“巨气乃平”，是说全身症状消退，元气得到恢复。

以上是对本段经文的串讲。

下面重点分述水胀病五大治则，并举前人的治例作印证。

1.“平治权衡”

张介宾释这一治则颇中肯。他说：“水胀一证，其本在肾，其标在肺；……肺主气，气须何法以化之？肾主水，水须何法以平之？然肺金生于脾，肾水制于土，故治肿胀者必求脾肺肾三脏，随盛衰而治得其平，是谓权衡之道也。”喻嘉言联系实际，举《金匮》水气方作验证，也能深造有得。他认为：“仲景论杂证于水气一门极其精详，唯恐足太阴脾之健运失职，手太阴肺之治节不行，足少阴肾之关门不开，并其府膀胱之气化不行。”他在《医门法律》中阐述《金匮》方八则，以皮水防己茯苓汤、风水越婢汤、正水脉沉麻黄附子汤、脉浮杏子汤为着重点。强调脾足以转输水精于上，肺足以通调水精于下，而其权尤重于肾，司开合，主水液，所谓“平治于权衡”者，即权衡于脾肺肾三脏。

前人治例：

有扶正祛邪、标本同治一法：

李时珍治一妇，自腰以下浮肿，面目亦肿，喘急欲死，大便溏，小便少，脉沉而大（沉主水、大主虚）。作风水治。用《千金》神秘汤（生脉散合二陈汤去麦冬、茯苓，加苏叶、桑皮、橘槟榔、生姜）加麻黄，一服，喘定十之五；再以胃苓汤吞深师薷术丸，二日，小便长，肿消十之七，调理数日全安。（《本草纲目》香薷条）是平治权衡之侧重于肺者。

有以导为主，利水、燥湿、散邪一法：

万密斋治万帮瑞之女，病肿，上午上半身肿，下午下半身肿，夜半肿尽消，唯阴肿，尿不得出。万氏诊为肝肾之气受水湿郁滞。药用五苓散利水，平胃散燥湿；加生姜助桂枝、陈皮以散肝经之邪，茯苓皮助猪苓、泽泻以渗肾经之邪，防己通行十二经以散流肿上下之邪。十余剂愈。（《万氏医书》）是平治权衡、肝脾肾兼顾而侧重于脾者。

有亦补亦通，理中合五苓一法：

喻嘉言治刘泰来截疟后胸腹胀满，喘息，水肿，二便全无，能坐不能卧，能俯不能仰。喻氏诊为水气横溢成胀。与理中汤，人参用至三钱，少加黄连，复入五苓散以通膀胱之气。药下咽，即觅圊，小便先解，大便随之，滞下半桶而愈。（《寓意草》）是平治权衡而侧重于脾与膀胱者。

有温煦肾阳一法：

张路玉治王庸若水肿呕逆，溲便点滴不通，或用五苓、八正，不应，六脉沉细如丝，因与金液丹（以单味硫黄为丸。治水肿脉伏，小便不通，阴结畏寒，或大便秘）十五丸，尿如泉涌，肿势顿平。后以济生肾气丸培养而安。（《张氏医通》）是平治权衡而侧重于肾者。

2.“去宛陈莝”

对“去宛陈莝”的解释，马莳、张介宾之说可从。具体治法，除针刺肌肉部出恶血外，可包括逐水、导痰、蠲饮、通滞、去垢、利小便、攻大便等；凡通利攻逐之法，都属去宛陈莝之列。运用这一治法于肿胀，首见于《千金要方》之“大腹水肿方”及《千金翼方》之“十水丸”；后此，要推刘守真，他在《宣明论方·水湿门》，从“三花神佑丸”至“肉豆蔻丸”十八个方剂中，只有苦葶苈丸为人参、苦葶苈同用；大橘皮汤以橘皮、官桂、白术、甘草、木香与滑石、槟榔、茯苓、猪苓、泽泻，温运与淡渗相对用外，其余都是寒凉攻逐、峻下水湿之剂，可称极“去宛陈莝”之能事。其次，张子和急起直追，他治陈君俞之面肿风，张小一、曹典吏妻之风水，都先以汗法或吐法（吐中有发散意），接着用逐水法。汗法有用通圣散加葱豉，有用热水渍浴；逐水法则是张氏特长，一般多采用“神佑”、“禹功”、“舟车”、“浚川”之类。他治张子明母的水肿病、李七老的涌水症，采用上涌（去痰）、发汗、下泄等复合治疗，特别是下泄法一而再、再而三。这些治法都以疏逐为主，用他的话来说，为“神禹决水之法”，其实，即“去宛陈莝”之义。另有个别治例，不采取峻下而用渗利水湿法，如治小儿通身浮肿的水气肿，小便不利者，用长流水加灯芯煎五苓散，则是别于“去宛陈莝”而接近“洁净府”的治则了。

3.“开鬼门”

自来注家，都认为“开鬼门”是开发腠理——汗空、玄府。虽其它文献无征，然验之事不忒，即以此作为定义也亦可。衡之临床，甘草麻黄汤之治里水黄肿；麻黄附子汤之治水肿脉沉。王损庵仿轻可去实治例，用紫苏、桔梗之类于身面俱肿，六脉不出（水气壅滞于经隧肌肉间）；药一剂而胸有微汗，再服则身尽汗，其脉六部皆出，一二日其症悉平。可见“开鬼门”的治则用于水肿初起及身半以上肿者，取效诚捷。

但用“开鬼门”治水肿，须注意标本虚实，如果发汗太过，转成漏汗不止，甚或大汗亡阳，在这一问题上，前人治案，亦多考虑及此，有的小剂频进，有的大剂小服，并加以必需的配伍。《吴鞠通医案》（卷二）载有治陈妇肿胀一案，足资楷式，节录如下：

陈妇从头面肿起，腹胀，六脉沉弦而细。症始于上肿、当发其汗，与《金匮》麻黄附子汤：煎成五碗，先服半碗，得汗止后服，不汗再服，以得汗为度。服尽剂，竟无汗，次日再服一剂，并煮服鲤鱼汤。汗出从眉额至鼻唇，一昼夜服尽，汗出至上腿部，脐以上肿渐消。小便不解，第三日，接方用五苓散二两，加肉桂四钱，吉林参三钱，服尽剂，小便夜半始通，至次晨，溺三大盆有半，周身如空布袋，又如腐皮。后用调理脾胃，百日全愈。

原案记录病情、处方用药、斟酌药量、服法治疗全过程，均极详悉，可参。

4.“洁净府”

净府，指膀胱，各注家无异义，张介宾注尤其明晰。“洁净府”作通利小便来理解，词义极奇，以其合乎临床治疗，证之《金匮》“腰以下肿者当利小便”及“小便自利者愈”的理论，先后若合符节。这一治则，作用在于分利水湿，水去肿自消。然以利水法治肿，一般适用于壮年体实之暂病，若脾胃不足者，则不能无所顾忌地单用“洁净府”的利水法，正如元气不足者不得单用“开鬼门”的汗法一样。回顾到上文“平治于权衡”这一治则，意义深长，促使我们注意水肿病的虚中之实、实中之虚。

另有用“开鬼门”法而收到“洁净府”之效的，其理其法真是神妙欲到秋毫巅。张志聪《侣山堂类辨·发汗利水辨》中自记一例治验说：“予在苕溪，治一水肿患者，腹大肤肿，久服八正散、琥珀散、五子五皮之类，小便仍淋沥，痛苦万状。时值夏日，予不敢用麻黄，恐脱而汗漏不止。以苏叶、防风、杏子（仁）三味各等分，令煎汤温服，覆取微汗，而水即利矣。被褥无不湿透……腹满肿胀俱消……后以六君汤去甘草加苍术、厚朴、炮姜、熟附子收功。”他还据实例道明“外窍通而内窍通，上窍通而下窍即利”，的确把“开鬼门”、“洁净府”的治则用活了，而且用到最佳处了。

5.“宣布五阳”

前文已举出喻嘉言所说五脏之阳郁勃而致水肿，因此，宣发和输布五脏的阳气，在水肿治则中确是重要一环，而且贯穿到上面四个治则，特别对“阴水”、“石水”等阴邪用事、阳气失宣者，更为重要。如果说，宣布五阳应有所侧重的话，那么，侧重点还是在于脾、肺、肾，这也可以从前人治案中探索出。

除了前面所引述的张志聪、吴鞠通两案，在治疗及善后调理中，多以照顾脾肺肾阳气为主外，另如卢不远治娄妇水肿，善后法以八味丸温肾，强调“肾中之火气复燃，则周身之阳气有蒂”（《芷园臆草存案》）；张路玉治王庸若水肿，则以济生肾气丸收功（《张氏医通》）。这些治例，都是以宣布肾阳为主。其理论阐述，张介宾在《景岳全书》中讲得比较明白。他说：“水虽主于脾，而实主于肾；肾本水脏，而元气寓焉。若肾中阳虚，则命门火衰，既不能自制阴寒，又不能温养脾土，阴阳不得正，则化而为邪（水），所以水肿之证，多属阳虚。”他从病机上推勘，从经义上着眼，议论本于严用和及许叔微，我们现在治疗水肿病，还是据以为准，特别在善后调理阶段。

关于这几个治则的具体药治，张路玉据《本草纲目》在

《张氏医通》中举出数事，供我们触类旁通。“开鬼门之剂：麻黄、羌活、防风、柴胡、葱白及柳枝煎洗；洁净府之剂：泽泻、木通、通草、防己、茯苓、猪苓、秋石代盐；去菀陈莝之剂：商陆、大戟、甘遂、芫花、牵牛；宣布五阳之剂：附子、肉桂、干姜、吴茱萸。”以实际应用来阐述理论，颇能说明经旨，作为本文的结语。

（发表于《浙江中医学院学报》）

《褚氏遗书》学说初探

距今约1080年左右，有人在江苏扬城北陈沅桥古墓中发掘出碑石18方，经当地人肖广倡议，把这部分碑石保存下来。过了50多年（935年），肖广的儿子肖渊，按照碑文刻印传世的《褚氏遗书》，据称为南朝宋齐间（420～483）褚澄的作品。那么，这本书可以说是唐以前一本篇幅短小，有论无方的医学论著了。

关于褚澄的身世，除《南史》及《唐书》略有记载外，并不多见。而《褚氏遗书》则经肖渊初刻行世后，宋·嘉泰元年（1201年），甘泉丁介再刻印其书，流传遂比较广泛。

《褚氏遗书》为医论10篇，计2619字。清代《四库全书总目提要》称：“其书于《灵枢》《素问》之理颇有发明……；其论寡妇僧尼必有异乎妻妾之疗，发前人所未发；……论吐血便血饮寒凉药百不一生，犹千古之龟鉴。”这些评价是恰当的。

我认为褚氏医论10篇，除《问子》篇不足称述外，其余9篇均各具至理，议论踏实，不染玄学色彩，说理多根据《素问》而加以阐发。如《精血》篇首段是阐述《素问·上古天真论》的经旨；《本气》篇阐发的是《素问·调经论》经文。

其次，他对机体生理方面，也有格物致知的看法。如对雌鸟牝兽天癸不出而成胎，认为它们并不是没有天癸，而是精血从尾间往来，边排泄，边吸收；又如对骈胎（一胞双胎）、品胎（一胞三胎）的看法，认为是“精血散分”所致。这些见解，与现代生理学相较，虽尚有一间未达，但是在1480多年前的时代有此理解，已不寻常。

此外，他对血症及妇女病也有不少创见，博得后人传诵。如《精血》篇：“精未通而御女以通其精，则五体有不满之处，异日有难状之疾”一段；明·薛立斋治一男子血症案引之，清·王旭高虚损治案亦引之。由于褚氏重视精血，因此在书中强调指出，从生理贯穿到病理及治疗，占全书相当比重，特别对后世妇女病起着临床指导作用。所以叶杏林《指掌赋》特笔介绍说：“……精血攸关，褚侍中之遗书最善”。

近年来，我在研读医经之余，曾探索褚氏书，觉其“幽涉简切，多发前人所未发”，诚有为丁介跋语所言。爰以读书劄记形式，作褚氏学说初探，分下列三个方面叙述。

（一）治学方法

1. 读书讲究理明心得，实事求是

按照褚氏当时的政治活动和生活情况来看，他的治医，可以说是“兼业”，而不是“专业”。也就是说：以从政为主，治医为副。但由于他学养有素，所以造诣也很精深。他的治医方法：首先主张访求良师益友，相与讨论一般问题和较复杂的问题，所谓“师友良医，因言而识变”（《辨书》篇）；通过这样地取长补短，相互切磋，从而丰富自己的医术。其次，主张多读书，多临症：读书以温习古典书为主，工具书为辅，提出“观省旧典，假鉴以求鱼”；他利用工具书（这时期的医学工具书当然很简略，只能从《说文解字》、《尔雅》、《正字通》、《山海经》等书中寻求一些有关医和药的语汇）来解决对古医典籍的疑问，达到理明心得。临症必求实效，以认真负责的态度要求自己，尝提出：“世无难治之疾，有不善治之医”（《除疾》篇）；以解除病人疾苦为己任，对提高疗效起到一定作用。

他还强调读书应与临症结合，主张在实践中锻炼，提出三句口号，那就是：“博涉知病”（多看书多访问，能够了解各种病的病理原因、证候变化），“多诊识脉”（多接触病人，能够了解脉象的常与变、顺与逆），“屡用达药”（临床经验多，用药能熟悉其性能，掌握其特点，从而提高疗效）。这一整套“学以致用”的方法，可以看出褚氏的学问，不沾染当时的玄学和清谈习气，而是从实际出发。

2. 对《素问》及运气学说的认识

褚氏对《素问》研究极精，但他也知道《素问》非岐伯、黄帝所作，认为是“后书之托名于圣哲也”（《辨书》，下同）。他又认为其书虽伪，却不应其非岐黄之经籍而废弃；当辨其理论是否正确，是否能征验于临床，不应斤斤计较其作者为谁。他说：“由汉而上，有说无方；由汉而下，有方无说，说不乖理，方不违议，虽出后学，亦是良医。”他以这样的态度来对待古医书、研读古医书，可以说做到“虚中切理”。所以在他的遗书十篇中，有不少理论是暗合《内经》经旨，食古而能化，尊经而不泥，从这里可以看出他的治学方法。

他对“运气”学说，也是本着“传其可信，阙其可疑”的精神来对待它。他认为：“岁月日时，甲子乙丑，次第而及；天地五行，寒暑风雨，仓卒而变。人婴所气，疾作于身。气难预期，故疾难预定；气非人为，故疾难预测。推验多舛，拯救易误；俞扁弗议，淳华未稽，吾未见其是也。”以这样评论运气学说，是比较客观的。

（二）学术思想

1. 论脉祖述《难经》，并创议因形气而定诊

《平脉》篇“脉分两手，手分三部”，“男子右手尺脉常弱，女子尺脉常强”，及“两手六部脉按五行子母更相生养”的提出，均根据《难经》第二、十八、十九难而加以阐述。其中“女脉逆行，右尺为心，左尺为肺……”一段，韩懋认为“诸书皆无此说”，似有微词，其实为褚氏从第十九难“脉有顺逆，男女有常”推演出来，本着“地道右转，女生于申”之意。特别是他所说“体修长者脉疏，形侏儒（身材矮小）者脉蹙；肥

人如沉而正沉者愈沉（意味着肥胖人肌肉厚，脉搏在里，本来有些像沉脉，如果是应该得沉脉的病人，那就会更沉一些），瘦人如浮而正浮者愈浮（瘦削的人肌肉薄，脉搏浅表，本来有些像浮脉，如果是应该得浮脉的病人，那就会更浮一些）”，这一段发前人所未发，后两句更辨析毫芒，名言至理，启发了李士材在《医宗必读》提出“因形气以定诊”的观点。

2. 重视精血、津液

（1）精血：褚氏在《素问·五脏生成论》“肝受血而能视，足受血而能步，掌受血而能握，指受血而能摄”的启示下，提出：“血充目则视明，充耳则听聪，充四肢则举动强，充肌肤则身色白（意味着肌肤润泽丰腴），渍则黑，去则黄（血瘀滞则黑色现于肌肤，血脱则肌肤呈苍白色）。”（《津润》篇）这是褚氏对血液的生理作用、病理变化的认识。他还在《素问·上古天真论》女子一七而阴血升，二七而阴血溢，及男子一八而阳精升，二八而阳精溢的思想指导下，提出：“阴血阳精，皆饮食五味之实秀也。方其升也（成长），智虑开明，齿牙更始，发黄者黑，筋弱者强；暨其溢也（充满），凡充身肢体手足耳目之余，虽针芥之沥，无有不下。”（《精血》篇）他并根据淳于意“男子以精为主，女子以血为主”（《史记》仓公列传）的理论，强调男精女血的重要性，在他10篇医论中，有5篇都谆谆提到阳精和阴血（《受形》、《平脉》、《津润》、《精血》、《问子》篇）。因此，我认为男精女血的学说，是褚氏阐述《素问》的理论核心。

（2）津液：褚氏还重视人体的津液，其意是说不要把体内病理变化而外泄的水分看作“水”，它是“津液”所化的，值得珍视！如果熟视无睹，让由于病理变化的水液大量外泄，那么津液也随着耗尽，性命就会有危险。他指出水液“在上为痰，伏皮为血……从腹肠出为泻，从疮口出为水”。接着他呼吁“痰尽死……从疮口出不止，干即死”（《津润》篇）。这些看法，启发了王肯堂“人身无痰，痰者津液所聚”（《郁冈斋医学笔尘》）及盛启东“见痰休治痰……”（《医经秘旨》）等精辟论点。

3. 主张晚婚，提倡节欲和节育

在重视精血的思想指导下，他认为：“合男女必当其年，男虽十六而精通，必三十而娶；女虽十四而天癸至，必二十而嫁。”（《问子》篇）理由是“皆欲阴阳气完实，……孕而育，育而为子，坚壮长寿”。这是为培养茁壮的幼芽着想。他还指出：“羸女宜及时而嫁，弱男宜待壮而婚”（《受形》篇）；如男子早婚的话，那么“精未通而御女以通其精，则五脏有不满之处，异日有难状之疾”（《精血》篇，下同）。这是为养生保精着想。在提倡节欲的同时，他并指出纵欲的两种后果：①“阴已痿而思色以降其精，其精不出内败，小便道塞而为淋”；②“精已耗而复竭之，则大小便道牵疼，愈疼则愈欲大小便，愈大小便则愈疼”。这两种因纵欲而导致的疾患，我们在古人医案中有看到，在临症时也有看到。对于妇女，褚氏也大声疾呼地忠告她们要抑制性欲和节制生育，提出：“合男子多则沥枯虚人，产乳众则血枯杀人”（《本气》篇）。由于褚氏处于南齐时代，当时士大夫承袭两晋服石散的风气，侈谈长生术，恣情房室采补，既不顾己身精血，也耗伤了妇女精血，所以他语重心长地提出要节欲。

4. 强身以运动为主，食养和药补为辅

在滑元化“户枢不蠹，流水不腐”的思想指导下及五禽戏的运动形式的影响下，褚氏提出“……养臂指者常屈伸，养股指（指，与“趾”通）者常步履”（《分体》篇）。强调四肢必须经常活动，才能保持轻健。至于气血和骨肉的营养来源，还是依靠食物，所以说：“饮食五味养髓骨肉肌血肤毛发”（《精血》篇）。但这都是对正常人而言。至于虚弱的人的调养，则当针对其所虚，进行药补，方法是：“补羸女先养血壮脾，补弱男则壮脾节色”（《受形》篇）。以脾为后天之本，男女并重，女人以血为主，男精多因色而耗，所以着重地分别提出。

（三）诊疗特长

1. 勘病着重辨证审因，见微知著

“除疾之道，极其候证，询其嗜好，察其致病之由来，观时人之所患，则穷其病之始终矣。……辨病脏之虚实，通病脏之母子，相其壮老，酌其深浅，以制其剂，而十全上功至焉。”在这里，他明白指出勘病必须细致地通过望、闻、问、切，从病人的年龄、体质、嗜好、既往史和现在史，以及致病的因素、病情的虚实、邻里的患病情况等方面，反复观察，才能作出正确的诊断与治疗。所以他诊治吴郡李道念的五年冷疾，能一药而愈（详见《南史》列传第十八）。虽然这记载或许有些渲染，但褚氏“见病知源”的技术，值得称道。他在《审微》篇中引用《浮栗经》，强调诊病要见微知著，防患未然。如引该书《二气篇》“诸泻皆为热，诸冷皆为节，热则先凉藏，冷则先温血”，《腹疾篇》“干痛有时当为虫，产余刺痛皆变肿”，《伤寒篇》“伤风时疫，湿暑宿疾，作疟作疹，俱类伤寒；时人多疟，宜防为疟，时人多疹，宜防作疹”等。把这些理论作为辨证论治的参考，是有裨于临床实际的，不仅仅以留传古医语录见称（按：《浮栗经》笔者未睹，亦不见于他书引述，细审褚氏所录三段，理致卓然，一鳞半爪，弥足珍视，书虽不见，心向往之）。

2. 论述血的生理、病理和治法

褚氏认为病理变化由生理失常而引起，故其推论病理，比较符合现实。他从《素问·五脏生成》“指得血而能摄，足得血而能步”的反面，悟出“血不行而肢废”（《分体》篇）。他又从《素问·上古天真论》“女子二七而天癸至，任脉通，太冲脉盛，月事以时下……”的思想指导下，提出“女人天癸既至，逾十年无男子合则不调，未逾十年思男子合亦不调；不调则旧血不出，新血误行，或渍而入骨，或变而之肿……”（《精血》篇）。他还指出：“喉有窍，则咳血杀人，肠有窍，则便血杀人；便血犹可止，咳血不易医。”理由是：“喉不停物，毫发必咳，血渗入喉，愈渗愈咳，愈咳愈渗”。治则是：“饮溲溺则百不一死，服寒凉则百不一生”（这两句治咳血病的名言，到现在仍然被奉为准则）。最后结以“血虽阴类，运之者其阳和乎?”（《津润》篇）是根据《素问·调经论》“气血者，喜温而恶寒”的理论而应用于实践的。

以上他分别举出由于血行失常而出现的五种病变：①血不荣经，四肢痿废：这是一般的病象，我们在临床上经常可以看到。②室女月经闭止，渍而入骨，这种病例较少见，但《薛立斋医案》有记载：“一放出宫女，年逾三十，两胯作痛，肉色不变……此瘀血渍入隧道为患，乃男女失合症也。”③至于“变而之肿”，则《金匮要略·水气病脉证并治》中的“血分”病已开其先河，后世的血瘀化胀，也属此例。此外④咳血与⑤便血，是内科中的常见疾病。但认为“喉有窍则咳血……，肠有窍则便血……”，则是他的创见，不仅阐述了《灵枢·百病始生》“阳络伤则血外溢，阴络伤则血内溢”的经文，还启发了徐洄溪治久年血痢用填窍药的妙悟（《洄溪医案》：“洞庭葛允诚，患血痢五年……大肠内必生漏管，应以填补之品塞其空窍”）。

3. 用药主张精炼，中病即止，因人议治

褚氏在“屡用达药”的实践过程中，认定“制剂独味为上，二味次之，多品为下”（《除疾》篇，下同）。这完全取法汉方，而不是唐人“以多取胜”的风格。他对药味性能的认识“酸通骨，甘解毒，苦去热，咸导下，辛发滞”，则渊源于《素问·至真要大论》“酸苦涌泄为阴，辛甘发散为阳，咸味涌泄为阴，淡味淡渗为阳”；结合《宣明五气》篇辛走气、咸走血、苦走骨、甘走肉、酸走筋的理论而有所推演。他又强调：当验之药，未验切戒急投；大势既去，余势不可再药。这一提出，是实践的升华，是经验的结晶。前两句意味着：对症方药，应当是一剂知，二剂已，如果一剂而疗效不显，则当考虑所用之药与病因是否的对，与病机是否的对，与病人的体质、素性是否的对，或者配伍及用量未能恰当，它必然有所以“不验”的理由，那就应该仔细研究而不能接连再投。后两句是本着《素问·五常政大论》“大毒治病，十去其六……无使过之，伤其正也”的经旨，也即张仲景大承气汤方后所谓“……得下，余勿服”的遗意。关于用药剂量，他提出：“修而肥者饮剂半，羸而弱者受药减”。这种“因人议治”的措施，是在《素问·五常政大论》“能毒者以厚药，不胜毒者以薄药”的理论基础上建立起来的。最后，他还认为用药不必广搜珍品，只要配伍适当，自然简练有效。他提出的譬喻是：“用药如用兵。善用兵者，徒有车之功；善用药者，姜有桂之效。”这一说明，启示我们在遣药组方时，不贵多，亦不贵贵；从而更认识他以“苏”（即紫苏）一味，治愈李道念因多食鸡子的五年冷疾，是有其实际经验的。

短期间研读《褚氏遗书》，认为其中极大部分学说，值得发扬，但也有某些难于理解和难以验证的。如《受形》篇“阳气聚面，故男子面重，溺死者必伏；阴气聚背，故女子背重，溺死者必仰。走兽溺死者皆然。”我们晓得：阳气轻浮主上，何以聚于面而面重？形成溺者的伏死？背为阳而腹为阴，何以阴气不聚腹而聚背？而且溺死之人，也未必男子都伏、女子都仰。此其一。《本气》篇“人身之气周于一日：人身阳气以子中自左足而上，循左股、左手指、左臂、左脑，横过右脑、右肩、右臂手指、胁、足，则又入子中矣。阴气以午中自右手心通右肩、右臂，横过左肩、左臂、左胁、左足、外肾、右足右胁，则又八午中矣。阳气所历，充满周流，阴气上不过脑，下遗指趾。”这样细致地描述体内阴阳二气的循行，意味着褚氏是根据《素问》《阴阳应象大论》篇“左右者，阴阳之道路也”及《五运行大论》篇“上者右行，下者左行，左右周天，余而复会”的理论而成立的。但是，《素问》之论阴阳，不止言升降，同时还强调出入，如果没有出入，则升降也随着停止。所以《六微旨大论》篇说：“出入废，则神机化灭，升降息，则气立孤危。”可见升降与出入必须同时并举。褚氏只言升降，不言出入，似欠全面。而且他必以升降分属左右，更属难通。揆之营卫二气的运行，气功大小周天的往复，都不像褚氏所说的左升右降。此其二。

最后，他为封建君主服务的《问子》一篇，理论和方法俱不正确，是全书的瑕疵部分，是不足取法的部分，应特笔提出。

（发表于《江苏中医》1964年8月号）

《医宗必读》与《删补颐生微论》

李士材的名字，因《颐生微论》而知名于当时，因《医宗必读》而盛称于后世。三百多年来，其名为一般医生所熟悉，其书为一般医生所诵习，他的医学造诣，也为当时和后世医家所推崇，在明代的医学史上有他的一定地位。

李士材的著作，我们所看到的为八种：①《删补颐生微论》；②《医宗必读》；③《内经知要》；④《雷公炮制药性解》；⑤《诊家正眼》；⑥《本草通玄》；⑦《病机沙篆》；⑧《伤寒括要》。其中以《内经知要》和《医宗必读》流传最广，影响最深。特别是《医宗必读》（以下简称《必读》）。因该书既有便于诵习的脉诀、药性，又有应用于临床实践的证治方药；既能给读者以指导，当然读者亦感到有益。其《删补颐生微论》（以下简称《微论》），内容与《必读》同中有异，各具特点，由于阐述理论的多，介绍临床证治的少，因而书不甚行，不能与《必读》为每个医者所诵习相比。也可能因为书名“颐生”二字，当时人认作养生书而未予注意。其实，《微论》对医学理论的阐述和发挥，自成系统，以说理带动治疗，极大部分能反映出李氏学术见解及临床经验。两书对勘，更能相得益彰。爰就《必读》与《微论》的主要内容略予评述，以作研究李氏学说的一个组成部分。

（一）两书的写作和行世经过

两书写作时间，《微论》为早。《微论》有两种版本：初稿刊于1618年（明万历戊午），名《颐生微论》。写作动机，因其两子俱为当时医生药误而作；以后一再修订，于1642年（明崇祯壬午）成《删补颐生微论》，并有其门生沈朗仲协助，“相与辨几微，参损益，跻颠极，破偏拘”。经过师生悉心增删，肯定后稿比前稿多所改进。我所见到的为金阊传万堂刻本，书为4卷，论24篇。初稿刻印比《必读》早19年，行世颇广，不少亲友及病家有因读了《微论》而慕名求治的。《必读》成书于1637年（明崇祯丁丑），该书自序中也提到“曩所著《微论》（指初稿）诸书，未尽玄旨，用是不揣鄙陋，纂述是编”（指《必读》）。其时《必读》已刻印成书，对《微论》的删补更有时间，有取舍依据；过了3年（1640），又得沈朗仲作为删补《微论》的得力助手，使《微论》趋于完善，成为与《必读》互相辉映的医籍。

据上述资料考核所得，《微论》初稿成于《必读》出版前19年，而删补本的印行却在《必读》出版后5年。具体成书年代是：1618年《微论》初稿刊行；1637年《必读》刊行；1642年《删补颐生微论》刊行。在1618～1637年的19个年头里，李氏总结古今学说经验，著述《必读》，“究心三十余年，始知合变；为后学作渡河之筏”。学验与年俱增，述作自然邃密。在1637～1642的5个年头里，删补《微论》初稿，使之精益求精，“期丝毫不有误于后世”。其认真对待著述的态度，我们直接可以从两书的自序中看出，间接可以从前后两段时间利用间隙不断修订中看出。

至于两书流传范围的广狭，则《必读》广于《微论》约三五倍。尽管李氏在《微论》自序中有“镌而悬之肆，乃翕然遍走天下”之说，但我们知道《必读》刻印后明末清初阶段，李氏的同乡秦景明、徐叶壎先后有“《医宗必读》书广为流布”及“《医宗必读》一书固已脍炙人口”等称述，说明《必读》

在当时已盛行于世，远非《微论》可比。曹炳章氏认为《必读》"前后翻刻本有十余种之多"。则知两书的流传数量，确有一定差距。不过这都是悬揣之约数，我们要从实际镂版次数来推算。据不完全统计，《必读》的版印次：①明崇祯十年丁丑，经纶堂刊本；②清光绪九年群玉山房刻本；③清光绪三十三年崇文书局刊本；④文成书局石印本；⑤民国三年上海锦章图书局排印本；⑥世界书局刊行本；⑦1957 年上海卫生出版社翻印本。特别是后一次的翻印，可以说是前 6 次刻印数总和的几倍。从以上关于《必读》的镂刻板次及翻印数，《微论》真是瞠乎其后，也反映出两书的流传量是悬殊的。

(二) 内容的比同析异

由于《必读》和《微论》的写作时间有先后，修订过程有短长，以及个人修订与师生共同修订的不同，因此，两书中某些内容有相同的，有同中见异、异中见同的，有存于此而删于彼或略于前而详于后的。通过校勘研究，可供探讨的举出如下几例。

1. 两书内容全同或基本相同的，如关于"辨脉"及"伤寒、虚劳论病"。具体内容为：《必读》脉法心参篇中"脉有相似宜辨"、"脉有相反宜参"二文，与《微论》审象篇的"比类"、"对举"两条，内容及字句完全相同；《必读》的"脉以胃气为本"及"真脏脉见乃决死期"二篇，与《微论》审象篇"察平脉"、"审真脏"二条，内容及字句基本相同。又《必读》五至十卷共列病症治法 37 类，与《微论》并见者两类：①伤寒；②虚劳。《必读》伤寒篇按语："得其要领易于拾芥……谓伤寒无补法可乎"一段文字，与《微论》伤寒篇中段全同；又《必读》虚劳篇按语首段："夫人之虚，不属于气，即属于血……水壮而火熄，毋汲汲于清心（凉）"，与《微论》虚劳篇亦全同。

2. 有同中见异、异中见同的。如关于"先后天"，《必读》题为"肾为先天本脾为后天本"，《微论》析为二题，"先天根本论”、“后天根本论”。议论的广狭当然随题材的分合为转移，《必读》所述的以简要胜，但多引而不发之处，《微论》则从两个题材分别发挥，同中见异，从生理谈到病症及治法，比《必读》所述详明，其精切处，在于引证古说，言之有物。《必读》述“肾为先天本”，只从“肾为藏府之本，十二脉之根，呼吸之本，三焦之源，而人资之以为始者也”立说；而《微论》则着重于精、气、神的相互关系，提出“精者水之华也，神倚之如鱼得水，气倚之如雾复渊”，并落实到“足于精者，诸疾不生；穷于精者，诸邪蜂起”。对肾为先天本的意义，作了进一步发挥。其于“脾为后天本”，《必读》只从“人有此身，必资谷气，谷气入胃，洒陈于六府而气至，和调于五藏而血生，而人资之以为生者也”立说，着重于运化水谷精微为论点；《微论》则引证东垣、谦甫、洁古诸家，溯流寻源，把议论贯穿到“火为土母”的深层。由此及彼地会通为：“脾胃者，具坤顺之德，而有健全之运。故坤德或惭，补土以平其卑监；乾运稍弛，益火以助其转运。此东垣、谦甫以补土立言，学士、用和以壮火垂训，盖有见于土强则出纳自如，火强则转输不怠。”使肾为先天本、脾为后天本的理论，从分合中说得更清楚一些。

3. 有详于此而略于彼或绌于前而增于后的，如辨正《脉诀》及记录医案。关于辨正《脉诀》，《医宗必读·脉法心参》列为首篇，举例4条，以《内经》脉法正《脉诀》的谬误，加以论定：①辨正大小肠配于寸上之误；②辨正三焦无形之误；③论定膻中即是心包络；④论定不能以右肾为命门。其说理及论证，与《删补颐生微论·辨妄篇》同，文字小有出入。但《删补颐生微论·辨妄篇》原系八条，尚有后半，为《必读》所未及，即：⑤辨正“男女脉信异常”之谬；⑥辨正“一脏气绝尚能活四年”之谬；⑦辨正“健人脉病号行尸，病人脉健亦如之”之谬；⑧指出至数脉不能用图表说明。这四点《必读》无。关于医案，《微论》列30则，与《必读》同者14则，文字亦小有出入。

分析上述同异互见的所以然，初步认为有两种可能：一是《必读》成书时部分采用《微论》，有的转录全篇，有的选用片段；二是《微论》在《必读》成书后经过删补，全同的是《微论》原稿，同中见异的是《微论》后来删补部分。是否如此，有待论定。

（三）《微论》侧重说理，《必读》指导临床

《微论》、《必读》两书，经一再校阅，除某些内容有相同外，还探索出它们各有重点，虽然同属于辨证论治之书，但《微论》侧重于说理，《必读》着意在临床。从著述体例来说，前者类似于医案医话，后者类似于临床手册。两书合勘，可以窥见李士材学说及医疗经验的大部分，也可以作为研究李氏学说的阶梯。这里初步就两书的主要内容，略作分析。

1.《微论》4卷，共24篇，按其内容可归纳为9类：

（1）医学源流（《医宗》篇）：评议古医32家，析其精粗，议论中肯，可与吕元膺的《医门群经论》及《诸医论》后先辉映。

（2）脏腑功能（《脏腑》篇、《三奇》篇、《先天根本论》篇、《后天根本论》篇）：阐述脏腑、经络的功能与病变，兼及五脏的平脉、病脉和死脉，均以《内经》原文为主，张洁古《脏腑标本寒热虚实用药式》为辅；并从“肾为先天本、脾为后天本”中突出精、气、神三者的重要作用。

（3）诊法（《四要》篇、《审象》篇、《辨妄》篇）：摘录古医典籍关于四诊的精华，有所阐发，并分辨脉象“比类以晰其似，对举以别其殊，辨兼至以定名，察平脉以昭治，分六气以测证，审真脏以知变”。最后辨正《脉诀》的谬误部分。

（4）论药、释方、明治（《宣药》篇、《药性》篇、《医方》篇、《明治》篇）：这四篇是理论贯穿临床的精粹部分。指出用药的“君臣佐使、逆从反正”要则，提出必须避免“五过”，这是士材用药的心得处。阐述“七方”、“十剂”，斟酌古说，加以融化。药“选四大家恒用最切要者120种，附录20种，新补（指比《微论》初稿有增益）20种，悉以时珍《纲目》为主，剪繁去复，独存精要，采集名论，窃附管窥，比旧本十增四五”。方辑名方最切要者计100首，分丸、散、膏、煎4类，各方主治多根据临床实际，恰如其分地提出，不夸张疗效，也无方不对症之弊。释方亦实事求是，多有可取。如释十灰散谓：“用炭药与墨汁苦涩之味聚而用者，苦能胜火，涩可固脱，更得童便引之下行，尤尽折伏之妙。”释不换金正气散谓：“正气指中气，中气不和，水湿不行，则生痰为患；苍、朴、陈、甘，平胃散也，所以锄胃气之敦阜而使之平；佐以藿香，一身之滞气皆宣，助以半夏，胸腹之痰涎尽化。使正气得以转输，邪气无由乘隙，可贵孰甚。”这种释方，对方义有一定悟机，用于临床而多效。在理论上，对病因和治则举其要者，提出“三法”、“四因”、“五治”、“六淫”、“八要”，各有指导临床的实际意义。

（5）审病机（《别证》篇、《知机》篇）：强调辨证审因，其要旨为“脉有雷同，症有疑似，水火亢制，阴阳相类；脏之发也混于腑，血之变也近于气；大实有羸状，误补益剧，至虚有盛候，反泻含冤”。并举前人治例，以证实其说理之来自实践。对于《内经》病机十九条，李氏钻研有素，在《内经知要》中已对它逐条阐述，《微论》里于王冰、刘守真之说，更有进一步的发挥。他认为：“古之论病，不曰病形，不曰病体，而曰病机……只熟于理而已。理熟则机得，机得则言中。”把病机与病理结合在一起。

（6）察病症（《伤寒》篇、《虚劳》篇、《妇科》篇、《广嗣》篇、《邪祟》篇）：着重于伤寒、虚寒、妇科三大症。对伤寒强调脉证与理：“脉证者，表里、阴阳、寒热、虚实；理者，守其常，通其变也。”“治则约六法（汗、吐、下、温、清、补）以尽之。”并对脉、证、治三者作了精要的论述。谈到虚劳时谓：“以脾肾分主气血，约而实该，确而可守。”还引申到脾肺关系和脾肾关系的见证与治法。《妇科》篇论证宗孙思邈、寇宗奭二家，提出“现症即有百端，唯郁伤元气一言可以蔽之”，治法举“补虚散郁之归脾汤”为首方，“为其养心则神和，疏气则郁解”。伴随妇科的“不孕症”和“安胎”治法，着重指出“播种（怀孕）之后，勿复交接（性交）以扰其子宫……勿令疾行，勿令跌仆，勿令洗浴，勿过醉，勿令之怒（大怒），勿令之惊（大惊），服健胃和中，平肝养气之药，随时调护，可无遗堕之虞。”其《邪祟》篇，说理清新，分析精确，认为“《内经》十八卷，未尝有片语及邪祟，其言‘邪气盛则实’者，指六淫之邪耳，非世俗之所谓神鬼妖异也。丹溪云：‘虚病痰病，有似邪祟’，以血气失调为身之祟也。”明末医家有此见解，确是难能可贵。

（7）气化（《化源》篇、《运气》篇、《风土》篇）：这是治病求本的一个主要环节，联系着因时制宜和因地制宜，重点在“化源”。李氏以《内经》之《六元正纪大论》“资其化源”为主旨，印证到《至真要大论》“诸寒之而热者取之阴，诸热之而寒者取之阳”，认为“舍本从标，不唯不胜治，终亦不可治”，反复阐述五脏的虚实证治，畅之以五行胜复承制之理，作为“化源”纵横捭阖的论据，从而使岁气及五方异宜，俱为辨证论治的必要资助。

（8）医案（《医案》篇）：辑录经验医案30例，俱以证情复杂多变者为主，常症、常治概不列入，所采治案，比《必读》的医案“少而精”。这些医案主要突出两点：第一，突出凭脉辨证，脉证与治法针对性强，如治黄贞父肠风下血，治吴师母吐血喘嗽等案；第二，突出议病用药以理论为指导，如治杨文老痰喘，治俞望之郁热呕吐，治新安吴某烦躁发热等案，都属可法可师。例多不列举。

（9）糟粕部分（《感应》篇）：本篇内容未见，据总目凡例告知，“录善恶之报十条”。毫无疑问是属于因果报应一类的文字。

以上九类，是对《微论》的初步研究，为了便于综合其要义，特提示其篇与篇、类与类的内在联系，归纳如图1。

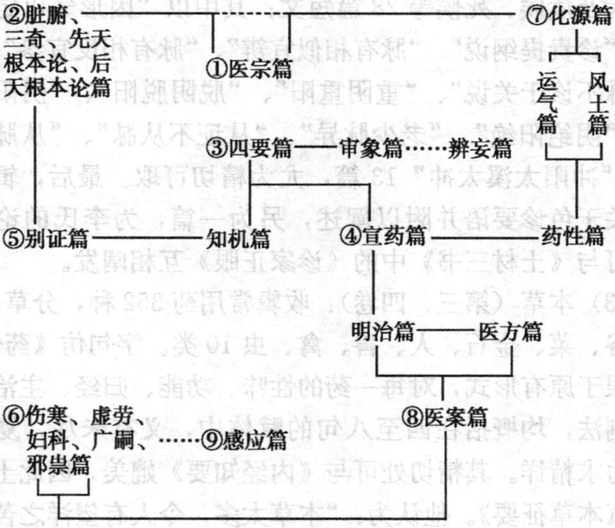

图1 《微论》24篇内容分类

说明：图中实线表示篇文内容有直接联系，虚线表示内容相关。

2.《必读》10卷，其内容大致可分为四个部分。

(1) 总论（第一卷）：系医论专辑，其中关于指导读书法的二篇，指导治病用药法的十二篇，都能反映出李氏的学术造诣，是李氏临床实践的经验总结。后列《内景脏腑图说》十二则，多取古说，间有新义，如论定膻中即心包络，印证脏腑部位及经络配合，有一定参考价值。

(2) 脉法（第二卷）：分两个内容，一为《新著四言脉诀》，一为《脉法心参》。《四言脉诀》，汉·张仲景《平脉法》中已开其先导，宋·崔嘉彦衍绎成帙，明·李时珍加以删补，李士材又补其缺、正其谬，复加注释，更见详明。后世的《医宗金鉴》、《四诊抉微》及俞根初之《通俗伤寒论》均采用它。《脉法心参》，首列"《内经》分配脏腑诊候"一篇，辨正大小肠配于寸上之非，辨正三焦列于右尺之非，论定膻中即为心包络，论定以两尺候肾；接着分列脉位、脉神、脉形、脉理、脉象应病及危候、死候等28篇短文；其中以“因形气以定诊之说”、“诊贵提纲说”、“脉有相似宜辨”、“脉有相反宜参”、“长短二脉不诊于关说”、“重阴重阳”、“脱阴脱阳”、“阴阳相乘伏”、“阴绝阳绝”、“老少脉异”、“从证不从脉”、“从脉不从证”、“冲阳太溪太冲”13篇，尤为精切可取。最后，辑《内经》关于色诊要语并附以阐述，另为一篇，为李氏的论脉专辑，可与《士材三书》中的《诊家正眼》互相阐发。

（3）本草（第三、四卷）：收辑常用药352种，分草、木、果、谷、菜、金石、人、兽、禽、虫10类。字句仿《药性赋》但不限于原有形式，对每一药的性味、功能、归经、主治、禁忌及制法，均概括在四至八句的赋体中，义有未尽，复加诠注，力求精详。其精切处可与《内经知要》媲美，因此士材名之曰《本草征要》。他认为：“本草太多，令人有望洋之苦；药性太少，有遗珠之恨。兹以《纲目》为主，删繁去复，独存精要，采集名论，窃附管窥，详加注释，比之《珍珠囊》详备。”这一自评，非常中肯。

（4）证治类方（第五至十卷）：第五卷“伤寒六经证治”，对每个证候的解说，仿成无己《伤寒明理论》，简明扼要，大体是《伤寒括要》的辑录，部分内容也有渊源于陶节庵的。第六至十卷，分论杂病36种。都先述经义，次选前人的论述，益以自己的阐发，精辟处超过前人。如：对伤风的防治兼顾，对肿胀辨证分虚实寒热，积聚治法有初、中、末不同。特别是分析心痛、胸痛与胃脘的部位有差；胸胁痛与心、肝、肺、心包络四经相关；腹痛分部于脾、肾、肝及冲任、大小肠，每部各有五贼之变、七情之发、六气之害、五运之邪。真是辨析精详，戛戛独造，可与薛立斋、王肯堂鼎足而三。接着是按症列方，方治及方后说明，均有临床指导意义，便于掌握和运用。后附治案，亦均精切。治疗方面最有裨于临床者，为“治泻九法"，《张氏医通》全部转载它（据初核，《张氏医通》引用李氏书有五种，所以辑录士材学说及治验较多）。李氏有自定方7个，都可在临床中实际应用：①新定拯阴理劳汤；②新定拯阳理劳汤；③新定清宁膏；④肺痈神汤；⑤新制阴阳攻积丸；⑥新制利金汤；⑦新制润肺饮。这7个自制方，李氏都曾经多次试验。其中"理劳"两方，《医宗金鉴》虚劳门俱转引，加减法亦全部引用；清宁膏于《金鉴》咳嗽门列在太平丸之前；阴阳攻积丸是从乔三余方改制，于林珮琴《类证治裁》积聚门列为首方，并全引李氏方议；肺痈神汤则列为治肺痈的通用方；利金汤在《必读》主治为气壅之痰，在《类证治裁》治痰饮在肺，涩而难出；润肺饮在《必读》无主治，《类证治裁》点出适用于燥痰，并加杏仁、白蜜。这些新制方，李氏创造于前，吴谦、林珮琴等采用于后，并有所补充，从而扩大其应用。

《微论》与《必读》都属于辨证论治的书，但各有侧重点，前者侧重于反复推理，后者侧重于临床应用，合而诵习，更得其全。

（四）大醇中的小疵

古代医书，往往瑕瑜互见，精中有粗，甚或杂有糟粕，李氏书也不例外。通过初步研读，认为《微论》与《必读》两书各存在一些瑕疵，但毕竟是大醇中的小疵，经后人切磋琢磨，转使其书浮尘去而清光现。宋人所谓"旧学商量加邃密"，我们也无妨以此法来探讨古医书。

关于《微论》，因其书版行不多，评议者亦少，《浙江采集遗书总录》称其书"皆辨证论治之法，而自抒所得"。这个评议是恰如其分，概括地确认了《微论》的内容和学术价值。《四库全书总目提要》则评其"门类颇为冗杂，《三奇》论中兼及道书修炼，如去三尸、行呵吸等法，皆非医家本术"。这评议部分失之于苛，未免求全责备。所谓"门类冗杂"，大概有鉴于分篇太细，有可并处；或者某些篇幅内容单薄，不能尽如

"脏腑"、"药性"、"医方"、"医案"的长篇。其实篇文的多少长短，各有其特定内容，删之则削足适履，并之则合二为一，俱非恰当。24篇的归类，前面曾以图综合为九，使其络脉贯串，文以类聚，既保持每篇的独立性，也不失其篇与篇之间的联贯性。至于《三奇》篇，全篇阐述"治未病"以保养精、气、神为主，《医方》篇解释"龟鹿二仙胶"也认为"人有三奇，精、气、神，生生之本也"。《三奇》篇围绕这一中心，以李东垣"气乃神之祖，精乃气之子，气者精神之根蒂"为论据，采集前人对精、气、神的调摄法25条，着重于呼吸锻炼、按摩及活动等，均无可厚非。问题在于士材晚年嗜道，涉猎道书，喜谈"修炼"及"去三尸"等说，确是堕入魔障。《必读》卷六虚劳门也有这类糟粕，确应批判和扬弃。

至于《必读》，因版行甚广，诵习者多，评议的也大有其人。首先，李氏同乡医友秦景明在《症因脉治》里对《必读》证治部分，肯定其精确而足供取法，同时也提出四点评议，兹录其第二点："虚劳吐血条下，首列苏子降气汤，极为不可……苏子、前胡、半夏、沉香辛温升散之味，岂为虚劳吐血所宜？此乃外感吐血之方，不应列入虚劳吐血条内。"余三点辨论明晰，亦中肯启。其次，李氏邻县南汇徐玉台，对《必读》四大家论有不同意见，这是见仁见智，各有见解。由于明人称述"四大家"，均从外感、内伤角度上举人物，不从金元时代举人物；稍前于士材的江西南丰李梴曾说："仲景伤寒立论，万世典也；河间温暑补方，三时用耳；至于……分别阴阳杂证，乃丹溪之独见；东垣又作内外伤以辨之，称为三世（汉、金、元）四家（张、刘、朱、李）之书。"立论明畅，是士材《四大家论》的引导。稍后于士材的苏州邵达也有"仲景伤寒，河间温热，东垣内伤，丹溪杂病"口号式的提出，说明明代医家们对所谓"四大家"是这样习称的。复次，《必读》所引《四言脉诀》，士材虽已经"补其缺略，正其差讹"，但尚有隙漏及谬误之处。《吴医汇讲》载顾祖庚《脉诀正讹》辨正四条，颇有见地，足资绳谬。这里录其第一条：“‘沉弱阴亏’句，阴字误刻，当作阳字。盖沉弱皆阴脉，有阴无阳，岂非阳亏；况上文有‘浮濡阴虚’句，是此句之紧对面为可征也。注中亦作阴字解，乃因讹成误。”这一辨正，大有裨于后学。再次，《必读》将诸血症列入虚劳门，清人陆九芝大加非议，并认为：“世之乐得其捷径者，一见有血，便归入虚劳门中，将行气、开郁，除湿、润燥、泻火、撤热、逐瘀、生新等法，谓皆不宜于虚劳而尽付诸一勾。”我们知道：陆氏医文16卷，议论细致深入，文气淋漓酣畅；笔触所及，经其阐发者，均得曲畅旁通；受其评议者，亦使词无完义。本条也不例外。我则认为李氏以吐血、咳血、咯血三症列入虚劳门，确是太笼统，在辨证角度上易使虚实混淆，但也有应该列入的，如咯血列入虚劳，也是可以，问题在于治法是否真正“将行气、开郁……等法……尽付诸一勾”。请看《必读》实证：虚劳门中，治上感下虚、血随气上的吐血用苏子降气汤，治怒气伤肝的吐血用丹皮、芍药、木香之属，都是行气开郁法；治脉洪有力、胸中满痛、精神不倦的吐血，用生地、赤芍、当归、丹皮、丹参、桃仁、大黄之属，是泻火撤热通瘀法；治吐血多而急欲止之，用生地、当归、丹皮、赤芍煎汤，入藕汁、量便各一盅，血余炭、墨灰调匀热服，是逐瘀生新止血法；治血在痰中嗽出，用二冬、二母、白芨、阿胶、甘草、苡仁、紫菀、百合、桔梗，是清肺润燥法；治不嗽而血从咯出者，用地黄、牛膝、丹皮、茯苓、当归、青黛、玄参、童便，是滋肾凉血法。陆氏所提到治血证诸法，《必读》中实已具备，仅缺“除湿”一法，亦无关紧要，以其在血证中不是正治，也不是常用法。还应该看到，李氏对血症的治疗，与缪仲淳“治血三法”有共通之处，且与王肯堂的证治亦多相符，说明明代医家治法、固有其同一途径，同一机杼。陆氏评《必读》不应以血症列入虚劳，失在把实证作虚证看；秦氏评《必读》不应以苏子降气汤治虚劳吐血，失在把纯虚证作下虚上实治。由于分证不当，遂致治法左支右绌，自呈隙漏。而陆氏一笔抹煞《必读》对血症的多种治法，则是无视于客观实际，特举《必读》原证治以澄清之。

最后，还得一提，所谓《微论》"门类冗杂"，非确评，只不过某几篇内容平铺直叙，缺乏精湛，如：《脏腑》篇只引《内经》原文，无所阐发；《风土》篇仍着而不化；《三奇》及《感应》两篇杂有形而上学的东西；《必读》内容的粗糙处，诚为秦氏、顾氏、陆氏所指出的，但毕竟精练的多，瑕疵的少，曹炳章氏所谓"佳处多而误处实少"，确为持平之论。对《微论》亦应作如是观。

《吴医汇讲》初析

(一) 综概

唐立三《吴医汇讲》（以下简称为《汇讲》），为极大部分医家所诵习，所熟悉，我从初学医的第二年到现在，一直经常翻阅它。其书采辑清初吴医作品，以"汇讲"命名，着眼在一"讲"字，方法在一"汇"字。他有鉴于讲而不汇，则文稿易于散失，于是汇集编刻工作，便印入学者心脑中。唐立三认识到："宗传历代，各立家言；派衍迄今，尤工蒐录。"把"蒐录"紧接在"立言"后面，的确是"锲而不舍"的治学和继承方法。他读到"篁南江氏有《类案》之编，东逸罗君有《汇粹》之选"，还接触到《吴中医案》，便在乾隆壬子（1792）年间，仿《吴中医案》之例，编辑《汇讲》，其征稿范围及编辑方式，规划得非常切实。《汇讲》自序，是一篇情文并茂的"征稿启事"，中段云："夫广罗成效，固以志乡先辈之典型；而各抒论言，亦以征诸君子之诣力。……奥义显词，统为求教，长篇短节，并曰无拘。苟步武之克追，期当仁之不让。乃荷同志，勿靳辉光，共表深思，互相赏析。或注往训，既发复而摘微；或出心裁，尤领新而标异……"，把编辑是书的热情期望、征稿要求，揭于篇首。其编辑方式，每篇论文下，首列作者姓氏，下注讳号（名或字）、爵（官衔）、里（住址），如系先世所遗旧稿，并注明生卒年岁及后人某付梓，略仿小传之意。其收藏不同议论的文稿，主张两说并存，认为："各人之趋向不同，集众说以成书，不免或有互异，若存此而去彼，窃恐印定人眼目，非所以云讲也。"其文体亦不拘一律，"有文辞典雅者，亦有简直随俗者，要惟各适其宜，取其达意而已矣。文固可讽，质亦可传。"因此，集中所选的医文，议论有深入的，有浅出的，取稿不偏于一方，观点不囿于一局，酿花为蜜，集腋成裘。这是在《汇讲》中随处可以看到的。

唐氏编印这部书已在晚年，学力已深，医律趋细，编选工作也非常审慎。据其孙庆耆在跋语中说："旧存见闻篇什及诸公送来佳作，先祖必反复细阅，再商之二三老友，考订尽善，方始付梓。"这仿佛我们现在的组稿、编稿、审稿（包括内审、外审）、核对资料及润色加工然后付印等全过程。不同的是，我们现在是集体工作，唐氏当时只一两个人，其苦心孤诣的精神和毅力，不禁使180年后的我们，心生无限的敬佩和钦仰！

《吴医汇讲》全书11卷（实际只10卷半，第11卷选至周省吾《三百九十七法考》一文时中止，该卷仅8页，不到第10卷的半数），征得作家41人，选辑医文96篇。从第1卷开雕于乾隆壬子年（1792）至第11卷停刊，编纂时间持续约五至七年（详见文后附记）。

通过有关文献考证，这41位作家中，得名家（标准是：①当时有声誉；②身后有著述；③医文有质量）10人，其著作足以承前启后，至今传诵不衰。他们是：①叶天士，②薛生白，③唐立三，这三位，前二位是大家，后一位是名家，读者深知，兹不赘述；④孙庆曾，是76岁学验俱优的老医，《石芝医话》是他的代表作；⑤沈受益，是儒而医者，以医学闻名于当时的士大夫间，下传子、孙、曾四世儒医，各有述作，可称医学世家；⑥薛公望，此老医学得自父传，家学渊源，所著《拟张令韶〈伤寒直解〉辨证歌》，颇有灵机妙悟，足以自喻喻人；⑦徐叶壎，此公著有《医学举要》，内容精切，时人誉之为与芾南《医原》由原竟委之作，《汇讲》所选其3篇短文，是《医学举要》中的一页；⑧王绳林，此公为陆九芝之外曾祖，著有《伤寒论注》及《回澜说》，治伤寒学是私淑于王叔和；⑨汪缵功，此公医学有造诣而年寿不高，著有《医要》若干卷未梓，医名则采入《吴县志》；⑩周省吾，此公医历未详，仅知其辑有《医论会通》、《运气则》二书，未刊，《汇讲》所选其5篇，想系从《医论会通》中辑录，其议论则是极精湛的。

按照"人以文传"之例，初步得出以上10人为《汇讲》作者中的名家。另一方面，《汇讲》中的作者，还有不少世医家传及师徒授受的。初步统计，世医12人中，有《告药王誓疏》的作者王云林传至曾孙绳林而为名医学家；有薛生白的曾孙东来，孙承祖业；有沈受益传至曾孙香岩的四世医家；有薛崖山传子公望作《伤寒辨证歌》；有汪缵功传孙男正希，为唐立三门生，协助乃师校订《汇讲》；有何桂岩得父传而作《趋庭杂记》。还有师徒授受、因名师而出高徒的，如顾雨田传陈文亮，康作霖传周泰来，叶天士再传门生杨存耕，唐立三传周思哲、汪正希等，这些都是见于《汇讲》而知名的。

《汇讲》收辑医文96篇，按其文体内容及性质，这里给它们分为7类。首先是"专著"9篇，以次为"经义探索"、"学术研究"、"论病"、"辨脉"、"方药"、"杂说"等类计87篇。此87篇中，"经义探索"、"学术研究"都为24篇，各占27.6%（说明《汇讲》取材，对这两方面的文章非常重视）；次为"论病"18篇，占20.7%（作为临床医学，在选稿数量上也给它一定比例）；再次为"方药"，得11篇，占12.6%；再次为"杂说"，得7篇，占8%；最少为"辨脉"，得3篇，占3.4%。从这些数字不难看出《汇讲》内容的重点所在。

《汇讲》中41位作家，96篇著作，辑入最多的，除编纂者唐立三先后刊15篇外，其次为唐迎川，刊7篇，周省吾5

篇，蒋星墀、沈实夫、管象贤各4篇，顾祖庚、徐叶壎、朱应皆各3篇，余人均为1～2篇。以文会友，各抒所长，集180年前的苏州医学名著于11卷中，《吴医汇讲》这部书的贡献，是值得我们称颂的。

（二）分析

1.“专著”析

“专著”9篇，为《汇讲》中主要部分，各具有精专的独特内容，学术气氛浓郁，在不同的学术角度上显示出不同的风格，供我们取法。

（1）叶天士《温证论治》：这篇温病学的权威作品，从清乾嘉年间到现在，一直起着指导作用。经唐立三辑入《汇讲》后，被章虚谷、王孟英分别编入《医门棒喝》及《温热经纬》，并加以阐述；此后，肖山陈根儒又加以《笺注》，近人杨达夫有《集注新解》，把《温证论治》发挥到一定程度。看来，唐氏把此文辑入《汇讲》首篇（照形式排列为第二篇，实际是首篇），是有鉴别力的。

（2）薛生白《日讲杂记》：本文共8则，篇幅不长，然要言不烦，对医通于易及五脏开窍皆兼五行等的见解，都具有卓识；指出：“妇人手少阴脉动甚”为“妊子之象，及笄之子亦有之”，“阴搏阳别”为已有子也，认为上句虚看，下句实看，方见女子尺脉常盛、寸脉常虚的实际。本文还指出对疫病流行之年的辨证用药，当就三年中司天、在泉，推气候之相乖者何在，再合当年之司天、在泉求之。这一提示，对古代疫病用药法的探讨，也是个线索。唐立三在本集卷九撰文补充，足见薛说之可以取法。

（3）唐立三《读书十则》：本文所谓十则，系谦词，实际是十法，是指导读医书的十种方法。文章强调治学要从书本内容的纵横面推求，既要有深度，也要有广度，才能取得效果。他举出十个具体例子，引人入胜，趣味盎然，我常取以为法，得益诚不浅尠。近人也多有仿此文例，写成读某书几法、讲某课几法……者，不可谓非此文启之于前。

(4) 孙庆增《石芝医话》：本篇12则，各具学理。前半篇1～6则，以医易同源说阐述水火阴阳升降之用；后半7～10则，辨证论治，启人妙悟。如说："伤于情志，和肝开心醒脾解郁为主，然必缓治，用轻药渐可向愈。"又说："气之性善升而易散，育与固，养气之妙法；血之性善降而易凝，和与温，养血之妙法。"这些理论治法的名言隽句，无疑都是从临床实践中来，值得珍视。

(5) 傅学渊《管见刍言》：本篇8则，重点在论治，并在"治病求本"的原则上阐发。以第1、2、3、6、7五则的议论更切合实际。第2则云："凡外感病挟食者颇多，当思食为邪裹，散其邪则食自下，若杂消导药于发散药中，不专达表，胃汁复伤，因而陷闭者有之……"此则曾为临床医家重视，陆定圃在《冷庐医话》中也有所述。第7则云："外感内伤，为证治两大关键，然去其所本无，复其所固有，两言尽之也。"其中"去其所本无，复其所固有"二语，辞简义长，可作治疗外感、内伤的指针，我院魏长春副院长常将之用于临床，并以教导实习医生，在其所著的《中医实践经验录》中一再提到之，并有治例发挥。

(6) 薛公望《拟张令韶〈伤寒直解〉辨证歌》：全文理义畅达，参用景岳《伤寒典》多精切处，比《伤寒直解》简明扼要。歌词31节，着眼于分清表里寒热虚实，以辨证为主，辨舌次之，旁及治法。读此，可以认识伤寒的一般概念，亦可以明白《伤寒直解》的要义，是一篇深入浅出的作品。

(7) 唐立三《摄生杂话》：本篇主要是以调摄心脾肾及和通气血为着眼点。调摄心脾肾以肾水、肾火为主，和通气血以"通调"二字为主。全篇反复强调水火的重要性，说明本文的学术观点是倾向于张景岳、赵养葵的。文中还提出"脾之本在肾，胃之本在心"的机理所在；还指出"人身之痰……犹天地间阴云瘴雾，与正气不两立"；还指出"夏不藏精致病者，比冬不藏精更甚”。这些创见，不仅仅是讲“摄生”，事实上是抉出某些重大病的病因和病机。

(8) 王绳林《考正古方权量说》：本篇为王氏继《伤寒论注》后的一篇名著，考证精审详赅。以汉唐古方的煎法、用水量、服用量及病人的“下血一斛”量等为佐证，考订古方自《灵枢》、《素问》至《千金方》、《外台秘要》所集汉晋诸方，凡云一两者，准旧秤七分六厘，凡云一升者，准旧量六勺七抄。陆九芝曾说其文“得为用药轻重法度，其津逮后学正不小也”，洵非过誉。

(9) 周蕴石《连珠》：“连珠”之作，始于汉季，属词赋一类的文体，义取联贯，文多譬喻。本篇10则，以第2、3、4、5、7则为胜，借以说明病理、诊断和治疗，旁及养生学。如第3则：“……滴漏铜壶，水滑必迅；灰传葭管，气至斯飞。是以亏天一之真，脉行必速于常度；定甲乙之候，节令每决于先几。”又如第5则“阳为阴逼，不走则飞；阴遇阳消，非枯则槁……”等文句，均言近旨远，意义精切，惜乎文胜于质，部分议论有空泛感。是九篇专著中较松散者。

仅据这9篇“专著”，《汇讲》一书，选辑清初吴中知名医生不少手稿，从而保存和传播不少名篇，我们实不能等闲读过。

2.“经义探索”析

经义探索的文章于《汇讲》共24篇，其中探索《内经》的16篇，探索《伤寒论》的3篇，探索《金匮》的4篇，探索《难经》的1篇。选析其最佳者如下：

关于《内经》的探索，唐立三造诣既深，因之说理亦莹彻，《二阳之病发心脾解》可称代表作。文章逐层解说，从“思为脾志而实本于心，其始也有不得于隐曲之事”说起，再从“思则气结，郁而为火，以致心营暗耗，既不能下交于肾，脾土郁结，又转而克肾，是以男子少精女子不月，无非肾燥而血液干枯也”。说理深入浅出，解而能明。其次，江朝宗《核骨踝胫腨踹辨》，考证精审，推论从实际出发，从而收到“明经脉必当明其部位，虽分寸不得混淆”的效果。其三，为沈实夫的“两解”、“一论”，《“四维相代阳气乃竭”解》、《“膀胱者，州都之官，津液藏焉，气化则能出矣”解》及《膀胱上口论》，引经征典，各有所得，更各见其长，可与罗东逸的《内经博议》并传。其四，朱应皆《木郁达之论》，议论简而明，以临床实际印证经义，不附和“达为宣吐”，也不主张“用柴胡、川芎而达之”，认为“若吐、若升，止可以言实，未可以言虚；止可以言外因，未可以言内因”。最后主张“求其所因而治之，则郁自解，郁解而达自在其中矣”。文短而词畅，未能以短篇轻之。其五，还是要举唐立三关于“运气学”二篇：《司天运气赘言》，阐述“岁运”、“司天在泉”、“五运六气”须参合以类推，才能求得征验。另篇《申明三年中气候相乖化疫之说》，是补充薛生白《日讲杂记》第2则所提到以“司天在泉”推疫情，作了举例勘证。以上8篇探索《内经》论文，各具功夫。余如唐立三《〈生气通天论〉病因章句辨》、沈世勋《辨〈素问〉“浊气归心”之讹》二篇，亦可称佳作。至于翁寿承的《“喜伤心，恐胜喜”解》第五篇，推理平凡，只能作为一般篇章阅读。可能由于醍醐在前，村酿无足品赏的缘故。

探索《伤寒论》、《金匮》的文章共7篇，作者5人，从文章内涵质量来看，研讨《金匮》的味醇，研讨《伤寒论》的较逊。因此选析探索《金匮》的3篇、《伤寒论》的1篇。

探索《伤寒》的为蒋星墀《寸口趺阳紧脉不同论》。本文对《伤寒论》寸口、趺阳之紧脉，作了同中求异的分析，还印证庐氏疏注，指出寸口脉紧为寒邪盛，趺阳脉紧为胃阳衰，便于凭脉辨证施治。至于探索《金匮》的，仍然要推唐立三，正如他在《汇讲》序言所说“苟步武之克追，期当仁之不让”。《〈金匮〉“上工治未病”一节解》，在尤在泾注疏的基础上作了推勘，更有所发现，使读者确有理明心得感。《辨〈金匮〉“槃饪”之伪》篇，文简义明，读后的印象是清新爽朗的。沈悦庭

《治肝补脾论》，可与唐氏前篇互相阐发，唐文从字句上推敲，求得惬心贵当；沈文从治肝虚上斟酌，认为“治肝补脾”是指肝之阳虚而言，非指肝之阴虚火旺而言。下段就肝阳虚、肝阴虚治法上分析，各举例子，各中窾要。

探索《难经》的1篇，为唐立三《维脉为病论治》，不足百字的短文，边议边解决问题，使读者了解维脉为病之所以治，治之有效的所以然，是短篇医论中之启人智慧者。

3.“学术研究”析

学术研究方面的文章共24篇，其中理论研究14篇，文献研究10篇。理论研究，着重在阴阳、脏腑（包括命门）；文献研究，着重在考订和评议。各举其可以师法者选析若干篇。

（1）理论研究，选析8篇

① 周省吾《阴阳常变论》，首先以“阴阳者一气之所分，宜平宜合，忌偏忌离……”立说，接着从“常”、“变”角度上发挥，议论平易近情，说理明白晓畅，源于景岳，但持论比景岳平正，亦士材之流亚也。

② 陈献传《人身一小天地论》，从自然界的阴阳联系到人体的脏腑、气血津液及邪正虚实寒热等方面。文中说到“实则气入，虚则气出（似应理解为：气入则实，气出则虚），气实则热，气虚则寒”，以旧题立新意，颇可玩味。

③ 沈受益《人身一小天地亦有南北两极论》本文较陈献传文有进一步阐述。他认为：“心主与命门即人身之南北极……心之元神，即天之南极；肾之元气，即天之北极。”还指出：“天之二极，对待以为中枢，而后运行不息；人之心君与命门，亦必神气相合，而后营卫得以周流不息。”陈、沈两文，即小就大，以天例人，通过引申和比喻，可称相得益彰。

④ 周蕴石《祖气论》，从东垣、丹溪之侧重脾胃，汪苓友之独主一心，再就脾肺肾三脏之气，落实到精、气、神之气，即所谓“祖气”，议论可与喻嘉言《大气论》相互辉映。结之以“治形必先治气，形特气之宫城；治气必先治心，心实气之

主宰。先天之植此形者惟气，后天之帅此气者惟心”，则是与汪苓友之说心心相印了。

⑤ 王鸣冈《辨脾胃升降》，就脾胃一宜升、一宜降，论述到脾胃的病变现象，“清气在下，则生飧泄，浊气在上，则生䐜胀”。治法则引证仲景、东垣有关方法，虽小有参差处（如以青龙汤为升脾之清气），然大致与叶天士“脾宜升则健，胃宜降则和”之说相符。

⑥ 关于三焦、命门，顾祖庚《三焦论赘言》与周省吾《三焦说》两文议论相似，观点俱倾向于三焦为有名无形，说理以周文为胜，其辨正李士材说，亦不偏不阿。周省吾《命门说》，文意从形质上推求，亦视同三焦，有名而无形；从部位上说，附议于两肾中间。其所引证及论述，均比较客观。

（2）“文献研究”（包括读书札记），选析 6 篇

① 周省吾《三百九十七法考》，主要是认定《伤寒论》版本，退成无己注释本而进明·赵开美翻刻宋版本。在当时少见翻刻宋版《伤寒论》以前，此文是起到指径作用的，今则已知之者众，但前人研索所得，亦不可泯也。

② 顾祖庚《脉诀正讹》，是针对《医宗必读》所转载崔紫虚《四言脉诀》而作，全文 4 条，均极精湛。其首条辨“脉形主病”节“沉弱阴亏”句，认为：“阴字误刻，当作阳字。盖沉弱皆阴脉，有阴无阳，岂非阳亏。况上文有‘浮濡阴虚’句，是此句之紧对面为可征也。注中即作‘阴’字解，乃因讹承误。”这段议论，不但订正《医宗必读》，亦且订正崔紫虚。余 3 条亦精切。

③ 徐叶壎《论读景岳书不可专得其温补之益》，此文观点明朗，说理通达，在 136 字的短文中，指出读景岳书的方法。此公是善读景岳书者，吾于此亦深得其教益。

④ 刘九畴《辨医书音义》，本文从字学的基础上，仿《一切经音义》例，提出常见医用单字“噫气”的“噫”，“濡脉”的“濡”，“痹症”的“痹”，各加辨析。使人人眼中所有而人

人心中所无的字音字义，知所注意。陆九芝《素问难字音义》，实由此扩充。

⑤ 朱应皆《方药等分解》，从文理、字义和读法上，分析某些古方中“各等分”三字，应为：“各者，各别也；等者，类也；分者，大小不齐，各有名分也。以等字与上各字连读，其为各样分两，意义显然。”这一解释，可说与王绳林之《考订古方权量说》异曲同工。

⑥ 唐立三之《读〈伤寒补天石〉、〈贯珠集〉二书合论》，本文以其研读所得，向学者介绍两部伤寒名著，是读书指导的一个组成部分，不能看作一般书刊评介而轻视之。

4.“论病”析

“论病”之文共18篇。按照《汇讲》凡例所述，“不拘内外女幼各科，无不辑入”。则本类应有4科，经过分类排比，爬梳整理，内科得6篇，儿科得9篇，女科、外科阙如，喉科则有3篇。根据实际，选析如下：

(1) 内科：以伤寒、瘟疫、痧疹为主，虚劳为次。

① 周思哲《温疫赘言》，言而非赘，要而不烦。辨病施治，抓住一个“毒”字；受病先后，重点在于肺经。补充吴又可，阐发喻嘉言；结合他自己临床治验，说理透彻，不愧为立三高弟。

② 顾祖庚《认疫治疫要言》，认疫以“传变迅速，不近情理”八字着眼；治疫从“解毒”二字贯彻。可与周思哲文互相阐发。

③ 管象黄《四时皆有伤寒说》，从广义伤寒立言，在旧题材上发挥新议论，是强调《伤寒论》可用于四时感症的说理文章。

④ 屠彝尊《论白瘖》：在叶天士《温证论治》直接或间接影响下，屠氏对白瘖作了专题论述。它首先分析了白瘖与瘢疹，接着指出白瘖的病因、病机、出现部位以及诊断和预后，词简义明。全文都从临床实践而来，所以议论切实而不肤泛。

⑤ 汪缵功《虚劳论》，本文应看作“专著”，先述病因，次述真阴易亏，再次叙述五脏虚证，并说明标本传乘的变化，还总结出七种误治以告诫人们，最后提出三大治法——补肾水、培脾土、慎调摄，治以经验方保阴煎。全文层次分明，议论宗缪仲淳，在《汇讲》书中，可与叶氏的《温证论治》从外感、内伤的角度上彼此映照。问题在于其文即是《顾氏医镜》卷十二“虚劳”篇，据陆定圃《冷庐医话》今书门揭出，谓系汪氏抄袭顾氏，殊感遗恨！

(2) 儿科

① 以薛山论痘六篇为代表，我欣赏其《痘毒藏脾经论》、《痘出同时论》及《痘由太阴转属阳明论》三文，议论都出于经验，想此公在当时必是痘科名家，故《汇讲》卷五采入六篇，相当于论痘专著。

② 陈元益《痧疹今昔不同治法各异论》，本文观察细致，体验亦深，可作痧疹因时制宜、因证立方之法则。

(3) 喉科：三篇俱围绕烂喉丹痧辨证论治，想系该病为当时吴地的多发病，以唐迎川《烂喉丹痧论》和祖鸿范《烂喉丹痧治宜论》两文为佳。前者以实际经验对照《金匮》的“阳毒”、“阴毒”加以阐述；后者从因论施治出发，或散或清，恰如其分，并说明患者“愈后每有四肢酸疼，难以屈伸之状，盖由火铄阴伤，络失所养，宜进滋阴，非同痹证”，则完全是其经验之结晶。

5. “方药”析

方药部分，可析为“议方”与“议药”二类。篇文数量相等，质量则议方优于议药，因两者的内涵，方重于药也。各选析两篇。

(1) 议方

① 沈实夫《五苓散》解，本文与其说是议方，毋宁说是解经，它不仅疏证《伤寒论》，还联系到《素问·经脉别论》及三焦、膀胱有关经文，也联贯到他所作的《“膀胱者州都之

官，津液藏焉，气化则能出矣”解》。这一系列融会贯串，就是本文的成功所在。文中反复推论，如抽茧剥蕉，精粹处不减邹润庵，应推议方首篇。

② 沈香岩《六味地黄丸、八味地黄丸方解》，此二篇议论有超过前人处，从方的分析，药的对比，一一阐明，令两方意义更清晰。费伯雄《医方论》所议，实宗沈说。

(2) 议药

① 唐迎川《论柴胡》，文短、辞畅、义明，辟除旧说，提出新证，使读者有得心应手的感觉。其对照景岳新方诸柴胡饮、柴芩煎、柴胡白虎煎及古方逍遥散、补中益气汤等方，更显得议论中有实际。

②《论犀角升麻》，从二药的性味功效，说明二药之不可互用，更不可代用。不过从解毒作用来说，“如无犀角以升麻代之”，似无不可。

6.“辨脉”析

“辨脉”3篇，有精切的，有晦涩的，析如下：

辨脉首推唐立三《妊娠阴脉小弱论》。该文是把《金匮》与《内经》两书关于论妊娠脉有难于会通处提出来予以讨论，使之融会贯串，这非深入理解两经典有关条文不可。唐氏通过精心体认，推敲经义，参合临床实际，得出《内经》所言是“三月之胎，诊之始验”，《金匮》所言“惟于两月左右验之”。从孕期多少印证脉象，阐明了《内经》“手少阴脉动甚，妊子”和《金匮》“阴脉小弱……为妊娠”的一致性。于是两经所述，曲畅旁通，无窒碍矣。次为蒋星墀《寸口趺阳紧脉不同论》，已入“经义探索”，兹列而不赘议。殿以沈受益《命门脉诊辨》，此篇文胜质，辨而未明，味淡声希，是有理论而缺乏实际的一篇文章。

7.“杂说”析

“杂说”7篇，其中“医史医家”2篇，“讲余”5篇。

医史医家，首，康作霖《三皇药王考》，考证药王为唐之韦慈藏，而非伏羲、神农、黄帝之三皇，并举清代《钦定礼科则例》先医庙供奉为证；次，唐立三《张刘李朱后当以薛张吴喻配为八大家论》，继李士材的《四大家论》后，补出明医四家之各有创见者，仿古人所谓“莫为之先，虽美弗彰，莫为之后，虽圣弗传”之意，有所继承和发展。吾微慊其举张凤逵之论暑而遗张景岳之新方和治经，似失学术全面商量的实际。

讲余，此余非多余的余，因无专栏可入，内容却有可取，姑谓之“余”。选析3篇。①何桂岩《趋庭杂记》。《汇讲》中之世医以葑溪沈氏为著，四世医家，学术源远流长。但记录庭训，推何文亲切而有感染力。文仅四则，首尾两则说理颇深，并符合临床实际。②唐立三《司天运气征验》，是《司天运气赘言》的续作，从天符岁会推算近期气候，志其验者以征信，可作研究运气学说的旁证资料。③顾雨田《书方宜人共识论》，文中提出写方“字期清爽，药宜共畅”，不要“写玉竹为萎蕤，乳香为薰陆……立异矜奇，致人眼生不解”。此文在180年前是针砭当时不良医习的，现在我们亦有足资借鉴处。作为“讲余”之殿。

附记

本文是笔者研读《吴医汇讲》的札记，写作方式是新定的。对《汇讲》96篇论著这样分类，尚是感性认识，未进入到理性；对各篇内容的分析，虽经多次推敲，也未能惬心贵当，说明治学的局限性是存在的。好在是“初析”，今后还得补充，同时更希望广大读者指正。

关于《汇讲》编刻时间，据载始于乾隆壬子（1792）年，陆续选编，陆续刻印，选至第11卷周省吾医文，忽抱沉疴，于嘉庆辛酉（1801）岁辞世（据该书前序及书后跋语）。从“沉疴”二字推测，可能唐氏所患的是慢性病，卧床三五年，虽然卒于辛酉岁，停止编刻《汇讲》肯定要提早两三年。如果以卒年提前3年停刊的话，则选编时间约计5年，停刊可能在1797年前后。闻《汇讲》嘉庆元年丙辰有补刊本，未知内容如何。我所据者是扫叶山房复刻乾隆壬子岁新镌本。并此附笔。

论《吴门治验录》

在清人医案里，陆定圃《冷庐医话》推荐了三部名著，其中，顾晓澜《吴门治验录》以“灵巧”当选。实际上，顾氏医案不仅“灵巧”见长。

顾晓澜的医名，为我们所熟知；其医案（即《吴门治验录》）为我们所常习。他的学术和《吴门治验录》的精粹处，《冷庐医话·今书门》已提到一二。为了商量旧学，启发新知，特草此篇，阐其要义，当比陆氏所及稍有深广也。

《吴门治验录》4卷，102案。以内科杂病为主，妇科次之，目、耳、鼻、咽喉又次之，时病仅春温、湿温三数例，即此可以知顾氏之造诣所在。他的治例，基本上都切合实用，平易可学。每案仿《易大良医案》及喻氏《寓意草》，案后均用问答体说明辨证用药的所以然，比《寓意草》明朗有加，精切过之。“凡病之本与其变，用药之次第，制方之精微，及与门弟子之辨论，具著于篇”（该书潘亦隽序）。特别在同类病案，按语比类引申，从症状及治法，分析对比，指出病机虚实寒热的异同处，以启发读者，从而加深对案中理、法、方、药的理解。

陆定圃称其书“灵巧”，有两种涵义：一指医案的理、法、方、药俱有灵机和巧思；二指其书卷帙不多，仅4卷102案，无《续名医类案》及《临证指南医案》的繁杂。尽管“灵巧”的所指不同，我认为此书的实用价值是高的。临床医师可以之为参考，青年学者可以之作范本，由此而深造有得，成就当不仅乎此也。

（一）说理探本寻源，言之有物

顾氏医名，虽以《吴门治验录》传，但其学有本源，引用古医经及各家学说于医案及按语中者，据初步约计：《内经》15见，《伤寒》、《金匮》14见，李东垣、朱丹溪各12见，张景岳11见，刘河间、薛立斋各8见，缪仲淳、喻嘉言各6见，李士材3见。此外，顾氏在吴门时，还评校明代姑苏（苏州）名医盛启东的《医经秘旨》（见《三三医书》，道光丙戌年加序刊行），评语12条，阐发经旨，印证临床，既足以启沦我们，亦足以窥见顾氏医学的渊源有自。

《吴门治验录》各案中以理论指导临床者，如："肠红气梗"（卷一朱鸣远案），此证按照一般辨析，是肺与大肠病，究其原与心脾有关，案语引述《内经》、河间之说以阐明病机，提出调心脾、升降阴阳以建立治法，并参照《难经》"虚则补母"例，结合喻氏进退法，移步换形，前后14诊而治愈。着重在"察其证形，推其脉理"为辨证准则，"补母以求其本，升降以调其中，进退而观其变"为论治活法。其说理依据，全从《内经》、《难经》得来。

再如：同卷沈案"四肢麻痹"症，因毒药伤肺（想系热性毒药）、解药伤脾（想系寒性泻药），出现四肢软痹如瘫痪。辨证从《内经》"肺热叶焦，则痿躄"入手，立论极精；病理既得，治法由此而以"清肺活络，化毒养阴"为主方，"养血舒筋"为次方，"气血两调"为善后方。"始清肺胃之热，继补肝肾之伤，仍以《内经》'肺热叶焦'为主"。顾氏自评为"通其理，一言已足也"。是对本案的画龙点睛处。

病以类聚，证以型分，这是《吴门治验录》中又一特点。夏、黄、岳、朱四案（卷一）的一虚风、三厥证的辨证施治，都是根据《素问》及刘河间、张子和、朱丹溪三家的理论指导，拟出"养阴以息风，调气以降痰"的治则。其中复案"养荣活络"、"抑阳入阴"的治法，非学有本源不能悟出；岳案的"噙化丸"，朱案的"预防丸方"，是深得《内经》"治未病"的实际，不是徒托空言的。

辨证的第一关键，是分清脏腑经络、寒热虚实。怔忡健忘

（卷二，袁案），当然是脏病，着重在“辨虚实”。案中从脉证及舌苔方面逐层剖析，认定是虚中夹实、体虚病实。虚是“惊恐思虑，三阴俱伤”，实是“痰火郁结”，而立开郁安神、虚实兼顾的治法。前后五诊，用药亦颇费琢磨，绝不是应酬方。其中常服方的进退加减法，从可能发生的内外两因进行防治，更见成竹在胸，设想周到。

最精辟的，为吴氏郁怒腹胀案（卷二），由于顾氏识力足以辨析疑似，初诊即掌握病情，印证脉象，配合望诊和问诊，着眼点在“腹忽胀大如蛊”，于是诊为“肝气夹胎气郁而不舒”，“是孕非蛊”，作出平肝疏气的治法。他自己也深有体会地说：“妇人胎前，本以调气为主……若经停数月，别无他病，无论胎脉现与不现，俱要调气平肝，庶与胎元无碍，即非胎亦无难气调经转，薛氏加减逍遥即此意也。”这种说理，是学识深沉之言。

正由于顾氏学养工深，不仅反映在辨证上，同时对古方的认识和运用，也极精切。脾虚伏饮，食入作胀，一般都以“六君”为基本方，但由思虑伤脾引起的，“六君”便非对证。他在颜姓案（卷三）中指出：“六君但能和脾，不能宣郁，是以久服无效，法宜宣郁扶脾治饮。”于是在六君的基础上，去甘草加川郁金、薏米、神曲、黑栀、合欢皮、金针菜，而方证针锋相对矣。

顾氏对痰病的认识，除探本外，还有另出手眼的审因、辨证与施治。他在沈姓肝风痰厥案（卷四）中指出：前人皆谓“痰生于脾，与肝无涉；不知木乘土位，久而脾虚，食入皆化为痰，因肝火、肝风鼓之上逆……。”这一提示，可称言之有物，与魏玉璜所说“木热则流脂，断无肝火盛而无痰者”（《柳洲医话》）的名言有共通之处。治法用咸降压痰柔肝，亦极中肯。他认为：“咸降一法，不独治痰降火，兼可和阴息风，又不伤胃气，岂非一举而众善备。”这些探本寻源的说理，《吴门治验录》中在所多有，足供探索。

（二）勘病脉证互参，辨析极精

脉证合参，为治病立案的一般程式，在未订四诊分栏的病历表时，医案用四诊所得的精练词句来表达，同样感到诊断明朗，有真实感，这是《吴门治验录》中又一个特色。医案脉证合参加病情分析，顾氏的精切审证更呈现在我们眼际和脑际。

“喘肿”是一个重大病症，虚实寒热都能引起，顾氏的辨证是：脉象尺强寸弱，动则气逆而喘，足跗浮肿，问得由脾泻而起，中虚更不待言，诊为气虚下陷，有降无升的虚证（卷一，谢案）。另案，肺不司降，浊气上逆，脉沉缓而大的浮肿气促证（卷四，詹妇）；寒水下凝而肿，虚阳上逆而咳，脉沉数而涩的水肿证（卷四，龚案），则俱为虚中夹实，以实为主了。其间虚实之辨，升降之机，脉证互参是个决定因素。

劳嗽与溺血是两个病种，病变在肺肾，参以左右脉的强弱，而脾肺肝肾分治。劳嗽脉左强右弱，胃不健纳，面色无华，以养胃和肝、补土生金为治（卷一，汪案）；溺血脉右强左弱，则属三阴皆虚的肝肾两亏证（卷四，徐案）。这一类以证印脉，以脉印证，脉证合参，相得益彰的医案，于《吴门治验录》中亦屡见不尠，值得探索。

通过望色、问证、切脉的细致辨析，《吴门治验录》每个医案的议病程式，就更明朗。同一目珠红痛，由于病因、脉象和兼证的各异，而虚实寒热就不同（卷二，杨、俞两案）。特别是俞案，前后证情多变，主因外有兼因，主证外有夹证，若非问、切周详，诚如顾氏所说“虚实之间，失之毫厘，谬以千里”矣。

虚实之辨，当然从脉证上下工夫，但对病因和证象的推勘，也是个重要关键，《吴门治验录》在这方面是辨析极精的。晕仆痰迷，虚实兼有，但更多的是虚中夹实、实中夹虚之证。王砚香的卒然厥中，脉两寸稍滑（上实），两关重按少力（中气虚），参以病因、证情及年龄，诊为实中夹虚（卷二）；汪案之晕眩跌仆，脉沉细而缓，参以旧疾因劳而发，久病无实，诊作虚证（卷三）；张妪痰迷，脉沉迟而滑，诊为气滞痰郁（卷三）。这是同类病证的虚实之辨。另有证同病异的虚似实、实似虚者，如“咽痛声嗄”，劳怯症有之，风热郁肺的烂喉症亦有之，《吴门治验录》卷二江案的辨析，给我们举出了例子。

除了脉证合参以外，关于辨证求因，《吴门治验录》也非常注意这一点。卷四，朱、王、杨、胡四案，均为臂痛，但病因不同，脉证及治法当然不同，推勘到预后亦不同，说明病因对症状也起着决定性作用。《吴门治验录》各案，多数提到病因，用一两句点出情况，说明起因，绝不是可有可无的案语。“九问旧病十问因”，这个“因”，张景岳重视它，顾晓澜也重视它，我们当然也必须重视它。

上文已举例提到脉诊、问诊，《吴门治验录》每个案中都列在显明位置，至于望诊（望形态、面色、舌苔），102 例中，几乎有三分之二的医案都有详略不同的记录，特别是舌苔和面色。最足引起我们注意的是“血冒”（卷二，朱案）：案语除记载“舌苔黄”之外，还指出“眼不藏精，面华无气”，这两句是望病人形色的高度概括。他还在按语中补充说：“此人眼光太露，面色过华，望去如酒后浮光，非自然真气，虚阳外越，阴分大亏，已有血热妄行之兆。况脉沉而数，舌燥而黄……”从望形、望色和切诊中进行辨证，作出“恐不免血冒”的预诊。由此可知，勘病辨证之所以精切，完全从四诊合参中来。

（三）论治按法立方，切中病机

《吴门治验录》中每案都有法有方，初诊与复诊之间病情不同者，法和方亦随着变换，其立法制方时的精思冥悟，正如俞根初《通俗伤寒论》中的 101 方，何廉臣先生赞为“门门透澈，息息通灵”。顾氏的按法立方，追近似之。其中不少法和方，为顾氏的独特经验，有些虽是前人成法成方，通过顾氏化裁筛选，经验上又有新的提高，更值得珍视。略举数端：

少女骨蒸劳嗽经闭（卷一，袁女），用宣郁养营法，自是顾氏独得经验，接方用当归龙荟丸，泻厥阴之郁热以通经，则是仿喻嘉言治杨季登女（见《寓意草》），可称善于师法，与卷四“屠妇肝郁经闭”治案对勘，各有妙蒂。

寒湿痹误服凉药成格阳证（卷一，戴案），证情是不经见的，治用温散大剂，热药凉服，仿冷香饮子意。接方复入生脉散，与同卷毕案“阴亏阳越”之用“育阴清上，佐以镇纳”者，病机不同，方法各异。前案回元阳于已格，后案复阴液于被焚，眼力手法，已近于燮理阴阳。还有同卷蔡案的“五更泄泻”，证情已呈露上寒下热（上虚寒，下湿热）之势，治法则用“土中疏木，温脾利湿”，并用煎丸分治法，温清并用，疏补兼施，方法针对病机，可作复杂病的范案。

另有症同因异，治法亦同中有异者。卷二，费、朱、郑三案俱为偏枯症；姚、陆、陈、金四案俱为痛痹症；辨证施治，则圆机活法，不执一论。前三案分别用养营活络、健脾补气、养血祛风等法，宗河间、东垣、丹溪法门；顾氏认为三症俱左偏，只费症稍重，余尚所中不深，还指出“中右为真气已绝，较中左更深，似亦理之有诸”。这一机理，值得进一步观察。后四案对痹痛的病因，概括为“风寒湿三气所侵，不能及时驱散，流注经络而成”，提出“治风先治血，利湿先健脾，调脾先平肝”的治疗原则。于是这四案的治法，分别以调和气血、活络养荣、健脾利湿为主治，调肝胃、交心肾为善后。当然，善后法是按照证情的需要而订立的。

《吴门治验录》中每案有法，而用药不尽同。俞、傅、余、顾四例头痛案的证治（卷三）：血虚头痛养其血，阴虚头痛育其阴，湿浊上蒙降其浊，气虚头风则益气祛风，要皆疏中带补，补中带疏，体现出非外感性头痛的治例。其中顾案因病情曲折多变，故用药理路亦随着变换。病同治异，治异药异，看是变法，实是常法。

前文提到蔡案“五更泄泻”，病情上寒下热，治法温清并用，亦有相反例案，足资对勘。卷三许妇“积饮呕吐”案，病机是中虚积饮，而又有上逆之虚热，初方用“治中”合“左金"，温中清上，两不相犯；接方或用咸降通痰，或用清养肺胃，均与病机相应；终以培土抑木法以健立中气。两案病异治异，而理法有相互映带之处。

《吴门治验录》中许多法和方，固然是每个医案的组成部分，而其对古方运用之灵活，也值得我们注意。八汁饮原是治翻胃的成方，血症门无此方，顾氏多将之用于吐血症（卷一，徐妇案；卷二，朱案），他解释用方的意义说："胃为多气多血之脏，吐血积碗盈盆，皆胃有积瘀蒸热，因络伤上溢，最忌苦燥……惟用甘寒诸汁，清润平和，胃既可受，虚热自平而血止矣。"他又指出："徐妇药入即吐，故全用果品以安胃为主；朱则更用侧柏叶、竹沥、姜汁，以降火化痰为主，参以'四生饮'法也。"这种化裁通变，运用古方，不能不佩服他心灵手巧。

再如"交泰丸"，原治心肾不交，顾氏则用于"胀气胀痛"（卷三，张妇案）、"痛厥呕吐"（同卷周宋氏案），而真正的心肾不交（卷二，沈案）却不取用，又见他的匠心独运。他认为："桂为平肝之圣药，既可引火归原，又能入心养营，佐以川连交济，使水火两得其平……自不致或升或降，游骑无归矣。"

又如对补中益气法，既用于"内伤头痛"（卷一，戴案），又用于"五更泄泻"（卷二，杨案），他认为其法"既能益气升阳，又可健脾利湿"。特别他运用薛氏加减逍遥散治桑吴氏的郁怒腹胀（卷二），则更是心灵手巧的得力处。

（四）用药守常达变，时出新裁

医案中的理、法、方、药，是一个融合而不可分解的整体。药通过有机组合而成方，方的主要内涵叫做法，药、方、法都针对着病而发的。《吴门治验录》关于方法的建立和运用，已举例如前述，关于药治，顾氏也有不少独得之秘散见于各个医案中。

首先，顾氏屡以合欢皮、金针菜入方或以大剂量煎汤代水煮药，用于妇科解郁调经、内科怔忡健忘。他认为"'合欢蠲愤，萱草忘忧'，见于稽中散《养生论》，《本经》称其能'养五脏阴液，解郁调经'，种种效益，与女子尤宜"（卷三，冯妇）。据初步统计，《吴门治验录》各案，合欢皮、金针菜两味同用的12例，只用合欢皮、不用金针菜的8例，两共合计，合欢皮的使用例数（不是次数）为20例，占全部《吴门治验录》医案之20%。

其次，常用白螺蛳壳于内科积饮呕吐，妇科赤白带下（共3例）。他认为："白螺蛳能于水土中潜行成道，且可化阳明郁痰，通厥阴郁火。"方中并书"自制白螺蛳壳"，说明他对用此药的心得，具有独特经验。

再次，他治腹膨臌胀，用鸡内金佐参、苓、青陈皮，屡屡奏效（卷四，金、彭、黄三案）。金、黄二案始终全用，彭案，参、苓、陈皮全用，鸡内金从七诊用至十五诊，俱治愈。臌胀本是难治症，《吴门治验录》有此三例，殊觉可珍。张锡纯《医学衷中参西录》对鸡内金治臌胀有论述，并定有"鸡胵茅根汤"治水臌气臌，相互参证，我认为张氏的经验或多或少是受《吴门治验录》的影响。

再其次，《吴门治验录》某些单方验方的选药和加减，不但推陈出新，而且颇具巧思。①治王管氏"半产"（实际是"滑胎"）的固胎法：白毛鸡蛋49只，每蛋用丝棉一张重重包裹，以苧麻缚满，用水煮熟，空心吃一只，蛋尽而止。这个单方，是药治与食治相结合，我们无妨试用。②"哮喘噙化丸"（卷四，彭案）：初用象贝、橘红、沙参、苏子、干姜、五味子；病去一半后，再照上方去干姜加薄荷叶。前后方一减一加，用药之精，真有"一粒沙里见世界"的神妙。③磁石治鼻衄：他认为"磁石既可重镇，又能补水，为上实下虚之圣药"。并指出："犀角地黄汤但治标，磁石六味丸则治其本。人知鼻衄为血热妄行，不知所以血热妄行者，皆因水亏火旺、阴虚阳越之故。"（卷二，程案）本法理明效确，我曾实验多次。

值得赏析的，《吴门治验录》关于药用量的轻重，与选药同样精审，不看作是处方最后节目，而是看作关系到药效方意的所在。我们就其药用量中，可悟出这味药在方中的配伍位置。例如：格阳证（卷二，常案）方，熟地、黑姜、附子、牛膝四主药，用量大、中、小各有至义；茯神、车前子二副药，用量与黑姜、牛膝同等，此中分寸，明眼人自能看出。又如，臌胀病用参，历来医家都极审慎，顾氏治彭步蟾案（卷四），党参初诊用八钱，逐次递加至三两，并以什一之陈皮为使，用量亦相应递增。这种精密配伍及细致投量，足以概见顾氏不仅对用药是守常达变，时出心裁，而且对药用量也是全神贯注着的。

《吴门治验录》虽仅 4 卷 102 案，而其中所蓄，几乎有案皆验，无法不精，不得以少而忽之。其实每个医案所包涵的理法方药，精蕴极多，如引而申之，正可成一庞然巨帙，特其耐人寻味之力或顿减耳，故只略述如上。

至于其可议处，似亦有诸。一为，因果之说杂入医案中，因而"惜字炉灰"亦作药用（卷一，蒋案"痰迷心窍"）；二为，迷信鬼神邪祟，处方端出"大杀鬼丸"（卷二，常尚氏"祟附如狂"）。这些当然是时代糟粕的呈露，读时弃之可也。三为，用药有过于纤仄处，如用"老苏梗汁"于"肠红梗气"（卷一，朱鸣远）、"积饮呕吐"（卷三，许妇），真是蛇足。苏梗鲜者有汁，亦不多，老者何从取汁，磨亦不能，何必给病家以麻烦。又如用"炒熟西瓜子壳"于臌胀（卷四，彭步蟾案），药效若何不可知，西瓜子壳无气无味无汁，又炒熟之，意义何取？再如用"败笔头"于跗肿过膝及水肿症（卷四，朱案、龚案），其无意义亦同于西瓜子壳。我意"老苏梗汁"直用老苏梗，"西瓜子壳"及"败笔头灰"不应入方，去此二味，绝不会影响疗效，亦不会损害方意。

此外，顾氏有三张专用方，一为治臌胀的"分六厘散"（卷四，彭步蟾案），一为治肝郁经闭的"万愈中和丸"（卷四，屠妇案），一为治头眩足冷的“防眩汤”（卷三，刘案）。此三方未知载于何书？药物及主治亦未明，仅知万愈中和丸为东垣方，主药有桂、参、术，一鳞半爪，未敢自信，谨附于此，与本文一并求教于方家。

（发表于《浙江中医学院学报》）

略谈成无己《注解伤寒论》的内容和所附图解问题

我在早年学习《伤寒论》时，以徐灵胎《伤寒类方》，柯韵伯《伤寒来苏集》、《伤寒论翼》和《伤寒附翼》为主要读本。对于成无己是“知其人而未尝读其书”的。1943年绍兴沦陷，医务寂寥，翻阅成氏《伤寒明理论》，颇觉分析仔细，明白晓畅，于是进而读他的《注解伤寒论》。这本书的编次以辨脉、平脉、伤寒例冠首，次列六经证治主文，其意在使读者先了解伤寒义理，掌握脉证和病理变化，然后循序地学习仲景的法和方。

成氏对《伤寒论》的理解，确能忠于原文，做到深入浅出地阐发，文字简洁朴素，没有支词蔓语掺杂其间。我体会他的注解，往往用对比和引申的笔法，反复演述，使读者懂得正面，同时也懂得反面。例如《辨痉湿暍脉证第四》“湿家之为病，一身尽痛，发热，身色如似熏黄”条，他的注解是：“身黄如橘子色者，阳明瘀热也；此身色如似熏黄，即非阳明瘀热。身黄发热者，栀子柏皮汤主之，为表里有热，则身不疼痛；此一身尽疼，非伤寒客热也，知湿邪在而使之。”又同篇：“湿家，病身上疼痛……”条，他的注解是：“病有浅深，证有中外，此则湿气浅者也。何以言之？湿家不云关节烦疼，而云身上疼痛，是湿气不流关节而外客肌表也。不云发热身似熏黄，而云发热面黄而喘，是湿不干于脾而薄于上焦也。阴受湿气，则湿邪为深。今头痛鼻塞而烦，是湿客于阳而不客于阴也。湿家之脉当沉细，为湿气内流；脉大者阳也，则湿不内留而外在表也。又以自能饮食，胸腹别无满痞，为腹中和无病，知其湿气微浅。”这两段注解，把原文分析得很清楚，每个症状，经他的辨析和对照，更觉理明心朗，毫无疑滞。下文类此者尽多。例如《辨太阳病脉证并治法上》：“太阳病，下之后，脉促胸满者，桂枝去芍药汤主之……”，注释是：“脉来数，时一止复来者，名曰促；促为阳盛也。太阳病下之，其脉促，不结胸者，此为欲解。此下后脉促而复胸满，则不得为欲解；由下后阳虚，表邪渐入而客于胸中也。与桂枝汤以散客邪，通行阳气；芍药益阴，阳虚者非所宜，故去之。”此段注解，从脉象、症状到治法，逐层推勘，反复对比，力求自喻喻人。成氏如此做法，虽费力较多，而大有助于读者的理解。严器之说他的注解能够“分析异同，彰明隐奥”（《注解伤寒论》序）。这评语是非常正确的。

全书的注解，大部分是运用此种笔法，这是他成功的一面。

他还运用另一种笔法，即“以经解经”。例如：《辨太阳病脉证并治法上》：“太阳病，发汗，遂漏不止，其人恶风，小便难恶，小便难，四肢微急，难以屈伸者，桂枝加附子汤主之。”他注解：“小便难”认为是汗出亡津液，阳气虚弱，不能施化，并引内经“膀胱者，州都之官，津液藏焉，气化则能出焉”作印证。他注解“四肢微急，难以屈伸”，认为由亡阳而脱液所致，并引《针经》“液脱者，骨属屈伸不利”作印证（此种释文，全书里亦占相当比重）。

上面所举“以经解经”的做法，非融贯《伤寒论》、《金匮要略》，熟悉《素问》、《灵枢》者不能写出。正由如此，所以他的议论，更觉“言之成理”，“信而有征”。这是他成功的另一面。

俞东扶在《古今医案按》中说：“仲景书为叔和编次，或有差误，而聊摄（成无己，聊摄人）注解，殊觉稳当。”我们由此可以初步肯定成氏注解的成绩确是“稳当”而足供“师法”，诚不愧为“上契古人，下逮来者”的注本，值得我们认真研读。

但是这本书首卷还附有论脉的“南政”、“北政”和运气“加临”、“转移”图解等，既不关医理，也不关易理，更与“伤寒”的病理和脉理无涉，难怪后人说他“荒诞无稽”了！我认为这三十六“图”掺入《注解伤寒论》里非常突出，实觉“不伦不类”。尝考成氏的注解，除引用《伤寒论》原文外，还旁及《内经》、《针经》、（即《灵枢》）、《难经》、《金匮要略》、《金匮玉函经》、《脉经》、《针灸甲乙经》、《千金方》、《外台秘要》、《神农本草经》、《圣济经》十一种文献，加以阐发，都是引人入胜的注解，绝不杂入运气学说。虽如《伤寒论》中“气候亦有应至而不至……”的一段，但他的注解，仍引《金匮要略》“有未至而至……”作参证，不涉及运气“加临”“转移”等论调。可以肯定，成氏原是不讲究这些的。

归根究底，这几幅图，都另有其来历：原来秉自刘温舒《运气论奥》、浦云《运气精华》等书，乃后人重刻时所附入，并不出于成氏之手。恽铁樵《医家常识》等乃期转日本片仓元周之说，彻底揭穿了这个秘密，断为后人妄增。片仓元周说：“余尝排斥引运气注解《伤寒论》者，盖以阴阳六篇中无一言及也。而明版《注解伤寒论》及赵开美校刻《仲景全书》，俱载运气诸图。然考诸严器之、郑佐、赵开美等序，俱无是说，则知好事者所增添也。尝阅汪石山《素问钞》云：元黄仲理云：南北二政，三阴司天在泉，寸尺不应，交反脉图并图解运气图说，出刘温舒《运气论奥》；又六气上下加临补泻病症图，并汗差棺墓图歌括，出浦云运气精华；又五运六气加临转移图并图说，出刘河间原病式，后人采附仲景《伤寒论》中。夫温舒、浦云、守真三家之说，岂敢附于仲景之篇，特后人好事者为之耳。缪仲淳云：“原夫五运六气之说，其起于汉魏之后乎？何者？张仲景汉末人也，其书不载也；华元化三国人也，其书亦不载也。予是以知其为后世所撰。”又云：“予从敝邑见赵少宰家藏宋版《伤寒论》，皆北宋善版，始终译检，并未尝载有是说，六经治法中亦无一字及之。予乃谛信予见之不谬。桂山先生曰：按缪氏所谓赵少宰，盖赵开美，与仲淳同海虞人。今所传宋版《伤寒论》，乃系于开美翻刻，而无运气诸图，正与仲淳言符矣。予近得元版成氏注解本，亦不载此诸图，知是出于成氏以后之人，诸说并可证也。”（按：片仓元周所说的中间一段，丹波元简在《医賸》里已有论及，今因片仓引证较详，结论较确，故引之。）

经过缪仲淳首先提出和片仓元周的考证，我们知道这三十六幅“南政”、“北政”和运气“加临”、“转移”等图，掺入成氏《注解伤寒论》里根本是多余的。成氏“受人谴责”、“代人受过”已七百多年，但在医界还很少有人留意而予以指出。现在我们为了恢复第一部《伤寒论》注解的真面貌，以便领会第一个《伤寒论》注解本的真精神，去伪存真，刮垢磨光，还是有必要的。我们应该重新给古医书以正确的评价。管窥之见，敢就正于医界同志，是否有当，还待论定。

（原载《上海中医药杂志》
1958年3月号，转载时有修改）

读《医家四要》札记

《医家四要》是清代浙江衢州雷少逸的学生程锦雯、江抱一和少逸的儿子雷福亭三人合编的。编撰方式，是根据当时比较切要的医学知识——脉诀、药性赋、汤头歌诀等，加以整理，分作四个内容：

1. 脉诀入门

脉诀入门是把望、闻、问、切四种诊病方法，扼要地摘录古今学说而成。首先引述部分《内经》、《脉经》的原文，并采辑李士材的《医宗必读》，如“老少异脉”、“反关脉”、“脉无根有两说”、“九候虽调形肉大脱不死”、“病危当候足阳明”五篇；有的引其全文，有的摘其要语。还把人体从头到足的生理名称顺序解释成“周身部位名目”篇。末附“万金统一述”，摘要介绍了《内经》生理、病理的术语，使读者对诊断及有关名词有一个初步概念。

2. 病机约论

病机约论是将伤寒、杂病的证候、原因及疗法，摘要提出，既简括，又清楚，一经阅读，便可掌握要则，容易应用到临床实际。而杂病中所提出的，更为内科常见疾病，并包括妇科病。尤其是七十二个提纲，它本身已编成了韵语，可以作为歌诀，便于记诵。

3. 方歌分类

方歌分类是把汪讱庵的《汤头歌诀》变换了一个体裁，不但质的方面有所改进，量的方面也较充实。凡汉、唐至明清医家的经效方，也择要收集了一些。例如火病首列太仓公的火齐汤（即黄连解毒汤）；燥病及温热病，吴鞠通的方剂也有选录；噎膈反胃及癫狂痫症，还采入程钟龄的启膈散和《内经》的生铁落饮；积聚门方，全部录自《医宗必读》。作者精心选辑的成果，可以说胜于原作。

4. 药性新编

药性新编是按照李东垣《药性赋》改编的，仍分寒、热、温、平四篇，药品则增加一百余种。每药下面，注明简单的炮制法，随症用药法，并指出与某药配伍的疗效。这样提纲挈领，可以初步熟悉药物的性、味和功能，加强对药效的认识与记忆。

上述四个内容，为中医辨证论治的基础知识，能够要言不繁地编选出来，事实上给予我们以不少便利。但是，学术是随着时代进展的，这本书在当时的编写法，确比旧本《脉诀》、《药性赋》、《汤头歌诀》来得简而明，少而精。如果作为医学入门的书来说，其中有些篇章和字句比较难以理解；也有某些部分比较简略，不够应用。兹就平日阅读《医门四要》的体会，提出几种不成熟的看法如下。

（一）关于篇章方面

1. 脉诀入门中的“脉决死期”篇，是《素问·大奇论》原文，指出脉的搏动，有的象“浮合”，有的象“火薪燃”，有的象“散叶”，这些脉象，不论它能否结合实际，但此后医书却很少引用。下此“营卫脉象”、“脉分四时”、“脉分四方”、“男女异脉”、“人迎气口”、“脉察六字”及“奇经八脉应诊”七篇，不但文义难晓，而且临床实践上也很难印证。此外如“南政北政”、“五运六气”等理论，既不是初学者所易看懂，也不是简短篇幅可能解决，列入本书，未免太深。

2. 中医诊病，大部分依靠察脉辨舌，本书详于论脉，而辨舌仅寥寥数语。其实勘病大法，按脉搏，察舌苔，必须手到眼到，兼筹并顾。我意应参看吴坤安《伤寒指掌》中的“察舌辨证歌”，这个歌诀，吴氏都逐段加注解释，对歌词原意有所补充。如果能对这篇歌诀熟读理解，对六淫感症的诊察，至少能认清一大半，已故乡先辈何廉臣先生曾把此歌辑入于《通俗伤寒论》及《增订伤寒百证歌注》，可以取阅。

（二）关于字句方面

1. 本书第1页（据1958年10月上海科学技术出版社印本，下同）脉之名义：“夫脉者，气血之先也，非气非血，主宰乎气血之神，所以行气血者也。”这段文字，虽引自李梴的《医学入门》及李念莪的《内经知要》，但以此来说明脉之名义，实属求明反晦。如果写作“夫脉者，血之府；血者，心所主；包涵乎气血，所以行气血者也。”那么，言下有物，对脉的名义也比较明朗些。

2. 第64页“汗出有自盗之称”，指出：“外伤自汗，……内伤盗汗”。这“外伤”两字意义含混，容易使读者误认“自汗”为外来的病因。我意最好把外伤、内伤四字都略去，读作“阳虚不能卫外而为固则自汗……，阴虚不能内营而藏守则盗汗……”。

3. 第109页十剂的“滑可去着”条：把“胞胎”与便溺、带、浊、痰涎、痈肿一起认作有形之邪，留着于脏腑经络，邪正不分，极不妥帖，何况胞胎绝不是湿热有形之物。应把“胞胎”两字易为“癖积”，才能适合“滑可去着”的治病意图。

4. 第111页药赋编寒性门：“犀角之功，清热利痰治吐血”。考犀角无利痰之功，诸家本草也不提犀角有利痰作用。如写成“清热凉心治吐血”，则切合犀角的功能和主治。同页“滑石通淋医痢”，应易为“滑石通淋医泻”，因痢疾不是滑石所主治。

5. 第112页“麦冬最清心火”。考诸家本草，一致认为麦冬是入足阳明（胃）、手太阴（肺）和手少阴（心）三经，不能说最清心火；李士材《本草通玄》、杨时泰《本草述钩玄》、贾九如《辨药指南》等都认为是肺经药；黄宫绣《本草求真》则认为心肺皆治。如把清心火的火字改作肺字，则对麦冬归经和主治，可兼顾弗失。同页“生新破瘀，大蓟强而小蓟微”。以生新破瘀来概括大小蓟的功能，殊欠恰当。考二蓟作用，专于凉血消瘀，何况“生新”非二蓟本能。“瘀去而新血生”，黄宫绣对大小蓟作这样的评价是正确的。

6. 第113页“治牙痛，医血痔，皆用白头翁”。白头翁治热痢，古今文献都有记载；至于治牙痛，仅唐代甄权的《药性本草》提及。《医家四要》是医学入门之书，药效引证应以主要的、实用的为准，如把治牙痛换作治热痢，标其特长，略其次要，就更加突出白头翁的主治功能。同页“槐实明眸去泪”。考槐实能明目、除热泪，是凉肝血之功，本非治目专药，即缪希雍所谓“血分无热则目自明”。现在以明目去泪标首，似乎舍本逐末。如写成清肝凉血或清肺明目，则本末兼顾了。同页“鳖甲……消肠痈”。据我所知，仅《日华子诸家本草》有提及，《传信适用方》也说它能治肠内痈，此外很少看到。现在这里指出消肠痈，可能是根据《日华子诸家本草》，或者雷氏师徒另有治验，也未可知；或者是根据《神农本草经》“主心腹癥瘕坚积……去痞息肉”而推衍出来的，录供今后临床征验。

7. 第 114 页“人中黄消痰降火化食停，且平狂症”。考人中黄主要功效是清胃热，治瘟疫、诸毒斑狂，而消痰化食非其主要。而且狂症有邪热发狂、痰食致狂、蓄血如狂等不同；人中黄所治之狂，是邪热发狂，对痰食致狂及蓄血如狂非其专治。如易为“清胃降火解瘟毒，且平热狂”，似比原句醒豁。

8. 第 115 页“车前子开水固精”。“开水”两字，作为车前子的功用，义不妥帖，词句也欠恰当。考药效作用于行水的名词，只有消水、利水、下水和逐水，而没有写作开水的。车前子的功用，是属于利水方面，既无开决的功能，当然不得称“开水”。同页“葶苈子消痰止嗽能行水”。考葶苈子的主要功能是泻肺下气，其所以能“消痰止嗽”，是由于泻肺下气之功。如写作“下气消痰能行水”，便不至舍本逐末。

9. 第 118 页“最畅肺金，开音利便须通草”。考通草轻虚宣通，清淡渗利，自是畅肺气之药，但不能说成是最畅肺金。因通草的宣肺金，不若桔梗、蝉衣；利肺气，不如陈皮、枳壳，照理应写作“宣畅肺金”。此外应把利便的“便”字改作“尿”字，才是恰如其分（因便字包括大便和小便，通草只能利小便而不能利大便）。

10. 第 120 页“疟魅疳障夜明砂”。夜明砂治疟，《本草纲目》有记载；治小孩魅病，也见于《本草纲目》附方。其实夜明砂治疟及小孩魅病，极少见于后人临床应用。夜明砂在一般临床上的主要功能在两个方面：其一为眼科药，其二为小儿疳积药。缪希雍《神农本草经疏》曾说它：“主疗虽多，性有专属；明目之外，余皆可略”。因此，较恰当的写法，应易为“目翳疳障夜明砂”。

11. 第 125 页“砂仁……宁嗽消痰”。砂仁辛温行气，是其专长。治嗽，仅见于陈藏器《本草拾遗》；消痰，实由于行气的功能，应根据临床效用，把“宁嗽消痰”写作“行气宽膨”。

12. 第126页“伏龙肝……调中止血治遗精”。考伏龙肝的主要功能是温中止吐，燥湿止血；治遗精仅见于《日华子诸家本草》，临床上应用不多。似应写为“温中燥湿治出血”。下联“百草霜……消积住红除疟痢”。除疟，非其本能；治泻，有它的实际疗效，似可写作“消积住红除泻痢”。同页“降真香……尤驱怪异”。降真香能辟恶气，众所周知，如把驱怪异写作辟恶气，化玄虚为落实，则使它的功用更明确。同页“辛夷……九窍能通”。九窍应改作七窍，始可与“解上焦之风热”句相应。严格地说，辛夷的作用，只在耳鼻方面，如实写来，应作“耳鼻能通”。

13. 第131页“葫芦巴去寒湿，补命回阳且暖丹”，如写作“温补命门暖丹田”，则功能更确切，语句亦顺口。后联“橘皮主痰饮瘕癥，且理气家诸病”。因橘皮只能利气散痞，消瘕癥是枳实的作用；同时“理气家诸病”一句，措辞太泛，虚实已无所指出，如写作“理气滞诸病”，则比较有着落。

14. 第134页“柏子止汗宁神而祛鬼魅”。柏子仁之所以能止汗宁神，主要是它能滋养心脾。所谓鬼魅，是指临床所见的精神恍惚不宁或惊悸怔忡等症状，主要是心脾二经的疾患，因此把“而祛鬼魅”四字改作“滋养心脾”，当更切合实际。

15. 第137页“散风邪于上部，蔓荆子为强”。为了确定蔓荆子的药效作用于头部，似应改为“散风邪于头部”。

16. 第138页“止痢治崩援难产，速用禹余粮”。查禹余粮能援难产，不见于《神农本草经》，仅张文仲《备急方》载“治崩中漏下青黄赤白”。我们在临床上多数用作重涩固下药，适用于泄泻、久痢及赤白带下。从临床实际出发，应写作“止痢除崩除泄泻，速用禹余粮”。同页“木贼草发汗明眸”。考木贼草之治目疾，主要是消翳障，翳障消去而视力恢复，原则上木贼草非明目药物。各家本草也曾分析其主目疾之所以然，黄宫绣在《本草求真》里更有详细指出。如写作“木贼草发汗消翳”，似更符合实际。

从伪书及托名说起
——兼议徐洄溪《医略六书》

(一) 医籍中伪书与托名种种

医家言之托古与拟古，意者受儒家河图洛书、孔壁古文之影响，流风所及，转托转伪；而考订辨伪者，亦大有其书，如《古史辨》、《论衡》、《诸子辨》及《古今伪书考》等。黄云眉认为：(辨伪工作)“滥觞于唐代，历宋、明、清而渐成长川形态。……有鉴于古籍真伪之辨，尚需继续，亟注之意，及时以卒前人未卒之业，使丰富之古籍能正确效其用于今日。”说明对古书之考订辨析，有助于商量旧学，印证新知；在医学文献来说，更便于发掘和发扬。

问尝探索医籍中托古与转抄的，虽所见不广，而形态各具，概为六类如下述：

1. 秦汉之际，托古成风，壁经、家书的传颂，浸润于医坛，如《内经》之依附黄帝岐伯，《神农本草经》之依附神农，《难经》之托名扁鹊，《中藏经》之托名华佗。

2. 但求书传，甘为无名作者，如《褚氏遗书》、《颅囟经》、《高阳生脉诀》，作者为谁，讫无确证。

3. 有意依附古人，以抬高身价；或暂时借重名家以取信于人。前者如窦材之《扁鹊心书》，陈士铎(号远公)之《石室秘录》；后者如陈修园之《医学从众录》(初刻托名于叶天士，旋收回。见该书陈自述“凡例”)。

4. 子孙欲跻父祖于述作之林，以他人著作易名而刊之。如汪正希取顾松园《顾氏医镜》中“虚劳篇”及“保阴煎方”改为其祖汪缵功之作(见唐立山《吴医汇讲》卷十)。

5. 书贾托名名家，以求图书之畅销。如《景岳发挥》，把原作者姚球改为叶天士（见陆定圃《冷庐医话》），《医经原旨》题为薛生白（此书实系张景岳《类经》之节本，注文亦多转录，既乏新义，且有舛漏，认是书贾倩俗俗手造成，托名薛氏）。

6. 哗众取宠，作伪显然，而终被唾弃的。如清初车宗辂、胡宪丰之《伤寒第一书》，民国长沙刘仲迈之《古本伤寒杂病论》，则是托古中之最下乘者，不足与议。

其有本系名著，因人事作伪而张冠李戴，裁剪移植，隽品转为赝品，如徐洄溪《医略六书》者，则又不得不加以辨析。

（二）徐洄溪《医略六书》辨析

徐洄溪的医名及著作，为医者所熟知，他的学术造诣，既精且深，诚不愧为清初四大医家（叶天士、薛生白、徐洄溪、王晋三。见章虚谷《医门棒喝》灵素节注类编凡例）之一，名闻大江南北，曾一度北上为清皇室治病。医著八种，传诵已久，不赘述。这里就所谓徐洄溪《医略六书》作一考订，并辨其伪。

《医略六书》，我所见到的为清·光绪癸卯（1903）上洋赵翰香居刊本，卷首有乾隆六年（1741）所谓徐氏自序。书为：《内经要略》、《脉诀启悟》、《药性总义》、《伤寒约编》、《杂病证治》、《女科指要》。这六种书，经初步考核，认为非洄溪所著。无论其学术思想及文意，均与洄溪的著述途径各出，而其议病选方，理法也不相侔。

我们知道，洄溪的医学成就，在于笃信古说，汉唐以下少所称许，明清医家更不挂齿。这可以从他的《难经经释》、《伤寒论类方》、《本草百种录》、《兰台轨范》及《医贯砭》等书中看出。他所崇尚的，必旁搜远绍，发皇有加；他所抨击的，则专著指谬，笔伐亦厉。《兰台轨范·自序》还明白地告诉我们："本《内经》以探其源，次《难经》及《金匮》《伤寒论》以求其治，其有未备者，则取六朝唐人之方以广其法，自宋以后及诸单方异诀，择其义有可推、试多获效者附焉。"由此而主次定位，写出渊雅古朴的著述。可是对照《医略六书·杂病证治》是怎样的呢？卷首“杂病源”中的阴阳、命门、君火相火、六要（表里寒热虚实）、寒热真假、治法、气味等篇，全是《景岳全书·传忠录》的复制（字句段落稍有移掇）。再看《医略六书·伤寒约编》中的“六经病解”及“风寒异同”、“温热暑疫”、“湿燥番痧”、“六经地面”等十篇，都转载的是柯韵伯的《伤寒附翼》。还有《舌鉴图》则全采张诞先的《伤寒舌鉴》，仅于妊娠伤寒舌苔中增入“葡萄瘟舌胎”一例。这样把张景岳、柯韵伯、张诞先的学说凑合成书，大乖洄溪写作体例。尤有甚者，伤寒选方中，还多次出现洄溪所唾弃的××红膏汤、××黑膏汤等方，则更非其伦了。这种东拼西凑的伪托，完全使洄溪学说变了样。

我们还知道，洄溪的医学成就，着意于自成一家。他所著的《医学源流论》，议论戛戛独造，不落恒蹊；注释古典医籍，既能则古，又能宜今；对当时医学亦不作第二人想。其意非谓明清医家不足取，而是要择善而取，这是洄溪医学卓然自立的所以然。从上段所举出如许杂抄篇文，印证了《医略六书》不是洄溪著作，可以得出初步判断。但拼凑的篇文还不止此，《医略六书·脉诀启悟》中，也有不少篇章从明清医书转抄，通过校核，竟发现有15篇之多：“脉位法天地五行论”、“因形气以定诊”、“冲阳太溪二脉论”、“脉无根有两说”四篇，俱辑自李士材《医宗必读》；“大脉”、“小脉”、“清脉”、“浊脉”、“色诊”、“五脏脉”、“反关脉”、“高章纲惵卑损”、“逆顺”、“经络”、“孕脉”11篇，辑自张石顽《诊宗三昧》。谁能相信，一代大家徐洄溪，会有此杂凑成书的作品？何况编者体裁又大相悬殊。此必当时书贾倩俗手抄撮而成，后果呢？给洄溪学说蒙上一块又一块的迷离阴影。然而，书虽不是洄溪手辑，其掇拾之原材料却并不劣，赝品中有隽品，我们固无妨“伪中取精”，但必须认清它的真面目，对于考证和辨伪，两有裨益。上面仅就目力所及的略述几例，以发其凡，继续考辨，谨俟贤者！

（三）由此联想到的二三事

上述《医略六书》之伪，犹是伪而儁，相类于果树的嫁接，说得实际一些，是书本内容的移植，移植的人是书贾而不是洄溪。另有一种是作者的抄袭而不是移植，在医书中也有所见。

一是何嗣宗的《虚劳心传》：此书内容全是从《顾氏医镜·虚劳篇》转抄过来，遗恨的是把原作者顾松园改为何嗣宗了。大概由于顾氏这篇“虚劳”写得太好了，所论述的证治和方药都从实际经验中来，引起当时医家“愿学而未能”的苦恼，于是进行剽窃。首先被汪缵功祖孙窃载于唐立山的《吴医汇讲》（陆定圃在《冷庐医话》中揭发）；一百多年后，又被全窃于何嗣宗，改名《虚损启微》，较汪缵功祖孙之片段剽窃又进一步。前后两次被剽窃，说明原作内容之佳，剽窃者是有眼力的。

二是《瘟疫明辨》：此书原作为戴麟郊，据戴麟郊的孙儿祖启在后跋中提到，曾被歙、郑某刻印，书名未改，著者姓名则由戴变郑，后经戴麟郊之孙再刻时改回（戴氏书初名《瘟疫明辨》，被窃及改回经过如上述，旋名《广瘟疫论》，再经陆九芝重订为《广温热论》，最后何廉臣氏对它删补润色，为《重订广温热论》。书名几经更易，而姓名被抽换的，则自歙、郑始）。

三是《宋元明清医案》中的《陈修园医案》：据魏长春老中医（浙江省中医院副院长）在《实践经验录·读书体会》指出，宋元明清医案中的陈修园医案，全是《医林指月》中的《易思兰医案》。经核对，十八例医案确是一字不改地照搬，所改者，每个医案后的易氏自按，换上“修园自记”四字。这一戏剧性的移植，当然无关陈修园，而是《宋元明清医案》的编者，如果该编者亦属转载，那最初易名者为谁，则非魏老和我知道了。

以上这些书，原始材料大部分是精湛的（作伪的几本除外），遗恨的是改名换姓，抄来抄去，使人心迷眼乱，乍见时好像似曾相识，继则感到爽然自失矣。

（本文摘要发表于《辽宁中医杂志》）

从梁玉瑜两本舌诊书评议他对舌诊的造诣

舌诊之学，其来已古。早在《素问·刺热》篇就有“肺热病者……舌上黄”的记载；《伤寒论》、《金匮要略》中对“舌苔白滑”、“舌干”、“舌黄”等并作出治法；华佗《察色诀》有“舌卷黑者死”的提出；然多系只字片义，引而不发，非辨舌专书。我们目前所常见察舌辨证施治专著，要推元·杜清碧所编的《敖氏伤寒金镜录》，此后清·张诞先《伤寒舌鉴》，在敖氏36舌的基础上发展为120舌，洋洋大观，蔚成专书。但汪琥病其杂而欠精，主张删繁就简。在这200多年间，辨舌专篇以简明扼要胜者，如叶天士《温热论》、何西池《医碥》、石芾南《医原》、吴坤安《伤寒指掌》、章虚谷《医门棒喝》等书中均附有辨舌篇章，它们都具有以少胜多的特点，因此，各为后人所诵习。惜乎有美中不足处：①不是专书，仅穿插在各书中的某一部分；②侧重对伤寒、温病立说，不及内伤杂症。然而既要全，又要专，且要精而不芜，像这样的辨舌著述，在清代260多年里是很难找到其书其人的。

乡先辈何廉臣先生及曹炳章先生尝推崇广东梁玉瑜氏所著的《辨舌要略》和《舌鉴辨正》两书。对前者，何氏曾参订加序（见1916年《绍兴医药月报》第29期）；对后者，曹氏在《辨舌指南》中几乎全部引用。其学术价值和适用于临床可以概见。

梁玉瑜，字特岩，广东茂名县（今高州县）人，生于清代末叶（生卒时间不详）。医书得自家传（据梁氏自记，他家传医学，积五世），诊验既多，辨舌尤精，平时博通今古，虽不屑以医名，而医学之精，亦一时所仅见。尝因事至新疆，与秀水陶保廉友善，互相谈医，问答磋商，成《辨舌要略》一书；又将《伤寒舌鉴》逐一校勘，给以补正，并加参发，成《舌鉴辨正》；还另撰《医学答问》（此书我未见）。三书皆由陶拙存刊行。

现在将我所见到的梁氏辨舌学说，酌予整理，评价其学术经验于后。

（一）简明扼要的诊疗经验

我常认为察舌辨证专篇，最广泛而入人至深，目前仍在指导我们临床应用的，当推叶天士《温热论》中的辨舌部分，议论精切，使读者心领神会；其次是吴坤安的《察舌辨证歌》，经何廉臣润色，既载于《感症宝筏》，又载于《通俗伤寒论》。我青年时诵习其歌，至今尚能口诵心维，应用于临床实践。感到美中不足的是，详于外感伤寒、温热，略于内伤杂症，这不能不认为是辨舌书中的一个薄弱环节。但是，20 年前读到梁氏《辨舌要略》，觉得过去认为舌诊方面的薄弱点，梁氏已作了填补，私心窃喜。他指出："临症看病，以察舌为首要；有苔则细致辨苔之厚薄与见色（外感），无苔则论其本色（辨舌色，察内伤），参之望闻问切，以判表里、寒热、虚实之真伪。"接着还说："所谓辨舌者，必先分经辨色，辨其表里，及某经寒热虚实，随机应变。虚则补母，实则泻子；急则治标，缓则治本。"他强调"察脉微渺，难臻神明；病象多变，易致差谬。惟有辨舌，可济切脉之穷。三寸舌上，以前后左右分脏腑部位，以淡白黄黑诸色判病症之寒热虚实。……舌色显分寒热，对病立方，应手而愈。余家行之五六世，确有把握。"基于这样的独到经验，益之以家学渊源，所以他的舌诊执简驭繁，既详伤寒温热，也兼及内伤杂症，辨舌施治，有突出点。分述于下：

1. 济切脉之穷，决疑似之诊

一般多认为舌诊比脉诊可凭，我也有同样感觉。由于望舌色舌形及苔色，病证的虚实寒热已识得一半。梁氏凭他积年独到功夫，提出“舌诊济切脉之穷”，强调以舌诊来解决疑难大症的辨析。他认为：“小病主舌参脉，大病舍脉凭舌；凡重病患者脉多伏代，即不病之人，脉亦有时而乱，因气血不舒所致，并非绝症。”这一提出，一方面当然受了张诞先所谓“邪气入里，其虚实寒热之机必现于舌，非若脉之隐微不显也。况阴盛格阳，邪热郁伏，多有假症假脉，惟验舌上苔色之滑燥厚薄，昭若冰鉴，无所遁形”的启示；另一方面，亦是从实践中博涉知病、多诊识舌，积累了丰富经验。何氏《辨舌要略》序言中记载梁氏在新疆诊到两个病例，都是以舌决诊的。第一例：丁振铎患泄痢症，医者辄投温剂，迄未霍然，梁诊视后投以白虎加三黄及小承气汤出入而效。患者询其究竟，梁答以病体是实热积于中，遇寒则水火相搏，肠胃不能相安，非因寒而泄也。第二例：陶保廉患心烦骨疼，惫甚；论者咸指为虚，主滋阴降火，明年益剧，入夜热气上冲，胸膈烦躁，四肢搐战。梁察舌色苔状，决为实热，投以苦寒药，气冲搐战得止。此类治例，都是以察舌决疑难之诊，甚或纠前医之误，虽然治例中没有详细记明舌色苔状，我们可以从他的辨舌经验中看出。他在《辨舌要略》第二问答说：“凡黄苔中之罅裂纹，仿佛十字、川字或爻字，或交互为丝，或浅而细，或深而粗，甚或凹凸不平者，大都体热人误服温燥药或滋阴粘腻药所致。”对照上述治例（特别是第二例），可以得到证实。关于察舌辨证方面，他说：“有寒邪或热邪直中三阴者，舌黑舌卷，囊缩厥逆，其症状相似，其脉多沉细而伏，甚难分别；惟望舌则寒与热必了然矣。其中寒邪者，舌黑必无苔无罅，光亮滑湿，如水浸腰子，淡淡溶溶形；舌卷、囊缩、厥逆均似中热，而实似是寒，治当用破格附桂、理中大温补药。其中热邪者，则舌黑必有苔粗涩，或罅裂焦燥如铁锉，暗暗蓝蓝形；舌卷、囊缩、厥逆均似中寒，而实是大热，治当用破格白虎、承气、三黄等大寒凉药。”这些从辨舌方面决疑似之诊的经验，有识别力，值得我们取法。

2. 凭舌辨证

梁氏对虚实寒热的以舌辨证，有一个总则贯穿在《辨舌要略》中。他认为："证之虚者，舌必无苔而色淡，明润光净，口不苦；凡有罅纹及有厚苔之舌，皆属实热，必非虚证。"在《辨舌要略》第三问答"凭舌辨证"中，作了有层次的叙述，从无病，到轻病，到重病，到病危；从六淫外感到脏腑内伤，分析是比较细致的。他对外感病舌色苔状，按照三阳三阴叙述，特别是邪入阳明宜清宜下的辨证施治，其经验不是一点一滴，而是成篇成章。主要经验为："……若浮腻结成黄苔，舌中一路有老黄色，是寒邪入里已化火也，温散表药概不能用，当以'竹叶石膏'、'黄芩'等汤，使热从里散邪从汗解。若邪火炽盛，药不胜病，舌中一路变黑色，苔厚芒刺结合而括不净，当用白虎汤加知柏芩连。若干黑而干燥焦裂，舌卷囊缩或厥逆者，邪传厥阴肝经，急用大承气汤，十能救七。倘不凭舌辨证，谓据脉以定方，是自欺欺人。盖舌证至此，脉必散乱，或沉伏难凭，苟泥俗书时医之论，明是邪传厥阴，而谓邪传少阴；明是邪传少阴，而谓邪传太阴；误之甚矣。"这些大声疾呼的说教，是有其一定学验作基础的。关于脏腑内伤病的舌诊，梁氏在前人察色分经的基础上，强调"舌与脏腑相应的部位。"他认定五脏分部和三焦分部，特别是五脏分部，侧重上下左右的互相应，在定位中具有灵活性，是可取的。其说认为：①舌根主肾命、大肠，应小肠、膀胱；舌中主脾胃；舌尖面上中间界主肺；舌尖主心、心包络、小肠、膀胱，应大肠；舌两边主肝胆，左右相应。②舌根统为下焦，肝肾膀胱大小肠应之；舌中统为中焦，脾胃应之；舌尖面统为上焦，心肺应之。以此诊察何脏有病，何部反映出何种舌色苔状，作为诊断脏腑疾患虚实寒热的依据。其他还有察舌色、苔色，分寒热虚实，亦有不少经验可供探索，这里不具录。

3. 舌脉合参

梁氏对舌诊的见解，多次强调舌诊在辨证施治中的重要性，但绝不意味着就此排除脉诊。《辨舌要略》第五问答“辨表里寒热虚实之真假，法须脉舌合参”一文中，以大量篇幅进行论述，充分反映出“舌脉合参”是梁氏舌诊学中的一个重要组成部分。摘录三条，以资印证。

（1）吐症舌脉合参别寒热虚实：重病人患吐症者，喝粥吐粥，喝汤吐汤，服药吐药，食入即吐，刻不能留，此胃气偏伤之证。胃虚寒则不进谷食，不化谷食；胃实热亦不进谷食，不藏谷食。辨证之法：虚寒者，口不渴，全舌白滑多水，脉迟弱，以温补姜桂等药治之；实热者，口极渴，消水，全舌红或黄或黑或干燥，有厚腻苔，舌伸不出，六脉沉数，以寒凉药（石膏、川连）冶之。

（2）泻症舌脉合参别寒热虚实：重病人有患泻者，食入即泻，刻不能留，此脾胃俱伤之症。偏虚寒热，舌中淡白，或有白滑薄苔浮胀，或无苔，脉必迟而弦（脾虚寒则不能转输谷食，土受湿渍则土力衰；脾与胃相表里，胃虚寒则脾更无依，所以食入必泻）。治以姜、附、桂为君，芪、术、参、苓、炙甘草等药佐之。偏热者，舌中苔黄，或无苔而舌深红，或有黄厚苔芒刺积腻干焦或黑不等；脉必沉数（脾热极则不能转输谷食之液以溉脏腑，反引胃气之热，胃火逼迫，不及传送而出，所以食入即泻）。治以芩连知柏为君，大黄石膏佐之。

（3）肿症舌脉合参别寒热虚实：肿在四肢者，起自脾经。肿之皮不发亮，按之成窟，许久不起，重按至骨无应痛，虚寒湿肿也；全舌淡白或湿润浮胀，六脉迟弱而濡滑。肿之皮肤光亮，或肉中隐隐有红色，指按不成窟，随手即起，轻按之似鼓皮形，重按之隐隐作痛，实热湿肿也；全舌深红，或有黄苔，有罅裂，舌根多腻，六脉洪数或沉实。治脾虚寒湿肿以四君子或六君子汤，均白术为君，茯苓为臣，参、草为佐使；或补中益气汤去升、芪，加茯苓。如脾实湿热肿，先以将军驻防汤（生大黄、汉防己、黄柏、桑枝、黄芩、木通、芒硝），后用二味泻脾汤（老鸭一只，治净，与老冬瓜同煮食）。

本条辨舌较详，都系舌脉合参，施治亦有独特经验，是篇中举例最多的一个病症，也是《辨舌要略》中内容最丰富的一篇。摘录虚实两例，以见一斑。

（二）商量旧学，辨正《伤寒舌鉴》

《伤寒舌鉴》是张诞先编撰的，据曹炳章氏提及：西蜀王文选《活人心法》内亦有《舌鉴》一卷，取张氏120舌；《敖氏伤寒金镜录》36舌；段正谊《瘟疫十三舌》，择录149舌，采张说居十之九。梁氏将王氏《舌鉴》删去繁复，得144舌，逐条辨正，颇见精密。其辨正方式，《舌鉴》有偏谬处笺正之，疏漏处补充之，说理完善的肯定之，总的是有所发挥。

1. 笺正谬误

举例如：①“干厚白苔舌”，梁氏纠正《舌鉴》所谓“营热卫冷”之不恰当，指出此类舌苔主要是脾胃热滞。表证是邪热在少阳，宜小柴胡汤；里证宜三仙汤（芩、朴、枳）加石斛、山楂、麦芽。②“白苔黑根舌”，梁氏纠正《舌鉴》所谓“火被水克”的偏谬，认为这类舌苔必须从寒热真假两方面辨证，不能偏执于“火被水克”一边。指出若黑根无积腻，白苔薄滑，刮之即净，舌上多津，口不渴，或渴而不消水者，真寒假热也；若黑根积腻粗涩，白苔干厚，刮之不净，舌燥无津，口渴消水者，真热假寒也。③“白苔燥裂舌”，梁氏认为《舌鉴》用小柴胡汤加芒硝，是没有效果的。他指出：白苔燥裂，多因误服温补，灼伤真阴所致，治宜大承气汤合增液汤急下以救其阴，历试良效。这些辨证施治，明白晓畅，既纠《舌鉴》所说之偏，亦补《舌鉴》所未说之漏；其它各条笺正亦多类此。

2. 补充疏漏

梁氏对这一方面，更做了大量、细致的工作。如“厚白滑苔”、“初病微黄苔”、“久病微黄苔”、“黄苔黑点舌”、“黄苔黑刺舌”、“黑干短舌”、“光红柔嫩舌”、“红细枯长舌”等，梁氏均补充关于杂病的证治。大致黄黑苔侧重于里实，光红舌侧重于里虚，这是他总的见解。另有“白苔黄边舌”，梁氏除补充

《舌鉴》之疏漏外，同时点明其病机为：脾胃真热假寒，心肺膀胱为阳火逼迫而移于大肠，见证多为咳痛，心胸热，小便涩，大便或结或涩，或红白痢等。指出《舌鉴》拘于“白为寒”是不够全面。此外，对于“红痿舌”亦作了必要的补充，比《舌鉴》但云“红痿不治”更有其积极意义。辨舌施治为：“淡红痿者，宜补气血；深红痿者，宜凉气血；赤红痿者，宜清凉脏腑；紫红痿者，宜寒凉脏腑并攻泻之；鲜红灼红痿者，宜滋阴降火；惟红绛痿者为阴亏已极，难治。”这一阐发，自比《舌鉴》原文切实得多。特别对“白苔”、“黄苔”、“黑苔”、“灰色舌”、“红舌”、“紫舌”、“霉酱色舌”七个总论中，梁氏都结合其临床经验，从伤寒温热到内伤杂病察舌辨证，应补充的补充，应笺正的笺正，使《舌鉴》的原文原意进一步得到充实和提高。

3. 阐发精粹

《舌鉴》是张诞先根据前人学说并继承张路玉庭训，专究伤寒病的察舌辨证施治，当然有其切合实际之处。梁氏对这一部分也予以肯定，并加以阐发。《舌鉴》120 个舌苔，梁氏肯定其辨舌施治的有 40 多个，赞扬其“尽善”及“甚是”的有 9 处，如“黄苔隔瓣舌”、“根中渐黄苔”、“黄苔灰根舌”、“黑干短舌”、“边红中微黑舌”、“灰尖干刺舌”、“红中微黄滑舌”、“红根黄苔舌”、“红胀出口舌”等；梁氏不但肯定它，还发挥它。在发挥中，再介绍他对这一舌诊的治疗经验，使《舌鉴》不局限于张氏一家言，而辨正的内容亦得与《舌鉴》后先辉映。

总地说来，《舌鉴》通过梁氏辨正，的确能起到“旧学商量加邃密”的作用，使我们得以进一步研究和实验。

（三）在辨舌学上自出手眼的治法

医家所谓“投剂量准”、“药到病除”，据《内经》及《伤寒论》记载，有“覆杯而愈”，有“一剂知，二剂已”。梁氏凭他的实际经验，对此作了解答。曾明确地说：“……若察舌色苔状与病证毫无疑义，确知急病不可缓治，必神速方能奏功；苟逡巡退缩，拘于一剂一日，势必贻误。古所谓‘药到病除’者，谓用药已到胜病之分量，病方能痊。到者，药力之到也；或数剂而到，或数十剂方到，非入口即愈也。此中消息，惟阅历深者知之。”他诊疗急症、重症、大症，在舌脉参后，接着定方，多有“不次急投”之语。“不次急投”，梁氏自解为“当循环连进，不限剂数，轮流急灌”。即不拘于一日一剂，而是一日两剂，或一日服两个头汁药，以取速效。这就是“不次急投”的服药方式，以达“药到病除”的真实境界。

下面从《辨舌要略》及《舌鉴辨正》中，摭拾梁氏在凭舌辨证基础上的治疗方法，借以觇其诊疗经验之一斑。

1. 灵活运用古方

梁氏选用古方，其突出点是少而精，他介绍常用有效方136个，方后主治，是按照他临床实践而定，简明扼要，无繁琐感。其中所筛选的“简便良方”，则是他在临床时用之多效而辑入，主治出自经验，有独到处。例如：薄荷汤（薄荷、荆芥、竹叶、紫苏、甘草）凉散太阳热邪；麻黄汤（麻黄、桂枝、杏仁、甘草、陈皮。《伤寒论》麻黄汤原方有芍药，这里易以陈皮，是梁氏随症加减）温散太阳寒邪；羌防汤（羌活、防风、荆芥、陈皮、甘草、秦艽、独活）搜发表里风寒邪；柴葛汤（柴胡、葛根、黄芩、芍药、竹叶、甘草）散少阳热邪；芩葛汤（黄芩、葛根、荆芥、苏叶、薄荷、秦艽、甘草）散太阳少阳热邪；姜防汤（生姜、防风、羌活、陈皮、半夏、茯苓、甘草）温散少阳阳明风寒邪；柴半汤（柴胡、半夏、赤芍、黄芩、厚朴、葛根、陈皮、甘草）治少阳疟；三仙汤（黄芩、厚朴、枳壳）治脾火郁滞、食积；麦楂汤（麦芽、楂肉、厚朴、枳壳）治食积肚痛；陈朴汤（陈厚朴、枳实、藿香、砂仁）治寒气腹痛，止泻散（茯苓、车前子）治水泻无尿；苦参治痢汤（苦参、葛根、赤芍、楂肉、枳壳、厚朴、黄芩。如便脓多加归身，里急后重加槟榔）治赤白痢；芩连治痢汤（黄芩、黄连、厚朴、枳壳、楂肉、地榆、苦参、槐花、槟榔）治赤痢；木香治痢汤（木香、赤芍、楂肉、当归、陈皮、麦芽、厚朴、枳壳、陈茶叶）治白痢舌苔白者。这些简便良方，有的采自古书，有的经过裁剪古方，其灵活运用法（包括辨舌施治、随症加减）详见《舌鉴辨正》各节。

2. 破格创制新方

除“简便良方”外，梁氏自制若干个“破格良方”，所谓“破格良方”，意味着是突破常规、出奇制胜的特效方。其中最自许而常用的为四方：

（1）十全辛温救补汤：治脏腑积寒已极，痰结甚深，及误服苦寒毒损脏腑诸症。熟附子、干姜、肉桂、肉豆蔻、木香、陈皮、半夏、川椒、丁香、藿香。本方是按照陶氏回阳救急汤方意，去四君、五味之酸补，加川椒、豆蔻、二香之辛温疏达，陈、夏消痰湿。在梁氏舌诊法上，适用于“舌黑无苔，而底纹嫩滑湿润如浸水腰子，淡淡溶溶，洗之不改色者”的阴寒凝滞证。他还强调“加重姜桂，不次急投”。

（2）十全甘温救补汤：治脏腑气血虚亏已极，及误服苦寒攻泻毒损脏腑诸症。炙黄芪、别直参、白术、茯神、甘草、熟地、归身、川芎、白芍、鹿茸。本方即八珍加黄芪、鹿茸，梁氏用于“纯熟白苔舌”证，见气血两虚，脏腑皆寒者，加姜、附、桂，不次急投，至舌色转为淡红，乃愈。

（3）十全苦寒救补汤：治脏腑阳火实热，邪火入阴及误服辛热毒损脏腑诸症。生石膏、知母、黄芩、黄连、黄柏、大黄、芒硝、枳实、厚朴、犀角。本方即白虎、三黄合大承气汤加犀。梁氏用之最多，收效最多，适应证除上述见症外，典型舌诊为“黑苔灰纹舌”及“黑苔瓣底黑舌”。尤其是后者，梁氏认为“此乃脏腑实热已极，或因六淫燥火浸淫，或因药物燥烈逼迫，燥烈与阳火交战于中，熏蒸于上，而成此舌苔。其症多见大热大渴，口开吹气，或绞肠痛绝，或头眼胀痛求死，或口噤不言，双目直视，或卒然仆地不省人事等；不论见何怪脉，舍脉从舌，看黑瓣尚未布满，急用本方以四倍石膏，不拘时刻，不次急投，服至黑瓣退静则病愈”。

(4) 十全甘寒救补汤：治脏腑阴虚血热，阴火内伤已甚，及误服热药毒损脏腑诸症。生地、玉竹、麦冬、天冬、玄参、沙参、山药、丹皮、泽泻、地骨皮。本方即六味地黄丸去茯苓、萸肉，加二参、二冬、玉竹。舌诊适用于“光红柔嫩苔”。梁氏的经验认为：“全舌鲜红柔嫩而无津液，望之似润，而实燥涸，乃阴虚火旺也，宜本方常服。”

以上四个梁氏自订方，载于《辨舌要略》，其具体应用及随症加减，则散见于《舌鉴辨正》，这里仅摭拾一二。

最后，补充些读后感：①梁氏著作，除《辨舌要略》、《舌鉴辨正》外，据何廉臣氏序言，还提到《医学答问》；他自记还有《传薪集》。《传薪集》可能是梁氏托词，《医学答问》何氏见到但我未见，殊觉怅然！②梁氏学说，重点当然是舌诊。但其自述家传（六世祖于明季得仲景全书秘本200卷）及部分治验，仿佛模拟陈远公；细揣其四个救补汤，特别善用“十全苦寒救补汤”，则又似得力于刘河间、余师愚辈。③凭舌辨证，为医林别树一帜，治病独具见识，擅长于热证、实证；少数说理，言之过甚，呈露着一些偏向。不过从整体来说，毕竟瑜多瑕少，其书不失为有用之书，其学不失为可传之学，何廉臣氏的参订，曹炳章氏的转载，已经给梁氏学说作出了正确评价。

（1978年初冬稿成）

读经识小录

研读《内经》虽有年，以资质鲁钝，所识不广，所得也不多，录出可记者若干则，以资自课，冀能由此而见其大者远者，则是今后的收获，现在还不可能。先从零碎谈起。

(一)《内经》与诸子百家

《黄帝内经》，古称“三坟”之书，然杳不可考。见于记载的，从汉迄今，垂1800多年，于《汉书》入《艺文志》，于《隋书》入《经籍志》，……至清《古今图书集成》列作《艺术典》的《医部》。特别的是，晚清浙江官书局编印的《子书二十二种》，则与《老子》、《庄子》、《荀子》、《韩非子》、《管子》等列在一起，作为“子书”及“杂家”了。推编书者之意，可能认为《内经》成书年代，与诸子同属于战国秦汉之际；或者《内经》中某些文气和笔法，与诸子中《淮南子》、《荀子》、《韩非子》有类似处，由此而书以类聚了。丹波元简《素问汇考》引朗瑛《七修类稿》认为“鸿烈（《淮南子》书又名《淮南鸿烈》）解中内编文义，实似之矣”。祝文彦《庆符堂集》也认为：“《内经》一书，文气坚峭，如先秦诸子；而言该博，绝似管、荀，造词质奥，又类鬼谷；非秦时人书而何?”不管怎样，我们可以看出，《内经》一书，从“三坟”而《艺文志》，而《经籍志》，而《艺术典》，而“子书”，而“杂家”，都是随着当时文人学者的意趣而编入这、移入那，原无定评，现在是一致认作是古典医著了。杜甫诗有云：“不废江河万古流”，我以为《内经》实近似之。

（二）篇次和解题

《素问》篇目次序，我见到三种：首为梁·全元起的《素问训解》，书未见，篇目次序曾见于丹波元简《素问识》；其次为唐·王冰的《黄帝内经素问》，为我们现在所常习，亦为唐以后许多注家所沿循而未之或易的篇次，经宋、元、明、清四代，几千年；其三为清康熙丁巳（1677）姚止庵的《素问经注节解》，篇目次序与王编有所更易，主要以篇文内容的“理”、“数”分内外编。研索这三种篇次，我认为王（王冰）胜于全（全元起），胜在便于从篇次中见经义；王与姚（姚止庵）则各具理致，未能以姚的分篇明晰（分理、数两类）而无视王冰之“究尾明首”（见王冰自序）之苦心。古人所谓“莫为之先，虽美勿彰；莫为之后，虽圣勿传。”我对王、姚两书编次《素问》篇目的评议，也作如是观。

至于解题，王冰未尝及此。首见者为明·马元台、吴鹤皋，继述者清·张志聪等。每篇题后，缀以简明扼要的解说。如《素问》首三篇，张解为："所生之来为之精，故首论精（第一篇）；两精相搏为之神，故次论神（第二篇）；气乃精水中之生阳，故后论气（第三篇）。这一提，真如画龙点睛，鳞甲毕现，把精、神、气三篇，列在《素问》篇首，具见王冰编次之精，非全元起所能及。这类解题，一点睛而通体灵活。但也有点而不活的，《灵枢》卷一、卷二的九篇，不知谁人（可能是史崧?）旁注"法天"、"法地"、"法人"、"法时"等字眼，所法何在，百思莫解。这个睛，不点倒还能认识，一点反而模糊，所谓求明反晦者，此九篇的点题是也。无怪马元台说它"无理"而削去之。

（三）经世鸿文

《内经》162篇中，不可能篇篇都是精华，也不是语语都有深意，其间精粗纯驳，并见杂出者尽多。但也有整篇闪耀着古代医学灿烂的光辉，名言至理汇集在一起的。这些篇，我把它看作《内经》中的鸿文。举例两篇：

一为《阴阳应象大论》。本篇是《素问》81篇中提纲挈领的一篇大文章，涉及面广，理论性强，其它各篇都不能与之相比。它包涵着阴阳、四时、五行、脏腑、病因、病症、诊法、治则（包括针刺）等各方面，是全部《素问》要义的发凡和结晶，理论都是集古医之精华，能够细心领会，真是取之无尽、用之不竭的源泉。如果说，《素问》是古典医著的皇冠，那么本篇应是这个皇冠上的明珠了。我们只要撷取篇中的一个词，印证有关学说，就可以由此及彼，得到广阔的悟境。我曾写过《阴阳学说应用于临床》一文（发表于《广东中医》1962年7月），取材即《阴阳应象大论》中三五语，觉得很有深入探讨的兴趣，今后还想继续研索。

一为《灵枢·经脉》。其文所述虽以经脉为主题，内容不如《阴阳应象大论》丰富广博，但对经脉的分布和循行，脏腑互相之间的络属，周身上下表里的部位，肌肉筋骨的名称，及其脏腑发病情况、治疗方法（特别是针刺）等等，如许错综繁复的生理和病象，如此系统详细的文字描述，《经脉》篇之前无此详载，《经脉》篇之后未见更替（只有在这基础上稍作补充），可见篇中各条经脉的发现，都有其实践验证的。王冰所谓"信其言有征，验之事不忒"，虽不指《经脉》篇，我认为用于《经脉》篇也非常确切。于是针灸由此奠基，内外妇儿、五官等科，也得由此而推求病位和病变。通篇精切，在《灵枢》中也是仅见的。

（四）没识透的名词

中医学的名词术语，来源有二：①出自古医典籍（包括《内经》、《难经》、《伤寒论》、《金匮要略》及《神农本草经》）；②摭拾历代各家学说。其中以出自《内经》的为最古老。词意朴素，理论性强，它们都是古代医家口耳相传的术语（少数由民间口语升华而来），从漫长时间、从各个区域汇集而得，非出一人一时之手。词句有精湛的，也有比较原始的，正如璞玉浑金，未必一见即能识透，其中有些原始名词，虽经王冰初雕，有的尚未剖析，仍需后人仔细琢磨，所以有少数词的意义，确未能全部认识，这也是事实。

例如："神机"、"气立"两个词，《素问·五常政大论》首先提到它，并指出这两个词的内涵及其盛衰关系："根于中者命曰神机，神去则机息；根于外者命曰气立，气止则化绝。"《六微旨大论》又指出："出入废则神机化灭，升降息则气立孤危。"再通过王冰、马元台的注释，认为："动物皆生气根于身中，以神为动静之主，故曰神机；矿植物皆生气根于外，假气以成立，故曰气立。动物非息出入，则无以生长壮老已；植物非化升降，则无以生长化收藏。"经文注文对这两个名词，作了反复解说，可以认为基本明确，问题在于《生气通天论》中却有"内外调和，邪不能害，耳目聪明，气立如故"的指出，则"气立"的对象不是矿植物，而是人体了。

此外，有“奇恒”这一名词，《素问·五脏别论》扼要地叙述说：“脑髓骨脉胆女子胞，此六者，地气之所生也，皆藏于阴而象于地，故藏而不泻，名曰奇恒之府。”王冰解为“作用有殊于六府，称‘奇恒之府’”。经注一致，似可作为定论矣。然而《素问·玉版论要》说：“揆度奇恒……奇恒者，言奇病也。”两篇名词同一，所指各异。而且《素问·病能论》还提到古医经《奇恒阴阳》，可见“奇恒”二字，其来甚古；《奇恒阴阳》书虽不见，从《病能论》上文推勘，估计也是讲病因病机的。诸如这些名词，前后说理有差异的，在没有完全识透以前，当然还是按照原来理解，第一是“遵前”，第二是“从众”，之所以在此提出者，仅作为再认识的参证。

（五）阴阳的所指

《内经》这部书里，关于阴阳二字的运用，所指者广，含义亦是多方面。如上下之升降浮沉，前后之向背表里，性别之牝牡雌雄，以及病情之虚实寒热，药性之温凉，凡属对待之象，皆可命以阴阳之名。初读时感觉漫无边际，通过长时间的细心体认，觉得它是有一定的界限，不过所指各有不同。清人周学海提示我们说：“……有体之阴阳，有性之阴阳，有气之阴阳，有象之阴阳，有数之阴阳，有部位之阴阳，有功用之阴阳，有相生之阴阳，有角立（对立）之阴阳，有交复杂错之阴阳。”正由于阴阳在代表具体事物中，其所指各有不同，如讲阴胜阳衰，阴胜的“阴”，指的阴邪，阳衰的“阳”，指人身的阳气；讲到阴虚阳亢，阴虚的“阴”，指的是阴液，阳亢的“阳”，指的是阳气，都是人身固有的东西。又如阴阳偏衰者，可以阴损及阳，阳损及阴，因为这里的阴阳，指的是人身中的阴液与阳气，两者有相互资生的关系；阴阳偏胜者，不会阴胜及阳、阳胜及阴，因为这里的阴阳是指邪气，没有相互资生的关系。必须看出它们是各有所指，而且在应用上各有特定范围，不能执一义以印万象。在某些章句里，阴阳是指寒和热，在另一些章句里，阴阳却是指精和气，而且各有不同的规律。

要辨识阴和阳所指的不同涵义，唯一的方法，是反复体会经义的上下文，彼此对勘，前后印证，懂得它们的内在联系，就能恰如其分地认识它、分析它。

(六)“神机”、“气立”的实际

前面第四则“没识透的名词”中，提到“神机”与“气立”两个名词。这两个词，我在初读《内经》时，确实无法理解，而且无从联系实际。以后旁证各家注文，也是一知半解，似懂非懂，到现在也非全懂，所以作为没识透的名词提出。不过，既然是一知半解，那就应该谈谈我所认识的一知与半解。认识从何而来？开始是感性的，认为马莳《素问注证发微》中的解释，比较有理明心得处，颇受启发。他对《六微旨大论》“出入废则神机化灭，升降息则气立孤危”的解释是：“动物非息出入，则无以生长壮老已；植物非化升降，则无以生长化收藏。故动物静，则以口鼻出入之息废，而神机化灭为期；植物静，则以根柯升降之化已，而气立孤危为期也。”这解释是明朗的，是符合经旨的。由此而程云来《医暇卮言》作了进一步阐述，他说：“动物本诸天，所以头顺天而呼吸以气；植物本诸地，所以根顺地而升降以津。”这当然是在马注上加以推勘，更精切的是，程氏解释《五常政大论》“根于中者命曰神机，神去则机息；根于外者命曰气立，气止则化绝”句，指出“动物伤内则死，神在中也；植物去皮则死，气在外也”。此解则骎骎乎进入理性矣。现在我从“神机”的角度上（当然“气立”也不放弃，但重点是阐述动物的“神机”）来议论人体的生理和病理机制。清·高学山在《伤寒尚论辨似》中说：“人身内外作两层，上下作两截，而内外上下，每以呼吸而动相牵引。譬如攻下而利，是泄其在内之下截，而上截之气即陷；内上既空，其外层之表邪内入，此结胸之根也。又如发表而汗，是疏其在外之上截，而在内之气跟出，内上既空，其内下之阴气上塞，此痞闷之根也。”从高氏这段精辟言词，我因此而推悟到“神机”和“气立”初步失常的机理。再从实际方面体验，人身的健康、发病、死亡，总不外乎阴阳升降盈虚消长之理，也即是马莳所谓“动物非息出入，则无以生长壮老已；植物非化升降，则无以生长化收藏”。因而出入升降，确是“神机”、“气立”的基本形式和必要保证。顺则生，逆则病，废止则死亡。证之临床，喘息、关格、吐逆、煎厥、薄厥、癃闭，以及阳明病的痞、满、燥、实、坚，霍乱病的上吐下泻、挥霍撩乱，噤口痢的米浆不入、下痢无度，更有应汗而汗不出、不应出汗而汗大出等等，都由于出入升降失常，而呈现各种各样的严重病象，如果出入升降废息，当然是死亡。

这里，有必要联系《素问·玉机真脏论》所说的五实死、五虚死。“脉盛，皮热，腹胀，前后不通，闷瞀，此谓五实；脉细，皮寒，气少，泄利前后，饮食不入，此谓五虚”，可认为“出入废，升降息”的前趋。因为“五实”是有入无出、有升无降，“五虚”是有出无入、有降无升，均已濒于神机化灭、气立孤危的险境。后四语指出：“浆粥入胃，泄注止，则虚者活；身汗，得后利，则实者活。”因出入升降障碍的情况得到纠正，故能转危为安。

“神机”和“气立”由此参证，由此理解，似乎感觉到理明心得了。

（七）“阴阳交”析义

《素问·评热病论》：“黄帝问曰：有病温者，汗出辄复热，而脉躁疾不为汗衰，狂言不能食，病名为何？岐伯对曰：名阴阳交，交者死也。”文中“阴阳交”一语，词意不明。王冰注：“交，谓交合，阴阳之气不分别也。”意味着邪正交争，病机是阳热之邪灼烁了阴精，释义较明，可以取则。后此，元、明、清各注家多仍王说，主要都是指病不是指脉。唯汪昂以《五运行大论》“阴阳交者死”上文有“尺寸反者死”一语，由彼例此，遂认为《评热病论》的“阴阳交”也是指脉。浙西莫枚士《研经言》中有《阴阳交并论》一文，同意汪说，认为“阴阳交并者乃热病表里俱实者之诊法也”。他是根据《史记·扁鹊仓公列传》"脉法曰：热病阴阳交者死"而立言的。莫氏研经，我所信服，但此说词义未明，脉义更难于索解，如何来决诊"阴阳交"或求得病名的实际？只有从经文的上下文及字里行间去探索。我尝细勘《评热病论》与《五运行大论》两篇经文所提出的"阴阳交"，感觉到名词虽同一，实际含义不相同。由于主题各异，所论述的内容也就不同。前篇是评热病，后篇是讲岁运。《评热病论》的经文，一问一答，把病情、脉象、诊断、预后，都顺序说清楚。何况"阴阳交"答语之上，是紧跟"病名为何"的问语，可以推知，此篇的"阴阳交"，是分析病理、确定病名，极为明显。至于《五运行大论》的"阴阳交"，主要是从岁气角度上候脉诊、决死生，所以说："从其气则和，违其气则病，不当其位者病，迭移其位者病，失守其位者危，尺寸反者死，阴阳交者死。"其实际意义若何，临床少所征验，我认为比《评热病论》的"阴阳交"隐晦得多。

通过分析对比，认为这两个"阴阳交"，前者有所得，后者无体会；有所得者，因其"验之事不忒"（王冰叙《素问》语），无体会者，临床少所征。前者，在温热病中确有如《评热病论》所谓"阴阳交"的病情、脉象及预后，其病名解释，叶天士要言不烦地说："交者，阴液外泄，阳邪内陷也。"章虚谷进一步阐述说："阴阳之气，本来相交而相生者，今因邪热弥漫，外感阳分之邪，与内发阴分之邪交合为一，而本元正气绝矣。故病名'阴阳交'。"至此，我对"阴阳交"的认识，述其所知，略其所未知，不敢强作解人，按照《评热病论》经义，倾向于叶、章两氏之说。

（八）大筋、小筋，拘和痿

读《内经》要多看注文，也要多阅读旁参书。仅仅阅读注文，会局限于一个独立王国，多找旁参资料，会从独立王国进入自由王国，从而达到"万物皆备于我"的境界。《素问·生气通天论》"湿热不攘，大筋软短，小筋弛长；软短为拘，弛长为痿"这段经文，与《灵枢·经脉》"筋寒则收引，热则纵弛”有不合处。诸家注解，当然都忠于本文，各是其是，欲求其两经融会贯通者不多见。于此，邹润庵《本经疏证》的解释，足资启悟。他指出：“筋之为物，寒则坚劲，坚劲则短缩，热则软缓，软缓则弛长；此为不挟湿者言也。若挟湿，则大筋横胀，横胀则软短，小筋纵伸，纵伸则弛长。遇湿遂胀，凡物皆然，特能短而不能劲，此所以与因寒而缩者异。”这一解说，从筋的生理特点及寒和湿的病因上，分析出拘和痿的病理，可认为义理兼赅，举《素问》、《灵枢》之说一以贯之，不仅仅以精细见长。微觉不足的是，对同一湿热为病，大筋小筋何以有拘痿之别，邹氏未提，吾浙会稽姚止庵《素问经注节解》中又有所阐述。他说：“盖筋大则粗而有力，故见拘挛；筋小则柔而无力，故见痿弱。”至此，对《素问·生气通天论》的“湿热不攘，大筋软短，小筋弛长；软短为拘，弛长为痿”与《灵枢·经脉》：“筋寒则收引，热则纵弛”两处经文，初步得到会通的理解，亦一乐也。

（九）《宣明五气》字句质疑

本篇以“宣明五气”命篇，着重在论述五脏之病气，宣发其义而使之彰明。全篇十三节，从日常生活的饮食起居，五脏的生理活动和功能，进而谈到发病机理及病象，还涉及到诊断预后，也是一篇高度概括的综述性的古医经论。所以多次编辑中医《内经》教材时，都将此文选入。惟文中个别字句有舛脱及旁文误入正文处，提出互析：

1. 第二节“五气所病”：原意应论五脏的病气，而文中扩展到六腑，与五脏合共为十一脏腑的所病，把五脏为病推论到六腑，开下文各节之特例；且六腑中的三焦，仅举出一下焦，不及上、中二焦。律以全篇的上下文，本节疑有舛误。

2. 第三节“五精所并”：末句，“虚而相并者也”疑系旁文误入正文。因本篇各节皆结以“是为五病”、“是为五恶”、“是为五液”等语，独本节在“是为五病”下，却复入“虚而相并者也”，赘句显然。第六节“五味所禁”末句“无令多食"，亦同样是赘句，皆为旁注窜入正文。

3. 第九节"五邪所见"、"阴出之阳，病善怒"，已见于上节，此再重复，林亿等新校正已指出其"文义不伦，必古文错简也"。其实，不仅"阴出之阳，病善怒"是衍文，末句"皆同命，死不治"六字亦是衍文。短短四语中，连出两个"不治"，已无字义可言，遑论文法。

（十）七损八益

《阴阳应象大论》中之"七损八益"一语，真是古代医学术语中的一块璞玉浑金，雕琢者不乏其人，而个中内涵迄今未全呈露。自王冰据《上古天真论》女子七七、男子八八之义，以"阴七可损，则海满而血自下；阳八宜益，交会而泄精"为训，后此马莳、张介宾、李中梓、张志聪、高士宗诸注家皆宗之，这些注疏，究竟能否做到符合经义，也难论定。日人丹波氏《素问识》引述彼邦医语，虽朴素近古，比较渊雅，但细揣之，似与经文"调此二者奈何"之问不合。近据长沙马王堆汉墓出土帛书及竹简《养生方》中的《天下至道谈》（见《湖南中医学院学报，1980 年，增刊》）所述"七损八益"，涉及男女性生活，可能属于先秦时代房中术一类的所谓养生方法。《汉书·艺文志》所记的"房中"，为古代四医书之一；王冰次注《素问》时，或许见到《天下至道谈》关于"七损八益"的论述，因而把《阴阳应象大论》的"七损八益"从男女的天癸之用而说到"房室"，这也是为古医书作注自然而然的引申。其实，"七损八益"之真义如何，对诸家的疏注究竟何去何从，我认为只有循绎本节前段经文，似可探索出一些真谛，循此以求，比较接近。

"……帝曰：'法阴阳奈何?'岐伯曰：'阳胜则身热，腠理闭，喘粗为之俯仰，汗不出而热，齿干以烦冤，腹满死，能冬不能夏。阴胜则身寒，汗出，身常清，数慄而寒，寒则厥，厥则腹满死，能夏不能冬。此阴阳更胜之变，病之形能也。'帝曰：'调此二者奈何?'岐伯曰：'能知七损八益，则二者可调；

不知用此，则早衰之节也。'"

据此，则所谓“七损八益”者，指阴阳偏胜中寒热虚实的病象；调者，调其阴阳之偏胜，而非王冰所引入的“顺天癸性”。恽铁樵先生在《群经见智录》指出：“当注重‘调’字，不当注重‘用’字。如各家言，则与调字不合，须知七损八益为自然的。”要言不烦，解经文起到了点睛作用。我还认为对“七损八益”的理解，当着眼于本节上文“阴胜”的七个不足证（“损”，即不足证，引申为虚）和“阳胜”的八个有余证（“益”，即有余证，引申为实），不应牵入《上古天真论》的“女子七七，男子八八”。杨上善对“七损八益”的解释是：“阳胜八益为实，阴胜七损为虚。言八益者：身热，一益也；腠理闭，二益也；喘粗，三益也；为之俯仰，四益也；汗不出而热，五益也；干齿，六益也；以烦闷，七益也；腹满死，八益也。七损：身寒，一损也；汗出，二损也；身常清，三损也；数慄，四损也；而寒，五损也；寒则厥，六损也；厥则腹满死，七损也。”（杨上善还有病理解说，详见《太素》，不具引述）。证以本节上段经文，参以杨注，七损八益的原意，如是而已，无多秘奥。由于王冰未见《太素》，遂引《上古天真论》“女子七七，男子八八”作注证，因而与杨注分道扬镳。特别李中梓辑《内经知要》所引本节经文，遗其“法阴阳奈何”至“调此二者奈何”一大段文字，仅引“能知七损八益，则二者可调，不知用此，则早衰之节也”数语，于是经文被列入“道生篇”，注文避阴阳寒热虚实不谈，而谈卦象，致“七损八益”的面目虽是，经义实非。

然则如何而可，我仍认为恽氏《群经见智录》的解说，有新义而接近实际。他提出：“……所谓损益者，谓阳亢阴能损之，阴竭阳能益之；阳亢得阴则伏，是七之损八，阴涸得阳则生，是八之益七。试以病证言之：少阴病阳衰于外，阴争于内，则舌干而津液枯涸，以甘凉药润之，虽大剂连服不效，且胸痞愈甚，烦躁愈甚，得辛温大剂则舌色反润，是阳能益阴之明证。煎厥之证，骨蒸潮热，当壮水以制火，水能制火，是阴能损阳之明证。”说本《太素》，而结合临床证治，比王冰以下的明清注家切实得多，惟其中“阴竭阳能益之”一语，与经文“阴胜”一段有舛，这也是问题，然大体是可取的。

（十一）四个“因于”中的“因于气”

《素问·生气通天论》的四个“因于”中的“因于气”，朱丹溪为之重订章句，使经义比较明朗，然尤有未尽善处。周学海《读医随笔》有《四因正义》之作，更觉理明心得，读书能这样地渐入佳境，亦一乐也。我常细探“因于寒”、“因于暑”、“因于湿”、“因于气”四条经文，通过排比和前后对照，感觉“因于气”一条有特异感，异在何处？异在一个“气”字。根据上文寒、暑、湿三因是三时之气，认为本条“因于气”的“气”字是“风”字之误。在文意上，才与四时之气相应；在病理上，亦与“为肿”等下文相应。经文不说“因于风”而曰“因于气”者，含有风气、水气两义而统言之。一般来说，风肿只在面部，风中夹有水气则面肢躯体俱肿。《平人气象论》有“面肿曰风，足胫肿曰水”。《水热穴论》亦有“风水”的病因和症状的指出，《金匮要略》论述更详，可以印证。我们临床所见，肿病内、外因都足以导致，惟风水症则纯由外因而为水肿。马元台释本条为“肝木侮土不能利水，水气泛溢于四肢而为肿”；不但缴绕特甚，且与上三条经文“因于寒”、“因于暑”、“因于湿”不相连续。寒、暑、湿三气皆属外因，忽然插入七情内因一条，殊不近理，作为“因于风”，则文义两得。

我还证诸本篇末“春伤于风，邪气留连，乃为洞泄；……冬伤于寒，春必病温”一段文字，前后对照互勘，更觉词意显露。前面的四个“因于”是“感而即发”，后面的四个“伤于”是“邪气留连”。如果允许这样联系的话，那么“因于气为肿”作“因于风为肿”，更能名正义顺，相得益彰。

（十二）两篇大论“高者”、“下者”病机不同，治则各异

《内经》有关治则的理论，在指导临床实践过程中，越来越显其丰富多彩。我尝留心及此，觉其理义深广，则中有法，法中有则，则与法息息相通；彼此参勘，更见微妙。

《素问·阴阳应象大论》高者因而越之、下者引而竭之二语，是治实邪用吐、下的古法则，《伤寒论》、《金匮要略》、《千金方》、《外台秘要》各有方治；张子和精通其义而鸣于世，益之以“有按有跻，有揃有导，有减有增，有续有止”的具体用法（《儒门事亲》“汗吐下三法该尽治病诠”），还引而申之曰：“如引涎漉涎，嚏气追泪，凡上行者皆吐法也；……催生下乳，磨积逐水，破经泄气，凡下行者皆下法也”，并在《凡在上者皆可用吐式》、《凡在下者皆可用下式》二文中，各引证汉唐医籍和他自己治验作阐发，成为运用吐法、下法于实邪的一代名家。虽说理及举例有未纯处，但能从“因势利导”的角度上阐明高者因而越之、下者引而竭之之经义，作为治实邪的法则应用于临床，给我们指出一条路径。

《素问·至真要大论》“高者抑之，下者举之”，此二语是治气虚的升降法。从文字上、义理上与“高者因而越之，下者引而竭之”截然不同。虽然“高”、“下”二字相同，由于下一语治疗法则不同，从而知两个“高”、“下”的病机有虚实之别，因而采用降或升的治则亦大相悬殊。本篇的“高者抑之”，可以从《素问·病能论》“生铁落饮”的“下气疾也”取得印证；“下者举之”，李东垣的升脾气，喻嘉言之举大气，都取法于这一经旨。缪仲淳认为“高者抑之，即降之之义，下者举之，即升之之义”。并指出“升降是治法之大机”。举例为：“火空则发，降气则火自下，火下是阳交于阴；劳伤则阳气下陷，入于阴分……当升阳益气。”证之临床：高者其气多升少降，抑之者有镇坠一法，有潜伏一法，有纳气一法，有引阳归宅一法，都属于“抑之”之义；下者其气多降少升，举之者有升提清气一法，有用大气举之一法，有用诸角本乎天者亲上一法，都属于“举之”之义。

同一“高者”、“下者”之病，随着病机的虚实不同，治则大异；正由于经文所指出的治则不同，使我们得以认清两大论的“高者”、“下者”的病机有属虚属实之分。

（十三）论痛

《内经》的论痛，散见于各篇，不知有若干处和若干病种。我对此未做统计，仅知其病位有从体表到经脉，从筋骨到脏腑，从耳目头面到前后二阴及指、趾，可以说痛是全身皆能出现的疾患。当然，痛是个自觉症状，但既感到痛，必然有其致痛的原因。原因主要为风、寒、湿、火、热、气、血、痰、食、虫。由于病因不同，所以痛的部位、痛的范围、痛的性质、痛的程度，也多种多样。以痛的性质来说，《内经》记载，有轻、有重，有缓、有急，有可按不可按，有兼冷感或兼热感，有痞痛、胀痛、肿痛、牵引痛、拘急痛；严重的还有撕裂痛和刺割痛（《灵枢·癫狂》：“厥逆之为病也，足暴清，胸若将裂，肠若将以刀切之。”又《灵枢·厥病》：“厥心痛，痛如锥刺其心。”）。由此可见，《内经》论痛，情况多样，其辨证的细致和深入，值得我们探索。最集中的，要推《素问·举痛论》，病以类聚，证以型分，问得很细，答得也极其详明。一个病症这样的发问和解答，为《内经》中所仅见。从其所述卒痛症状来看，病情不同，病因皆由于寒邪入侵经脉，或留着，或流注，致使气血凝滞；或在脉外，或在脉中，或在肠胃膜原，或在冲脉，或在厥阴，或在小肠膜原血络之中，或五脏阴气厥逆，或从肠胃厥逆而上，或留为瘅热坚干于小肠，是以变证多端。十四个证候中，只有一条为热，余皆为寒（其中寒化为热一条，血虚痛一条）；其寒厥气逆犯胃而痛，惟厥阴肝脉为多。于此可以推知：痛症外因多属于寒，内因多属于肝，《素问·举痛论》已昭示给我们。至于治法，据《内经》“寒者热之”的治则，当然以温运为主，其热而闭者，可考虑下法或利小便。然有里虚而痛者，血不足也，当兼益血；上虚而痛者为心脾伤，须建中；下虚而痛，脱泄亡阳，急进温补。《伤寒论》、《金匮要略》各有方治，足供取用。

(十四)"消瘅"和"消"

"消瘅"之名，首见于《素问》，《灵枢》继述更多。消为消烁肌肉，瘅为内有郁热。消本于热，故曰消瘅。一般认为消瘅是三消之总称，据《素问·脉要精微论》"瘅成为消中"，则消瘅应理解为"中消"。消瘅的成因，多为五脏精血不足，阴虚生内热，内热不解，是成消瘅的基本因素。《灵枢·五变》："五脏皆柔弱者，善病消瘅。"又《灵枢·本脏》指出："心脆则善病消瘅热中"，"肺脆则苦病消瘅易伤"，肝脆、脾脆、肾脆均善病消瘅易伤。"脆"，即柔弱的同义词，意味着精血不足；精血既不足，故脉皆微小，《灵枢·邪气脏腑病形》各有指出。《素问·通评虚实论》还从脉象上指出预后的良否："消瘅脉实大，病久可治；脉悬小坚，病久不可治。"说明脉象实大，是与内热证候相符，阴精虽耗而未匮，病程虽久可以治疗；如果脉细小而坚急，则阴液枯，精血竭，虚热烁阴，其涸可立而待，病程愈久，愈难治疗。这也是符合临床实际的。值得注意的是，《通评虚实论》还把"消瘅"与仆击、偏枯、痿厥并列，认为是"肥贵人则高梁（膏粱）之疾"，指出本病多患于肥甘厚味偏嗜之人。则又是《内经》推本寻源，从日常饮食方面找出病因，想见古医家对本病发生的注意是长时期的，观察病情发展是够细致的。

"消"，是"消瘅"的简称，即后世所谓"三消"。分言之，《素问·气厥论》之"肺消"、"鬲消"，《素问·奇病论》之"消渴"；即多饮而渴不止的上消。《素问·脉要精微论》："瘅成为消中"，《灵枢·师传》"胃中热则消谷，令人善饥"，即是中消。《灵枢·邪气脏腑病形》篇："肝脉微小为消瘅"，"肾脉微小为消瘅"，即溲便频而膏浊不禁，肝肾主之的下消。后人释《内经》，张景岳《类经》颇得其旨，喻嘉言结合病理加以阐述，他认为："上消胃以其热上蒸于肺，而子受母累；心复以其热移之于肺，而金受火刑。醇酒厚味之食饮，酿成内热，愈消愈渴，其膏粱愈无已，而中消成矣。下消……饮一溲二，水精竭绝而尽输于下，较大府之暴注暴泄为尤甚。”其精湛熨帖处，颇能阐经文之微，特别点出上消是心胃之热烁肺，中消的膏粱愈无已，下消的水精竭绝而尽输于下，较大府之暴注暴泄为尤甚。这些理解，值得我们细致玩味。

我还想到，《素问》之《通评虚实论》所谓“消瘅……肥贵人则高梁之疾”，《奇病论》补充为：“肥者令人内热，甘者令人中满，故其气上溢，转为消渴”，《腹中论》强调“热中消中，不可服高梁、芳草、石药……”。在这一系列经文反复启示下，于是历代医学文献，都有“数食甘美而多肥，容易酿成消瘅”的记载，及消瘅必须禁食膏粱厚味的记载。对照现代医学关于消渴病之加强饮食控制，同样也禁食肥甘。近代医学病理学的实验，却与两千多年前的古医经不谋而合，我不禁联想到《内经》时代的医学，能具有这样的精深水平，为之赞叹不已。

（十五）“各求其属”

自从《素问·至真要大论》“诸寒之而热者取之阴，热之而寒者取之阳，所谓求其属也”提出后，王冰作“益火之源，以消阴翳，壮水之主，以制阳光”的注解。经文注文，辉映生色。清人姚止庵称王注为“阐前圣所未发，开后学之颛蒙，卓然千古，是注也而经矣。”我曾认为其经其注，都是古代医学之至文。后人以八味丸、六味丸作为印证这一经注的方治，虽不能惬心贵当，然以方义阐释经文，使学者有实际例子可循，亦是好事。张景岳出“右归”、“左归”，补八味丸、六味丸之不足，可称后来居上。能印证王冰注文，即所以彰明经旨。以病证治法阐释《内经》，是注《内经》的务实派，在这一类注家中，除张景岳外，马莳的《素问注证发微》和《灵枢注证发微》，可称名符其实。述作法源于东垣、洁古及盛启东诸家，我认为得释经之上乘。盛启东《医经秘旨》对本条经文也有所阐述，他说：“阴虚阳亢，法当益水（六味地黄丸），或加细生甘草以泻火，此先天之阴阳也；阴虚而生湿热，法当滋阴以泻湿热，如六味丸加知柏，此后天之阴阳也。”这就“寒之而热者取之阴”的方面，从阴虚阳亢及阴虚夹湿两个病理上推论，并以治法说明，颇有启发性。他还更精辟地指出：“阴虚阳无所附，法当峻补其阴以摄纳其阳；阳虚阴无所附，法当峻补其阳以承领其阴；阴阳两虚，则平补而各居其位。”此则从先天之阴阳而并及后天之阴阳举出“各求其属”的治法，既阐明了经文，也给景岳的“左归”、“右归”点出了立方根据。因此，王旭高借这一义理以说景岳方：“左归是育阴以涵阳，右归是扶阳以配阴，虽壮水益火，所用相同，而绾照阴阳，尤为熨帖。”我认为景岳的制方，旭高的议方，都是据盛氏阐述经文而来，使方义明而经义益显。经文所谓“各求其属”者，通过王冰、盛启东的以注释经，景岳旭高以方证注，把“各求其属”的义理，字字都贯串到辨证论治上去。盛氏还举出有关证治来衬托，把经文映照得更明朗。他说：“过用阴精而阴脱于下，暴喜伤阳而阳脱于上，则各补其阴阳；其有亡阴（下多）而阳脱于上，亡阳（汗多）而阴脱于下，则脱阴者当补其阳，脱阳者当补其阴。”从“虚者责之”的角度上启发我们深入理解，意义无穷。

（十六）“劳风”析

《素问·评热病论》：“帝曰：劳风为病何如？岐伯曰：劳风法在肺下，其为病也，使人强上冥视，唾出若涕，恶风而振寒，此为劳风之病。帝曰：治之奈何？岐伯曰：以救俯仰。巨阳引精者三日，中年者五日，不精者七日，咳出青黄涕，其状如脓，大如弹丸，从口中若鼻中出，不出则伤肺，伤肺则死也。”

本节经文，对劳风指出病因、病位、症状、治法以及疗程、愈期和预后，说理是比较全面的。由于其中有几个古医术语，词意难明，有待研索。我认为首先应明确四个前提：①“劳风”的定义（包括病因）若何？②“肺下”的病位究竟在哪里？③“强上冥视”的具体症状和病理怎样？④“救俯仰”的实际治法何指？关于第一、二两项，张志聪、高世栻均宗王冰从肾、膀胱一脏一腑来阐述，并认为“劳”是“肾劳”，此说是反客为主，把真正受病的肺忽视掉，既失病机真象，又乖经文原义；应该是在肺不在肾（久病及肾者例外）。所谓“肺下者”，骆龙吉《内经拾遗方论》说：“扰云在肺名下也”。这提法是实际的。第三项“强上”，诸家注疏俱作“项背强”理解，可称一致；“冥视”，杨上善作“目不明”，后此注家附议者多，其实似是而非，我意据张路玉作“目半开而不能视物”者近是，即重伤风初起的头额胀疼、睁眼不开之象。第四项“救俯仰”这一名词，注家有的强作解释，有的缺以待知。求其能印证临床而符合经旨经，首推张介宾《类经》，其次是姚止庵《素问经注节解》。析言之，释病因病机病位，姚氏为长；疏病证治法，张氏为胜。我服膺这两家注（此两书，人民卫生出版社均有排印本，不缕引）。

专注以外，对本节经文，既能释经，又能释病者，则为张路玉、尤在泾二氏，他们在《张氏医通》及《医学读书记》中，对“劳风”证、因、治法的阐述，各有专题发挥，把经文说得明白晓畅，且能结合临床实际。张路玉说：“人劳力则肺气胀满，俞穴大开而汗泄，风邪乘其俞穴之开，直入肺下，少顷，俞穴仍闭，其邪有入无出，郁闭不通，而生痰聚饮……故使人强上冥视。强上者，身半以上为风邪所中，而胸背强戾，但可仰而不能俯；冥视者，邪害空窍，所以目睛半开而不能视物也。”尤在泾更以点睛之笔，首指出：“读此可以悟伤风不醒可以成劳之故。”接着解释病因病机和治法，他说：“劳风者，即劳而又受风也。劳则火起于上，而风又乘之，风火相搏，气凑于上，故云‘法在肺下’也。肺主气而司呼吸，风热在肺，其液必结，其气必壅，是以俯仰皆不顺利，故曰‘当救俯仰’也。救俯仰者，即利肺气、散邪气之谓乎！”他以深入浅出的笔法，逐句分析，使经义无余蕴，后二语以临床证治探索经旨，更觉精切。

问题仍然要回到"救俯仰"的治法上来。张介宾谓:"劳风之证即劳力伤风症,治法初起宜温散,郁久化热则宜清解。张路玉认为:《金匮》桂苓五味甘草汤加姜汁、竹沥,差堪对证。我同意二张的治法。然而事物总是愈研究,愈深入愈明晰的。周学海据其临床所得,认为:其病有寒、温两型,一为风寒型,咳呛不已,入夜尤甚,日久则肺气失于清肃,夹水饮上犯,面目胕肿,隐见青色;治用温散,如桂、苓、姜、辛,皆为要药。一为夹温型,先吸受燥热之气,耗扰肺阴,大气出入不利,呼吸喘促,因之表气不充,腠理不固,或夜卧汗出,或劳汗当风,风邪乘虚内袭,遂时觉恶寒发热,咳呛,遇劳即甚,痰涎干结,成块成囊,气味腥腐,治宜大青龙、越婢之意以两解之。(《读医随笔》卷四之《肺中伏风有专寒夹温不同》)其说理来于实践,给我们以清新明朗感。

最后,关于劳风的治法,孙思邈《千金方》、骆龙吉《内经拾遗方论》、刘完素《宣明论方》虽各列专方,我认为还是张路玉、周学海所举方药足资参考。此外,曹伯仁《继志堂医案》从"伤风不醒"着眼,辨证以劳后伤风,恋而不化,论治浅则秦艽鳖甲散(秦艽、鳖甲、地骨皮、柴胡、青蒿、当归、知母、乌梅),深则柴前连梅煎(柴胡、前胡、黄连、乌梅、薤白、猪胆汁、童便、猪骨髓),特别以柴前连梅煎随证加减,目之为治劳风验方。我意作为劳风善后调理方备用,可以考虑,如果作为"救俯仰"之剂,应取二张及周氏之法。

读经读注,经注并参
——略谈《金匮》的注本

(一)引言

要相对完整地、准确地理解和掌握中医经典古籍,除了首先将原著学习通透以外,对各种释本,也应有一定的了解。多数古籍注本,好像是一把帮助读者打开这部古籍宝库的钥匙,从中可以了解该书的基本思想、主要内容、写作经过、版本、重印时做过何种修订补充等等。这种注释，仿佛为作者和读者之间架起了一座桥梁，通过它，读者可以接受到原著的具体内容。当然，也会遇到有的注释对原著的某些论点、内容有所附会，曲解了原意得出不切实际的结论，这些问题也是存在的。但总的来说，注本可以帮助读者对原著的理解。

专门为《金匮要略》做注的书，明清之际仅十数种，散见于有关医著中为该书做注的约为四倍或更多一些，近50年来未计入。下面略作小议。

（二）疏疏落落的《金匮》注家

《金匮要略》被发现较晚了些，不像《伤寒论》在晋、唐时已有王叔和、孙思邈、王焘等编次引述，故直至北宋王洙才发现它于馆阁，又《金匮要略》大概由于列为官书，民间少流传，一般人都无从看到，更谈不到整理和注释。至明代赵以德承丹溪之学（赵为丹溪之弟子），始为之“衍义”，但仍未有刻本，见者亦不多；清康熙间，周扬俊认为赵注“理明学博，意周虑审。本轩岐诸论，相为映照；合体用应变，互为参酌”。鉴于赵注尚未完成，周扬俊又采喻嘉言之说（周为喻之弟子），加以“补注”，融会而成《金匮玉函经二注》。此后，《金匮》注本就逐渐地，从仅有到较多地问于世。

赵后周前的有卢之颐《金匮要略论疏》，书未见，据记载，谓其对《金匮》研究极深。在清代，周扬俊为赵氏衍义作补注外，有徐彬的《金匮要略论注》、程林的《金匮要略直解》、沈明宗的《金匮要略编注》、魏荔彤的《金匮要略方论本义》、尤怡的《金匮要略心典》、黄元御的《金匮悬解》、陈念祖的《浅注》、唐容川的《金匮要略浅注补正》，还有清廷作为国家编审印行的《医宗金鉴·金匮论注》等。在清260余年中，《金匮要略》注家传世而为我们见到的仅此十家（有其书而未见者不计入）。其中分卷较多的为徐彬、沈明宗、黄元御三家（各22～24卷），较少的为程林、尤怡（各3卷）。就其注本的内容来说，这十家《金匮》注，俱系积学之士，对《金匮》毕生摩索，不是率尔操觚，因此其造诣各有擅长。徐、魏以“深入”见称，陈念祖以“浅出”闻于世，给我们以“读经读注，经注并参”之方便，是殊途同归的。可以说，《金匮》的注家虽不多，然均精湛可诵，其中黄元御的《金匮悬解》，后人虽有微词，而于四诊九候之法，言之颇详，是亦有可取者。

除了这些《金匮》专注以外，还有从杂证方书中因释症、释方而阐及《金匮》方论证治的，虽非专门注本，但对《金匮》的阐述，亦多卓尔不凡，不能以其非专注而轻视它们。例如王晋三选注古方而释及《金匮》，邹润庵以疏证本草而释及《金匮》，更有如喻嘉言、徐大椿、张路玉等阐及杂症而释及《金匮》者，使《金匮》注释有专集的，有散在，分道扬镳，各以特出点映入我们眼帘，于是在四十年前海门吴考盘有《金匮要略五十家注》的辑成。

（三）各具特识的注本

在十家《金匮》专注中，他们都是术业有专攻，议论赅古今，出其心得，启迪后人，但我们亦应有抉择，不能贪多务得，细大不捐，更不能像“广原搏兔”，致网罗多而弋获少。选读注本，从“两大”、“两小”入手较好。“两大”，即徐彬《金匮要略论注》、沈明宗《金匮要略编注》，各24卷，为大部注本；“两小”，即尤怡的《金匮要略心典》，魏荔彤的《金匮要略方论本义》，各三卷，为小部注本。这四家注本，各有特见，各有造诣，略述如下：

1. 徐彬的《金匮要略论注》

其体例，自谓：“正义疏释备于注，或有剩义及总括诸证不可专属者备于论。”意味着：注是解释原文，论是广泛阐述。他指出读《金匮要略论注》法，须先将方论药味，逐字不遗，熟读贯串，竭其知识；探讨既久，然后用《金匮要略论注》验其得失，不可摘段取便，不可仿佛涉略。它，告诉我们读经读注，经注并参的方法，言简意赅。书中所阐释的，从一字一句，到脉、因、证、治，都作了详细的剖析。举例如“太阳病，关节疼痛而烦，脉沉而细者，此名中湿，亦名湿痹。湿痹之候，小便不利，大便反快，但当利其小便”条的注释，他首先点明病因，“此证湿之夹风，而湿胜以致痹者”。接着分析病机：“风走空窍，故流关节；风气滞于中，故逼心而烦；风为湿所搏，失其风之体，故脉沉而细……气既为湿所痹，则气化不行而小便不利；大肠主滞，湿行反快而不难。病风者多便秘，故以湿胜而快者为反耳。”这一解释，夹叙夹议，研探极细。后段分析治法，亦推勘入微。他说：“但当利其小便者，便利而气化，气化而湿行，见不狃于太阳而治风，亦非痛在骨节而当温散之比矣。”末二语意味深长，颇足启发悟机。此类注释，徐氏《金匮要略论注》中比比皆是，询不愧为喻氏高徒，深得乃师薪传，允推《金匮》的一个好注本。

2. 沈明宗的《金匮要略编注》

其书致力于“编”与“注”两个方面。他认为仲景书多编次失序处，以《金匮》来说，首篇最明显。沈氏指出：“从来著书立言，必先纲领，次及条目，而是编乃以治病问答冠于篇首，叙例大意反次后章；且诸方论（指首篇中后八节）头绪参差不贯，使读者如入雾径，失其所之。”因此他把《金匮》首篇的次章冠首，而为叙例，次以时令，问答阳病、阴病、五脏病，四诊、治法等相贯于后为一卷；2 至 22 卷，均以病带方，23、24 两卷则存而不论。这一篇次，既合实际，且有理致。关于注的方面，亦多明白晓畅，并能发人所未发，如“寒疝腹中痛，及胸胁里急者，当归生姜羊肉汤主之”条，诸家注释，多从证属虚寒，病在肝经，治以温养着笔，而沈氏则强调冲脉，一经点明，使条文的病机、治法和方药更多一番新的悟境。他指出：“此连冲脉为疝……肝木受邪，乘脾则腹中痛；本经之气不舒，故胁亦痛，连及冲脉则里急矣。治以当归补养冲任而散风寒……”此类出自心裁的解释，辟奇经证治之路，扩而充之，颇多启发。

3. 尤怡《金匮要略心典》

其书卷帙不多，注解极简明扼要，以少数胜人多数，堪称《金匮》注本中“少而精”的代表作。徐大椿称其：“条理通达，指归明显。辞不必烦，而意已尽，语不必深，而旨已传。虽此书之奥妙不可穷际，而由此以进，虽入仲景之室无难也。”江阴柳宝诒称其“于仲景书尤能钻研故训，独标心得”。这些都是对尤注的实际评价。《医宗金鉴·金匮要略注》，多采取尤氏之说，足以概见其注疏之价值。值得称述的，尤氏对《金匮》的深入理解，不仅见之于注文，还见之于临床实践，他在《静香楼医案》中，以制肝益脾法治咯血胁痛便溏及中满肿胀；以麻杏石甘汤治喘胀；以葶苈大枣泻肺汤治浮肿咳喘；以旋覆代赭石汤增损治呕吐；以理中合黄土汤治五年不愈的泻痢便血。特别以肾气丸加减治内饮，治肾虚肺实的喘咳，治阳虚不能化水的水肿，治冲气咳逆，治肾虚齿痛等等，都是得心应手，把《金匮》方用到机圆法活的境界。

4. 魏荔彤《金匮要略方论本义》

魏氏对仲景书研索极深，注解多透彻，说理详明，其释证、释方、释药，阐明经义，更觉精切。如释射干麻黄汤谓：“以射干为君，散胸中逆气，佐麻黄姜辛以散表邪，紫冬五味以润肺气，半夏开郁，大枣补中。一方兼解表润里，邪去而正气行，结开而津液复。”议药议方，一以贯之。释泽漆汤方证，更出以精心：首先分析证因，指出：“而脉沉，里热病也。必素日形寒饮冷，伤其肺脏，变热入里，耗其正津，瘀其痰血而欲成病也。”继以释药，他说：“泽漆，大戟苗也，较大戟寒性虽减，而破瘀清热利水降气有同性，且性缓于大戟，故宜于上部用。佐半夏开之，黄芩泄之，白前、紫参润之，生姜、桂枝升散之，参、草补益之。可谓预治肺痈稍从急治者矣。”层层分析药性药效，使泽漆汤方证无剩义。

上述四家注本，各有特长，各臻化境。他们对《金匮》的探索，从不同角度上深入，用不同方法浅出，深入为了明理，浅出为了喻人。不论明理或喻人，其促使《金匮》更好地古为今用，是殊途同归的。上接仲景心源，可称瓣香一贯，值得我们研求取用。《学报》1979至1980年发表的《金匮要略浅释》，部分内容也是从上述四家注本中提炼吸取的。

（四）专注以外的散注

虽然《金匮》注本不及《伤寒》十分之一，但由于它是古典医著中最早一部有论有方的杂病文献，涉及内、妇、伤、外科44个病种，病因、病机有风、寒、湿、暍，火毒、五脏六腑、气、血、痰、食、虫、水等多样，出方226个，选药158种：病证方药如此繁多，后世——特别是明清医家无论在杂病方书或论药的著作中，都有一定的论述来阐发《金匮》的病证和方、药。这些论述，虽非《金匮》专注，而碎金片玉，却是作者全神贯注所在，也即是各种方、药著作中的结晶部分。金元之李东垣、罗天益，明之王肯堂、李士材、张介宾、赵献可，在其全集中均有关于《金匮》病证方论的阐述，清代诸家更在所多有。

特别要提的，为喻嘉言的《医门法律》。喻氏继《尚论伤篇》之后，取《金匮》证方要旨，精思冥悟，成《医门法律》，论证论方，悉本《金匮》而有所阐发，是一部不名“金匮”的“金匮衍义”。次为徐大椿《兰台轨范》，其书对《金匮》方的串解和临床运用，各有要言不烦的指出，着墨不多，但都是传神之笔，其金针度人之处，不能以其寥寥数语而忽视它。与此同调，王晋三的《古方选注》，对《伤寒论》、《金匮》方的注释，都能阐幽发微，不释则已，释则洞中窾要，既释方，又释证，又释药，一释而“三关”俱通，名家之注，自是不凡。再次为邹润庵的《本经疏证》，其书原以释药为主，参证《伤寒论》、《金匮》、《千金方》、《外台秘要》等方，说理精当，疏解详备，以药证方，据证论药；方与药相互印证，而经义愈明，大可作为《金匮》方注读。

我们常认为徐、沈、尤、魏四家之书，无妨看作清代注

《金匮》最佳之本，并以喻、徐、王、邹书中解释《金匮》方证及方药部分，作为专注以外的散注，专散结合，朝夕观摩，对读者的深造有得，一定有所帮助的。

（五）注本中的辨误析疑

一般千百年来辗转传抄的抄本或刻本，文句的错讹脱简，字画的残缺换形，甚或以注乱经，因讹承谬，如王冰次注《素问》前之所述种种，在所多有，使读者迷惘中又加一层迷惘，《伤寒论》、《金匮要略》也不免有此情况。于是，后人的考证订误工作，就成为注疏时的必要一环。《金匮》注家，对考证订误工作，也做了一些，其中做得比较好的有二家。一为《医宗金鉴·金匮要略注》，它以最末一卷篇幅，列“正误存疑”得28条，均胪陈文字，说明义理，启发读者悟机；一为日本丹波元简的《金匮要略辑义》，杨守敬氏购入我国，人民卫生出版社有印本。丹波氏考订功夫极精审细致，通过小心求证，恰如其分地下结语，与山田正珍的多处怀疑、擅自删改的不同，其所辑注文也精切，并有自己看法，恽铁樵先生盛称之。

我们治《金匮》，既要食古，更要能化，不执不泥，才能古为我用，与古俱新。《医宗金鉴》中，伤寒、金匮的正误、存疑部分，丹波氏《金匮要略辑义》的考订经文字句部分，都能精确地析以己意，使我们读《金匮》时能慎思明辨经文的伪夺错简，扫除葛藤，便于入径。由此读经读注，经注并参，在研究仲景学说的现阶段，本文所说几点，对学习《金匮》，未始非“登高自卑，行远自迩”之一助。当否？请指正！

（本文与我院何任教授合写，曾在1981年10月全院学术活动会上交流）

从“海内三张”谈到张生甫《医学达变》

张生甫（国华），浙江慈溪东乡人。出生于清同治三年

(1864年，据《医学达变》自序及“自寿诗”，民国十三年甲子为先生60岁逆推)，卒年未详。行医于乡之费家市。先生以儒医深究《易》理，兼通道学，著有《虚劳要旨》、《医学达变》及《性道实学》等书，前两种自印行世，后一种未见。先生平日深居简出，除应诊外，静坐斗室研书。岁丙辰(1916)成《虚劳要旨》，越八年甲子(1924)成《医学达变》，是年先生刚60岁。“自寿诗”有“治功仁术原无二，愿尽中心一片真”之句，想见其著书立说、以医活人的用心。两医著行世后，遐迩传诵，中医界极钦佩。慈溪严鸿基氏称《虚劳要旨》为“纲举目张，会得其要，道人所未道，发人所未发”。绍兴何廉臣氏称张生甫“本通变之宏才，著达变之医学”，推为与天津张锡纯、兰溪张山雷二氏“鼎足而成三达”。当时《山西中医杂志》誉之为“海内三张”。这些当时读者和医友的评议，足见张先生学验之可传。我们读其两种医著，认为其特点是“少而精”，切于实用而有效。如《虚劳要旨》的独树一帜，综述治虚精华，间出新义，特别“五劳伤”、“七情伤”的证治，说本前人，方皆自验，堪与葛可久之《十药》、汪绮石之《理虚元鉴》并垂于世。其中提出“《金匮》尚甘温以补虚，合祛风、逐瘀为三大法”。“虚劳五脏皆有，以心脾肾为大端”及虚劳范围内的27种证治，既具学识，又具实验。惜乎曹炳章先生编《中国医学大成》时虚劳丛刊中辑何嗣宗的《虚劳心传》，而先生的《虚劳要旨》却未收入。其实从学术观点来说，何氏《虚劳心传》全抄《顾氏医镜》虚劳篇的论和方，内容全系易名移植(详见《徐洄溪〈医略六书〉辨析》《辽宁中医杂志》1980年第9期)，远不如《虚劳要旨》之精审。书之行世与否，有时深感微妙莫解。

至于《医学达变》，则为张氏学说的结晶，更足称道。书分内外两编，内编以作为主(64篇)，发挥医理，独辟新义；外编以述为主(102篇)，纂辑经论，旁及各家。其所以“达变”名书，据张先生自序说：“不识成法，焉有准绳；拘守成法，何能治病？必也守经通权，由常达变，方为医之能事。”因此，它内外编166篇，着眼在一“变”字，功夫在一“达”字；以“变”为推理，以“达”为运用。内编64篇。每篇都能反映出张氏的学术经验，其中释经义11篇，论温热伤寒14篇，杂病12篇，方治13篇，诊法3篇，妇人小儿4篇，养生1篇，杂说6篇。外编102则（篇），借以窥出张氏医学渊源之一斑，摘录《内经》、《难经》、《伤寒论》、《金匮要略》、《脉经》等精要章句，下逮金元四家及明清各家，每则撷取要义作该文标题，阅读时感明朗有绪，冠首的标题进入眼帘，往往急欲读其正文，如行指径，如钥开锁。这是《医学达变》给我们的良好印象和我们对它的实际评价。

先生既然在十九世纪前半纪被评为“海内三张”之一，那么人以文传，我们对其《医学达变》（特别是内编），确实有必要进一步探索和评议，爰摘要分述如次。

（一）释经文则古证今

张生甫在《古今医学源流》篇中，举出历代医家有文献可征者50家，上自《神农本草经》、《黄帝内经》，下迄叶天士、陈修园之作，《医学达变》所引述者，即从这50家中撷取而得。他对《内经》、《伤寒论》、《金匮要略》某些经义的理解，颇能抉微索隐，探得真谛。如对“营行脉中卫行脉外”的解释，先分后合，使读者心领神会，并引经文“谷入于胃，以传于肺，五脏六腑皆以受气，其清者为营，浊者为卫”为证，结之以“营卫异名同类，分之虽有脉中脉外之说，合之殆一气之流行也”。理义兼赅，接近实际。又如释“少阴属肾，肾上连肺”，认为《经脉》篇“少阴属肾少阳属三焦”言其体；《本输》篇“少阴属肾”言其用。因肾有两枚，右肾为相火之脏，少阳为生气之原，上合包络，下根右肾，俱为相火，同气相求。至于“肾上连肺”，则因左肾属水，金水有相生之义。左肾上通肺金，与右肾统率少火同理。以此释《经》，极曲畅旁通之妙。再如释“二阳结谓之消，三阳结谓之隔”。认为：消有三型，隔有二义，经文之消是中消，以“二阳属阳明，其传为风消”作证，由中及上，由上及下，下消乃消之极点，三者相因而必至；隔是“隔肠不便”之隔，非“隔食不下”之隔，引《素问·气厥论》“膀胱移热于小肠”作证。热结三阳膀胱小肠，津液槁而化物窒，此隔塞不便尿所由来。以实践印证理论，更见词义明达。其它如释《伤寒论》“急下存阴，热结旁流当下”及“伤寒心下痞而复恶寒汗出者，附子泻心汤主之”等条，对仲景学说的理解，亦有精意。我们尤钦佩其对《金匮》四饮中的痰饮证治的诠解，认为四饮证治虽异，病源由于水则一，水为阴类，非温化其气使从小便去之不可。去水饮有二，辨证施治：呼气短者，用苓桂术甘汤温化太阳水府而使之出；吸气短者，用肾气丸温化少阴水脏而使之出。水去则澄本清源，是痰饮之主治所在。他还指出痰饮治肾是理水归壑，不使沸泛，治水泛莫如真武、肾气丸等，治水沸又当以六味地黄丸等。于此，我们联想到近些年来，上海第一医学院脏象专题研究组治“慢支”侧重在肾阴肾阳，已取得可喜成果，深庆张氏的学术经验，有待于身后半个世纪的科学实验给他证实。

（二）述温热拾遗补缺

温热病证治，到清末民初间，可以说是进入初次集成时期，张氏对这一学说，论述特多，篇文占《医学达变·内编》五分之一，内容精湛，足资启悟。其中《伏气温热克传证之险速》，从叶天士“温邪逆传”的另一方面，指出伏气温热邪在少阴“克传”的严重性。这个克传症，初起即见身热昏谵、遗尿、痰喘鼾睡、舌强、痉厥、囊缩、口噤、语塞、呃逆等现象。症系热伏少阴，由肾而心、而肺、而肝、而脾之五脏以胜相传，《难经·五十三难》作“七传”，张氏则直截了当指出“克传”及其险速情况。然而《医学达变》对伏气温热的阐发，更有精者。他指出：“伏气上蒸勿作内陷”，强调釜底抽薪，急用承气凉膈等法，是吴又可说的再实践，又指出“温热汗后身热脉躁（相当于《素问·评热病论》之“阴阳交”）的治法”，参照《伤寒论》"大汗后，大烦渴不解，脉洪大者，白虚加人参汤"例，则是从叶天士所谓"阴液外泄，阳邪内陷"而悟得，亦属无治法中找出治法。还提示"阴虚温热，昏谵痉厥，不可率用至宝丹等治法"，认为至宝、紫雪、安宫牛黄等丹药，只适宜于一般的温热昏谵痉厥，如阴虚不藏精之人，面多油光，尺脉虚大或细数者，不宜率用，若苏合香丸之辛温走窜，为祸更烈；宜万氏牛黄清心丸、叶氏神犀丹或雷氏祛热宣窍法。这一指出，使我们对温热昏谵痉厥之辨证用药，进一步知所忌宜。书中还强调"温热颧颊赤莫泥戴阳"。戴阳，是赤色虚阳浮戴如面，虚劳证中有之，伏气温热证则非其例。《灵枢·刺热》所谓"太阳之脉色荣颧骨，少阳荣颊前，厥阴荣颊后"等语，均为温热内炽阴分之候，不能作阴亏辨证，更不能与戴阳同观。此外，还提出"谵语毋尽责胃与包络"，认为谵语属胃与包络者固多，然关乎肝热、胆热、肺热及受惊、夹痰、夹食等证者亦复不少。并逐一说明病理原因。归结是医贵达变，不可执而不化。

上述几例，未及其半，已觉缤纷满目，美不胜收。议论堪与柳宝诒《温热逢源》媲美，而明朗过之，切于实用，洵是最可珍的一页。

（三）论湿症穷源竟委

在论述温热14个篇章中，最细致、最清澈的要推《湿温》篇。全文源于叶、吴，精切过之，我们在临症应用时，常取以为则。它首先以内湿外湿立论，以兼风、兼寒、夹暑、夹热及上中下三焦辨治，后幅逐层深入，既道其常，又尽其变。指出上焦宜宣肺气，中焦宜运脾阳，下焦宜通腑阳。并认为湿温比湿热难治，湿火引动肝胆包络三焦的龙雷风火，见证更凶，治更复杂。还综述他的经验，湿遏热伏证往往晚发，舌苔厚粘或底苔白，阳虚人患此较多。接着从《临证指南医案》中撷出辨证施治的精华，仍强调"机变在人"。之所以强调机变者，因为湿症的兼夹尚不止此，有燥邪搏湿（指伏湿未清，又感秋燥引动），而成表燥里湿、肺燥脾湿、上燥下湿；其变证为痰饮咳嗽，疸疟泻痢，遗浊淋带，以及喘满肿胀黄汗、痔疥脚气等候。病机自内变外者顺，自外变内者逆，证既繁错，治亦多术。所谓“术”，他总结出一组治法：①表剂汗解；②风药胜湿；③攻其下；④温其经；⑤温燥以运其脾湿；⑥渗利以通其小便。至于“香砂六君”治脾虚酿湿，“金匮肾气”治肾虚水泛，指出是治本而非治标之剂。

最后，还提出三个坏证型：①本经自伤。如脾郁发黄，秽浊塞窍，及肿胀不消，胃不纳食。②土败木贼，所胜乘之。如痛泻不止，肚大筋青，胃不消谷。③乘所不胜，脾肾双败。如湿症后期，脾必传肾，带浊痿躄，羸瘦不食。这些要言不烦的议论，半是总结叶、吴经验，半是掬出自己实践，可与石芾南的《湿气论》并驾齐驱，后先辉映。

（四）议杂病侧重辨证

议杂病13篇，每篇辨证论治，各有机杼，通变化裁，出以新意。这不是说张氏的造诣超过前人，而是他能抓住病机之变，师古不泥，一隅三反，与论温热各极其妙，亦是张氏学术经验的突出处。略举几例：①痫症应辨虚实，标本分治。指出实证宜理肝熄火、疏络达痰或去瘀等品，所选方药，宗王孟英治法而加精。并认为本症初起实多虚少，倘系体亏，则间当变通，酌用温补。②产妇血晕，分血瘀及气随血脱辨证，从恶露不行或大行不止上着眼，虚实分治，堪与张山雷《沈氏女科辑要笺正》互相参证，相得益彰。③汗多亡阳又能亡阴辨证施治，在徐洄溪《医学源流论·亡阴亡阳论》辨证的基础上，补出治法。治亡阳宜甘温以回阳，举方如真武、四逆、芪附或桂枝加附子汤；治亡阴宜甘寒及酸甘以存阴，举方如独参汤、生脉散。间有需从阴引阳及阴阳并济者，举方为二加龙牡汤、生脉合四逆汤。这些精切的辨证施治，堪补洄溪“引而未发”之缺。④阴虚小便不利，强调用滋肾丸育阴化气。关于“育阴化气”的机理，张氏曾有专题阐述，举金匮肾气丸为例，认为

"寓化气于育阴之中",此语用于滋肾丸治阴虚小便不利更切合。他经验"如火旺者加元参、麦冬,壮水之主以滋化源"。此与张锡纯《医学衷中参西录》癃闭方之"济阴汤"异曲同工,各具疗效。⑤"泄泻勿拘利小便"。治泻利小便是常法,勿拘于利小便,是辨证论治的活法。李士材有治泻九法,张路玉、罗国纲、林珮琴均引用它。张氏审察病机,补充治法,认为有思虑伤脾之泄泻,法宜调中健脾,如补中益气、归脾、理中、香砂六君等为合。其由常达变的灵活性,足以媲美前贤而成十法。⑥"入夜潮热勿概泥阴虚"。指出入夜潮热除阴虚之外,有脾阳下陷阴中的补中益气汤证,有温热病瘥后暮热朝凉的青蒿鳖甲汤证,与阴虚各有不同。据魏长春氏临床经验,食积内停也能作潮热,其舌苔黄白腻,治宜和中消食,大忌滋阴;又有劳倦操作淋雨受湿而夜热者,必有盗汗与微咳,其舌质多淡红,苔黄白腻,切勿认作虚劳误用粘补敛汗,宜大豆卷、桑叶、防风合黄芪五物汤,和营卫化伏湿,盗汗与夜热自愈。略举数例,以见先生审证求因的卓识,对我们确有启发。

(五)阐治法力戒拘泥

治法的阐述,《医学达变》中亦占有相当的比重,其通变化裁处,均有精意。他撷取王应震治法名句,各加发挥,间附治验,作为论治的组成部分。试述其意:①"见痰休治痰"——指出"痰有虚实,虚有气虚、脾虚、肾虚、肺虚、胃虚内伤等辨,实则有风、寒、暑、湿、燥、火外感等殊;治有宜散、宜和、宜燥、宜清、宜润、宜开、宜攻及宜温、宜补等法"。以此说参照庞安常所谓"人身无倒上之痰,天下无逆流之水,故善治痰者,不治痰而治气",则又开治痰不少法门。②"见血毋专治血"——认为血症投寒凉,非真血热妄行不可;投滋补,非察内无留瘀不可。病各有因,因郁怒者舒郁,虚火者引导,虚寒者温摄,表邪者解散;或应降气,或应调肝。此说从缪仲淳"治吐血三宜三不宜"推广,可以说是临症要诀。③"见汗毋专治汗"——认为发汗止汗,不可专事表散与固表。发汗有宜开发上焦肺气，有宜敷布中焦胃气，或宜通利下焦二便，及清热温中、涌吐、消导、调胃等法，都具有作汗妙用。止汗亦有当清里与通利二便者；还有甘温回阳以止汗，甘寒及酸甘存阴以止汗，或从阴引阳，或阴阳并济，随证施治。这些精切的阐述，他自己亦认为："不发之发，不止之止，正其妙于发而妙于止也。"④"遗精莫涩泄"——遗精往往有痰、有相火、有湿火、有胃中积热，有虚中夹实。文中附记治一阴虚夹湿遗精以六味地黄合封髓丹而愈。

以上所举四则，精义灿然，其经验发挥，直驾王应震原文之上，足供我们临床取法。另有"见燥毋泥燥"，"开胃毋专事消导"等篇文，理论亦从实践中来，足为王文后绩。其最独出心裁的，为"湿火引动龙雷火治法"，以清暑醒脾阳为心得之秘（芳香鲜药为鲜藿香、佩兰、荷叶等品）。运用叶氏治法于临床而取得疗效，是先生治法的结晶部分。

此外，在脉诊、舌诊方面，议论虽得自前人，经验则来于实践。"脉贵活看"及"察舌通变"二文，极从常到变之妙，特别"察舌"一篇，语语切要，总结前人经验通过他实践验证，而更可信，其亲切处即在于此。关于儿妇科中的议论亦然。

回顾上述，我们认为"海内三张"的学术经验，确是各有特长，各放异彩。张锡纯、张山雷两氏之书，解放后均有再版，刊物上评议其学说的各数见，惟张生甫先生之说，既少版行，评述者亦阙如。1959年，浙江省中医院魏长春副院长曾把《医学达变·内编》每篇后酌加按语，借以发挥先生之学验，并新增34篇，为《增订医学达变》，稿成待梓。现在为了发掘祖国医学遗产，特对《医学达变》先作一评述，提供海内学者及出版社方面参考。

（本文摘要发表于《中医杂志》
1981年第10期，现增补内容）

读《蒲辅周医案》

中医医案是临床治疗的记录，也是临床经验的总结。自从汉代司马迁记载淳于意医案以后，不少著书立说的医家，几乎都有医案流传，或附入自编医书，或另编专集。其中质量当然有优劣，而体例和内容也繁简不一，文质各殊。有的议论纵横，犹如一篇古文；有的脉舌简略，几乎只见到症状和处方。求其理论与实际结合，中西医双重诊断，足供读者取法的，为数不多。

今喜得读《蒲辅周医案》简称《蒲案》，眼界为之一新。感觉案中各科治验，不但包涵着蒲老临床经验，也反映出我国新医学的精神面貌，更体现出中西医结合的前景是光辉灿烂的。粗读一过，写了几点体会，愿与爱读《蒲案》者交流学习心得。

（一）实践出真知

我们医务工作者，通过临床实践，取得疗效，总结经验，再为临床服务——也就是实践、认识、再实践、再认识的过程中，深切体会到：各种治疗方法都产生于实践，证实于实践。

记得南齐褚澄有“博涉知病，多诊识脉，屡用达药”之言。意思是说，医生只有多临症，才能够懂得病情、脉象，掌握药性和疗效。《蒲案》中对褚氏所讲的“知病”、“识脉”、“达药”这三个造诣，都在不同角度上反映出，而且反映得深邃。说明古代医家的某些设想，在当时肯定受到限制，只有在新社会才有条件能够积累经验，总结经验，而更有所提高。

这里先从褚氏所说的三点，在医案里摭取部分资料以印证：

1. 关于“知病”方面

医案中对每个病证的观察和分析是细致的、深入的，主要由于临床经验多，故能见病知源，并辨别其异同，认识其常变。例如：瘀血发热与阴虚发热的区分；战汗与脱汗的差异（说本叶天士而解释更明白）；“热结旁流”，用小承气而不用大承气的辨证是舌苔秽腻色不老黄。再如“热病转寒中”（一）、（二）两案，审证更精密：案（一）特指出“神识如蒙，时清时昏”，说明与邪入心包的神昏痉厥不同处；又从脉象舌苔及症状，决诊为过服寒凉，邪陷中焦。案（二）的脉证舌苔，有寒热错杂之象，医案抓住“唇干不引饮，指甲青”，诊为不属于伤寒厥阴热化证，而是热邪内陷阴中，太阴寒化，厥阴蛔动。再如辨“石瘕”之不是孕象，从三个症状看出：①腹大如箕，非三月孕形；②腹胀痛而小腹坠甚，拒按而坚，亦非孕象；③连日流血而腰不痛，又不似胎漏。这都由于阅历多，所以不但能认清疾病，同时还能治愈疾病。

2. 关于“识脉”方面

案中所记录脉象，极大部分都是常见脉，不高谈阔论，也不强为凑合，从而做到理论与实际的统一，脉象与症状的统一，便于相互参证。案中还把脉象与舌苔并举，作为辨证的主要一环，摸得出，看得清。在蒲老以此诊病，以此教人；在我们却可以从这里吸取养料，提高诊病的识别能力。下面略举几个脉诊病例：①头痛（二），脉“左关沉弦急，余沉细；舌质淡，中心微有腻黄苔”。诊为“肝肾真阴不足，肝火上炎。”如果“脉右沉滑，左弦细；舌正红，苔薄白微黄腻”，那属于“肝热脾湿”了［见“头痛（一）”］。②自汗（二），脉“左关独弦，舌正常无苔”，结合症状，诊为“肝阴不足，肝阳上亢”。如果脉象尺寸沉细，两关弦，舌质暗，苔厚秽腻”，那属于“湿聚热郁”了［见“自汗（一）”］。③感冒，脉沉迟无力，舌淡无苔，诊为阳虚感冒。④经漏（三），脉象两寸尺弱，两关革，舌质黯淡无苔，诊为气血损伤兼有瘀结的漏证。这都由于心中有数，指下分明，真正做到凭脉辨证。

3. 关于“达药”方面

医案中有不少治验，于对证古方内加减一两味药而疗效更好，这就是用药经验的所在。例如：治湿热痢，于清湿热方中加皂角子以攻坚利窍；治伏寒化燥，于清凉疏泄方中以麻黄根代麻黄，谓能宣通肺气，祛邪而不发汗，适用于表邪未解，热郁汗多的证候；治多年反复发作的口腔溃疡，脉象虚弱，选用封髓丹，谓能起到“补土服火”作用。又如气虚夹痰的眩晕，治以补中益气汤加味，其所加的半夏、远志、茯神，恰能化痰宁心。受寒饮酒引起吐血，用侧柏叶汤温通胃阳，消瘀止血，药只三味，每味药都与病机针锋相对。阴气内结的便血，用黄土汤加侧柏叶温养脾肾佐以止血。

略举几例，说明医案中选方用药有经验，用古方或加或减，也有经验。这一系列经验的来源，主要由于实践。然而医案的成就，绝不止上述几方面，还有其他推陈出新的创造。

（二）奠定“因证脉治”新基

诊病程式，自从元·朱丹溪创“脉、因、证、治”以来，接着明·吴鹤皋提出“议病式”，喻嘉言把它补充作为写医案《寓意草》的绳墨，清·秦皇士把脉因证治移动一下，编写《证因脉治》，绍兴俞根初按照王燕昌“临症先问病因”的提议，写《通俗伤寒论》时，每个病症，都分“因、证、脉、治”论述，何廉臣氏把它推广。但旧程式赋与新内容，则自《蒲案》开始。

这本医案写作方式是推陈出新的，没有任何形式而程序井然，每案都突出因、证、脉、治，都有新的内容。在辨证求因的基础上，既注重外因，更注重内因；既注重近因，也不忽略远因（有的内伤病史都追溯到5至10年以上）；既着眼于内在环境的变化，又很注意外邪侵入人体后的影响。证的方面：每案有重点的写清症状，同时也记明体征。症状通过望闻问所得，而更加全面细致，因此病情写得如活如画；同我们亲自听到的一样清楚，同我们自己看到的一样真实。体征既按照中医诊察所得，从内到外从上到下的逐项写明，还结合西医检查、化验及透视等项目，记载详备。这种中西医双重诊断，为过去医案中所少见到的。脉的方面：根据脉证合参原则，内妇各案，都实事求是地记录了脉象，同时还分别记录舌质舌形和舌苔。纠正前代医案侈谈脉象或不记脉舌的两种偏向。医案所记脉舌，都可与病情互相印证，互相启发，从而提高读者脉证合参的能力。儿科案中，以浮沉迟数，辨证之在表、在里，属寒、属热；以有力（洪、滑）无力（虚、细、短、涩）辨邪正的盛衰及病体之属于阳不足或阴不足（对幼婴还观察指纹）。治的方面：通过审因、切脉、辨证，在选药处方的同时，方药与治法，治法与脉证，都针锋相对，既议病，又议药。方后还根据不同的病情，作出不同的剂型和不同的服法；部分治案后，还提出注意要点。例如：①肝胆火旺的头痛，治愈后告诫病人“颐养性情，勿使肝胆相火再炽”；②梅核气病治愈后，嘱以“改善性情急躁，庶不再生此病”；③治愈慢性痢疾后，告以“注意饮食及克服急躁情绪”；④治愈滑胎，告以“绝对控制性生活，以免扰动胎元”；⑤月经过多挟块案，初诊时即告以“应增加营养及适当休息，节欲戒怒”。这一系列的指出，不但改变旧医案“方后无医嘱”的惯例，更重要的是突出了“预防为主”。

由于程式的推陈出新，诊察是中西医结合，又经过细致的观察、追访、整理，编成这本源于病历、高于病历的医案。我们读每一个治验时，好像读一份病例报告：病的起因如何？证情变化如何？脉舌如何？诊断如何？治法如何？疗效如何？都原原本本地呈现在我们眼前，毫不感觉缺乏诊疗过程中的哪一环节，而只是感觉到理明心得。

（三）理法方药，各臻其妙

医案中每个病例，除按照因证脉治四个方面通过分析综合，简明扼要地写出外，并把理法方药贯串在辨证论治全过程中。不但选方用药有理法，而且在斟酌剂型、剂量、服次以及汤丸散膏使用的先后，也各有理法。下面综述二点，以概其余。

1. “同病异治”中有理法

“同理异治”，是《内经》治则中的一环，这就是中医辨证论治的精髓所在。医案中收载同类病种的治验较多，通过辨证分型，因证施治，充分体现出蒲老运用理法方药的经验。这里仅从读“儿科治验”里谈一些体会。儿科35案，初诊病情都是惊心动魄的重危病、险证候，而蒲老却能举重若轻，在一二诊之间转危为安。这时候，不仅病孩及病孩家长免除疾病的痛苦；就连我们读医案的，沉重的心情也为之一舒。这当然是辨证论治在发挥作用，也是方药具备理法的实际效果。

儿科35案，同类病有两组，一为麻疹，一为肺炎。麻疹中的麻后四案，是四种不同病况，其中“麻后伤阴”和“麻后余热不退”是常证常理，故治疗用常法常方；而“麻后伤阳”是变证（一般麻后泄泻伤及脾阳是常见的，伤胃阳则少见），故治疗用变法，特别用甘草干姜汤扶胃阳，则是变法中的变方。接读20个不同型的肺炎重症治验，除“温热病后阴虚液涸”及“阳虚欲脱”两案外，其余18案多数是外邪夹痰食（其中有一例是虚喘）。外邪之中，有风、寒、温、热、湿各种不同因素，主证都是高热、气急，其治疗是怎样运用理法方药呢？据我初步统计，18例治法中，用麻杏石甘汤加减的4例，射干麻黄汤加减的2例，桂枝加厚朴杏子汤加味1例，桂枝合二陈汤加参1例，香苏枳桔汤加减1例，三子汤加化痰药1例，三仁汤、银翘散、桑菊饮加减各1例，用清热开窍法及养阴泄热法各1例，其他方法3例。说明医案中对同病不同型的辨证施治，理法方药是非常谨严而灵活的，方随病而选定，药随证为出入。其中麻杏石甘汤及射干麻黄汤的麻黄用量，除根据脉证以外，还“因时”、“因人”而制宜。这种严密的辨证，严格的用药，理中有法，法中有理，真是“微妙欲到秋毫巅”了。

2. “剂型服法”中有理法

处理方剂是中医临床最后阶段的细致功夫，也是理法方药的具体运用而完成了对治疗疾病的最后手段。其中尚有剂型的选择，服法的安排，乍看好像是处方中的一个细节，但也包涵着理法，甚至关系到治疗效果。医案对剂型的选择：主要用煎剂，有的用膏丸，有的用散剂；有的先用熏剂后用膏丸，有的先用散剂后用丸剂，有的膏丸并用。服法的安排：大致是一日一剂，也有隔日一剂，个别的还有一星期服一剂。其间各有巧思，各有理法。正如毛泽东主席所指出的："古人所谓'运用之妙，存乎一心'，这个'妙'，我们叫做灵活性，这是聪明的指挥员的出产品。"

医案中用散剂的，如头痛（二）、鼻渊、斑疹（一）等治验，一般都是病位在上或在体表，或需要协同发散病邪，或者为了便于服用；用膏剂或丸剂的，如类中风、眩晕（一）、心气虚痛（二）及头痛头晕等治验，一般都是慢性病善后调理过程。其中心气虚痛一例，冬春用膏剂，暑月改为散剂，更贯串着"因时制宜"法则。另外，对"积滞"治验的丸散交叉使用，尤其是机圆法活，运用奇妙。治"二阳之病发心脾"的经闭，采用汤丸并进法，以汤药调理肝脾，以丸药缓通瘀滞，使两年半的经闭，九诊而愈。

服药中采用隔日服一剂的有多例，都属于慢性病调理阶段，主要是便于养正祛邪，以达到"让体内慢慢生长抵抗力，和它作斗争，直至最后战而胜之"的目的。另外，对小儿"乙脑"高热抽风的病情，用持续服药法——"隔 3 小时服一次"，"紫雪丹一钱，分五次服"。这种"用药如用兵"的方法，缓急各适其宜。特别"滑胎"的调补方，一星期服药一剂，更是法外之法，以渐取效。以上这些，都说明理法是贯串到方药中每一角落，从而更发挥其疗效。

（四）关于两例变治法的探讨

1. 妇科治验中"滑胎"案，是医案中常变结合最突出的一例。初诊方香砂六君汤去半夏加山药，方意是补脾和胃。加山药以培脾土、固胎元，去半夏恐其伤胎，藿香和中除呕，较木香为优。这是常法，也是妇科的常用方。复诊用泰山磐石饮合安胎银苧酒加减，犹是常法；其中去黄芩的寒润，加巴戟、杜仲的温养，也是常法；常中有变的是加附子，那不是我们所能想象的。我们曾联系到《金匮》“以附子汤温其脏”的古法，但也不敢贸然取法。考张路玉补《景岳八略》中曾提到：“妊娠胎息不安，用茯苓芍药护持阴血，此正治也；附子汤则兼附子以治子脏开，少腹如扇……始知桂附反有固胎之用，是皆病证之变端，不能守寻常绳墨也。”滑胎案中用附子，可能取法于《金匮》，并结合临床经验，值得我们钻研。《蒲辅周医案》“整理的几点说明”一文中说：“临床治疗疾病总是有常有变的，一般说治常易，治变难。其实善治常者亦善治其变。”我们应当在领会常法的同时，进一步领会其变法。从临床实践来印证《金匮》的理论，然后再“应用理论于实践，看它是否能达到预期的目的”。

2. “人流后发热”案，证情复杂（流产后湿热蕴伏，瘀滞未化），诊察时抓住主要证候，结合脉象模糊，浮沉皆无力（可能是濡弱脉），苔黄白秽厚满舌。作产后湿温治疗，用三仁汤加减，前后四诊而愈。

从这例治验中，初步得出三点启示：①在辨证施治阶段，特别是分析复杂证候，先解决主要矛盾，是必要的处理方法。案中指出“舍脉从证”，其实脉证与舌苔都是“三焦湿郁”的现象，不过病在小产之后罢了。捉住这个主要矛盾，进行对证治疗，病就治愈。②本证当西医会诊时，认为产后感染未能控制……胎盘残留不下。并伴有“畏寒、发热，腹微满，少腹按之痛”的瘀热证。考王孟英治法，谓产后发热，恶露因湿热阻滞而不下，用滑石、通草，能清泄湿热兼下恶露。本案采用此法，从而证实其疗效。③本案初看好像是变病变治（流产后发热伴少腹痛不用行瘀药而用清化湿热药），其实是正治法，也是常治法。吴鞠通所谓“治产后实证的方法，手下所治是实证，目中、心中、意中注意的是产后”。像本案的辨证施治，深得“手挥目送”之妙。

医案中变法治验有多例，初步认为最变的是“滑胎”治验，变而不变的是“人流后发热”。一孔之见，不知当否？

（五）整理出成果

医案以中西医结合的姿态出现，通过整理，使每个医案形成一份完整的病例报告，起到来自临床，还以指导临床的作用。医案整理的精密处，在于所选治验，都是因证脉治齐全，理法方药俱备，又加以中西医结合诊察和检验。每个医案后所附按语，颇能阐发证情和治疗的细微曲折，不少按语，还有启发性的说明；有的还把彼此两案进行对比，分析异同，引导读者能进一步了解医案中辨证分型及处方用药的所以然，并能前后对照，开拓思路，扩大视野。如果有人说，读医案好像跟蒲老临床实习，那么，我认为读按语等于实习后的辅导。用这种方式整理名老中医经验，可以不断提高中医疗效，更好地解除劳动人民疾病的痛苦；可以使西医亲自体会到中医治病确有很高疗效，提高他们钻研中医学的信心；可以使中医理论结合实践的研究有目的有重点地进行，更快地出成果，收到事半功倍之效。

喜读之余，写了一些看法如上。

最后，觉得医案在校对工作中尚有一些疏忽之处，在此提出，以供再版及续编时参考：

（1）“热病后遗”治验，用回天再造丸（成药），是否即是恽铁樵氏方？本方知者较少，建议注明适应证、药物组成、用量及服法。

（2）“痛经”治验的“按脉沉数，舌苔黄腻”，与发病原因及温运药取效的机理对不起来。复诊“脉象沉迟”与初诊的“沉数”，似乎变得太快。其中是否有错字或脱文？请校正或加注。

（3）“整理的几点说明”第七条“……湿而毋燥”，根据上句“凉而毋凝”的文意及一般治禁，“湿”字可能是“温”字之误。又“热病后遗”案按语末句，脱一“止”字或“已”字。

（4）句逗有关语法及医理，医案中应用句号的多数用逗号，不但文句太长，而且语气应断不断，影响读时理解。希再版时注意！

教学讲座

学习《内经》八要

通过多年来的治医和教学，深知《内经》之必须学到手，但又不是很容易地能够学到手。在教学相长的过程中，尝找寻读《内经》法门，便于自喻，兼以喻人，岁积月累，得如下八点。

（一）要了解古文字义

读书以识字为入门基本功，读《内经》以了解古字音义为入门基本功。由于《内经》是秦、汉书籍，当时的语言文字与现在有些不同，这就是古文和今文的关系（马元台、张隐庵的合注及黄元御的《素问悬解》、《灵枢悬解》都把古体字改作今字，是不符合注释古书的体例的）。《内经》里往往把脏腑的“脏”字写作“藏”，“腑”字写作“府”；纳入的“纳”字写作“内”；孔隙的“孔”字写作“空”；同时还把“写”、“泻”、“泄”三个字都作泻字用；“腧”、“输”、“俞”三个字都作腧字用。又如“营”和“荣”，“泣”和“涩”，“卒”和“猝”，“侠”和“挟”等字；由于“音近义通”是相互交替使用的。又如“能”字，《内经》中有些地方是作“态”字使用，有些地方是作“耐”字使用；“罢”字常作“疲”字使用。以上这些字，都关系到一字一生理，一字一病理，甚或一字一治法，我们必须充分认识它、了解它。要了解《内经》中较难字义，最好参考陆九芝的《内经难字音义》。这本书是在《世补斋医书》里，它把《灵枢》、《素问》各篇中部分难字的读音和意义，作出比较正确的解释，引证亦简而明，可以作为读《内经》的小字典。其次，还可参阅南京中医学院编的《黄帝内经素问译释》和山东中医学院编的《灵枢经语译》“词解”和“词释”部分；加上阅读时的勤学苦记，以逐步解决《内经》的“难字关”。

（二）要掌握基本语汇

《内经》是古医书，除了部分古汉字以外，还包含着不少专门术语，那就是医经的语汇。医经里的语汇，一般可分为单词和复词两种。单词，大部分见于陆九芝《内经难字音义》。复词，则从两字到五至七字。例如：“作强之官”的“作强”；“大气乃去”和“大气抟于胸中”的“大气”；“奇恒之府”与“揆度奇恒”的“奇恒”等语句都很费解，用意前后也不一致，且为《内经》某些篇章中所一再互见。从隋、唐的杨上善及王冰到现在，对《内经》这些语汇，有过不少注释，都可作为学习《内经》练好基本功的可靠资料。他们不仅说明了每个语汇的涵义，还连贯地阐述了整段经文。不过由于理解角度不同，因之对某些语汇的注释也有差异。学习《内经》时遇到这种莫衷一是的情况，的确是个“拦路虎”，对经文上下句的贯串和整段的理解，都会受到限制。要扫除这些障碍，掌握基本语汇，我认为最好参考日本丹波元简的《素问识》和《灵枢识》。这两部书，是辑录清以前注释《内经》公认为比较正确的，加上他自己的意见而写成；对历来说解不一致的，也有比较客观的看法和精当的厘订。以这两部书作为认识《内经》基本语汇的主要参考书，按篇、按句地对勘，一定能够解决不少难以领会的语汇，从而达到循序渐进的融会贯通。

（三）要明确每篇主题

“主题”，是主要问题，也即是中心内容。《内经》里每篇有一个中心内容的，也有两个或三个以上中心内容的，都应分别认清它。举《素问》来说，每篇一个主题的，如《四气调神大论》、《阴阳应象大论》、《灵兰秘典论》以及《热论》、《疟论》、《风论》、《痹论》、《咳论》等篇；两个主题的，如《上古天真论》、《六节藏象论》、《标本病传论》及《举痛论》等篇；三个主题或三个以上的，如《诊要经终论》、《腹中论》等篇，都是根据篇名的主题，进行有重点论述。例如：《四气调神大论》，通篇是讲述如何适应四时气候来调养精神，以“养”字为主，以“逆”字反证；《阴阳应象大论》，论述范围虽广，然总不外以天地的阴阳来应象人身的脏腑、经络、肢体、九窍；《灵兰秘典论》则专门论述脏腑的主要功能，这是属于一篇一个内容的。至于一篇论述两个内容的，如《上古天真论》前半篇强调摄生之所以长寿，反之则导致早衰；后半篇指出男女的生长衰老是决定于肾气和血脉的盛衰。《六节藏象论》上半篇说明天度和气数，下半篇说明藏象功能。三个以上内容的，如《诊要经终论》的首段说明逐月人气之所在，次段说明刺法的宜忌，末段列举十二经将终的证候。此外如《腹中论》、《奇病论》、《逆调论》、《病能论》等篇，则都是汇叙三、五以上的病种。不论每篇一个内容或多个内容，学习时只要先认清节、段层次，其中的大小内容便能豁然呈露。我认为周学海的《内经评文》和《马元台张隐庵合注素问灵枢》，分析每节每段的内容极清楚，最便阅读。

（四）要探索经文内在联系

在明确主论的基础上，已认识到每篇的中心内容。但是每个中心内容里，必有若干小内容，它们之间，往往是通过问答，逐层提出问题，逐层有所发挥，其前后呼应的内在联系，是可以探索的，而且也比较显明的。例如《素问·热论》是叙述热病（伤寒病）的一篇专题论文，但其中是逐段分析的：首先指出热病的病因由于伤寒，接着说明伤寒六经症状的次第出现和次第痊愈，再次指出治疗原则及遗症、复症的病理和治法，最后指出两感伤寒的病象及其危害性。这种叙述方法，凡属于论病各篇，如《疟论》、《咳论》、《风论》、《痹论》、《痿论》、《厥论》等，大致都是同一文法。说明病因，胪列证候，分析病理，指出治则，有的还兼及脉象和预后。其实全部《内经》一百六十二篇，每篇中的文句和内容，它们都各有一定关联，或前段启发后段，或下文回顾前文（不是答问，便是补充）。我们学习时，应该对经文先作一般性的领会，然后再反复思考，从文字的表面找到它的内部联系，那么对经文意义的纵横离合，自然有线索可循。马元台注解《内经》，在每节经文必先提出简明扼要的提示，使读者心中有比较清楚的概念，按照提示找内在联系，便不致茫然无绪（马元台所注《内经》为《素问注证发微》和《灵枢注证发微》；与张隐庵的《素问灵枢集注》合刻，旧坊本称《马元台张隐庵合注素问灵枢》。人民卫生出版社出版的《古今图书集成医部全录》第一、二分册中有其注）。不过探索经文，必须发挥自己独立思考的能力，不能完全依傍古人，到处都趁现成。须知前人注解，只是一枚开锁的“匙”，对经文认识得全面和深化，主要还在于自己去探索。

（五）要对照上下文相互印证

对经文某些字句之难于领会，甚或值得怀疑的，必须从它的上下文中求得正确理解。清人姚止庵及胡荄甫曾指出：①《金匮真言论》的“病在肾，俞在腰股……”，王冰从“腰为肾府”来解释，不合经意。“腰股”应是“臂股”，代表四肢，因下文有“冬气者，病在四肢”。下文还有“冬善病痹厥”，也反证了痹厥多数是病在肢股间的。②《六节藏象论》的“心者生之本，神之变也”，“神之变”的变字，与下文字义不符。全元起本及杨氏《太素》都作“神之处”，那就对了。因下文有“魄之处”、“精之处”，同时还有“魂之居”、“营之居”。居和处字义可通，从而证明“神之变”的变字是错的。③《玉机真藏论》“怒则肝气乘矣，悲则肺气乘矣……”，经文原意是说相克而使人大病。根据上文“因而喜，大虚则肾气乘矣，恐则脾气乘矣”，则“怒则肝气乘……”两句，应作“怒则肺气乘矣，悲则心气乘矣”，意义才合。否则怒本肝志，悲本肺志，决无自乘之理。④《逆调论》“人有四肢热，逢风寒，如炙如火……”

后句经文也比较难懂，《太素》作“如炙于火”，诚然。其实，“寒”字是多余的，下文有“逢风而如炙如火”，证明上句应当没有寒字。下面经文还指出“四肢者阳也，两阳相得……”，更说明上文是只有“风”字没有“寒”字的。由于四肢属阳，风为阳邪，是为两阳。如果夹寒，则杂八阴邪，而不是两阳相得了。《内经》原文字句的错讹是较多的，我们只要细心地从它的上下文或问答语中去体会、去印证，不难找出正确的理路而求得义明词畅。

（六）要考虑经文的反面和侧面

《内经》里有不少经文，词句简括，涵义深广。学习时不但要理解它字面上已经指出的问题，也要反复思考它侧面和对面的问题。前人所谓读经文要从字里行间，甚或在无字处去探索，是有其一定理由。例如《调经论》“阳虚则外寒，阴虚则内热，阳盛生外热，阴盛生内寒”这四句经文：第一句是指卫阳虚而体表恶寒，但要理解到阳气虚而内寒胜于外寒的，同时也要和第四句“阴盛生内寒”相对联系；第二句是指营阴虚（或真阴虚）而发生内热，但要考虑到阴虚而阳亢会出现内外皆热；第三句是卫阳被寒邪所郁而发热，但要推想到阳热内盛的内热甚于外热，也要考虑到虚阳外越的内真寒而外假热；第四句是指阴寒之气内盛而恶寒，但要推想到阴寒既盛而元阳必虚，势必出现内外皆寒，不仅仅是内寒。又如病机十九条的经文，概括性也很强。其前五条“诸风掉眩，皆属于肝”等所指肝、心、脾、肺、肾的五脏病机，首先应从风木、君火、湿土、燥金、寒水五气上考虑，然后联系到相关脏器。如果印定于五脏，则感觉非常局限，且在临床实践时会发生扞格。其它属于上，属于下，属于热，属于火，属于寒，属于风各条，也都应从它们的反面或侧面推敲，才能不受言简意赅的经文所局限。尤其对所举病证，更应举一反三地推勘，甚或要从主证以外追导兼证，主因以外探索兼因。例如第十九条“诸病水液，澄澈清冷，皆属于寒”的“水液”，不仅要从吐出物或二便排出物着想，也可以推广到咳、唾痰方面（痰液浓稠粘韧属热，稀薄如唾沫属寒）；还可应用到疮疡出脓及妇女带下等方面（疮脓或带下稠粘浊臭属热，清稀腥冷属寒）。这样从应该推勘的多方面推勘，既丰富了经文内容，更开拓了自己思路，受用不尽。

（七）要利用同类字句分析对比

在第二则“要掌握基本语汇”里曾提到《内经》中同一语汇彼此互用的较多，因之同类字句，相互对勘，从彼此字句间的涵义中进一步明确它们共同性和特异性。例如“虚邪”和“贼风”这词句，《内经》中有分用的，有合用的，后人注解，也不一致。其实这一语句的解释，可以从经文中取得印证。《上古天真论》的“虚邪贼风，避之有时”，《太阴阳明论》的“故犯贼风虚邪者，阳受之”，《移精变气论》的“贼风数至，虚邪朝夕”，是贼风虚邪并称。《八正神明论》的“虚邪者，八正之虚邪也”，“八正之虚邪，而避之勿犯也”，《百病始本》篇的“此必因虚邪之风，与其身形，两虚相得，乃客其形……”，是单称虚邪。《四气调神大论》的“贼风数至，暴雨数起”，则单称贼风。通过彼此互证，我们可以在前后经文中理解所谓“虚邪贼风”，是指反常的气候和不正的季节风。又如“不得隐曲”及“隐曲不利”句，《阴阳别论》、《风论》及《至真要大论》都有引用，究竟隐曲两字，应作阳道解、隐事解或小便解呢？从各该篇的上下文所举出的病证中找得解答，作“小便”解较为适当。再如“淫气”二字，《生气通天论》有“风客淫气，精乃亡，邪伤肝也”之句，《经脉别论》有“淫气病肺”、“淫气害脾”、“淫气伤心”等句，《痹论》有“淫气喘息”、“淫气忧思”、“淫气遗溺”、“淫气乏竭”、“淫气肌绝”等句，说明“淫气”是病气的浸淫。但《经脉别论》又有“淫气于筋”、“淫精于脉”等句。则淫气也可作为精气的浸润解。这样，“淫气”二字两种不同用法，在经文本意中，作“病气”用的有九处，作“精气”用的仅一处，是否《经脉别论》“淫气于筋”

的气字是精字之误，应作“淫精于筋”，与下句“淫精于脉”同一语意，与上面所述九句“淫气”是不同字句、不同意义，那是值得深思的。既能求其同，更能别其异。不引用各家注解，朴素地以经证经，也是学习《内经》的一种方法。

（八）要参考晋唐医书以校勘经文错简

《内经》文字，除原来的古奥外，由于当时没有印刷事业，书籍都是手抄本，不可避免地会产生错字、脱文，甚或把旁注抄人而造成衍文。这样，文字的古奥和错讹交织在一起，更给初学带来了困难。虽然前人已经通过考证途径，对经文做了一番训解和整理工作，但剩余的还有，需要我们在可能的范围内，跟着前人足迹再做下去。比较简易的方法，是从晋唐医书中校勘经文字句的出入。因晋唐去秦汉不远，字义和文法有共同之处，可以互相参证，但须在同类书籍中求之。例如关于经络及针灸方面的经文，当与皇甫谧《针灸甲乙经》校勘；关于脏腑方面和诊法方面的经文，当与孙思邈《千金要方》、华元化《中藏经》及王叔和《脉经》校勘；病证方面，可与巢元方《诸病源候论》校勘其他一般篇文，还可以从杨上善《黄帝内经太素》分类内容中校勘。这样彼此印证，往往能够收到相得益彰的效果。但必须说明，我们取晋唐医书来校勘《内经》错简，不是为了校勘而校勘，目的是要把《内经》的基本理论学懂、学到手，带着问题进行校勘和印证，通过校勘印证而解决存在的问题，这是应该明确的。

（发表于《浙江中医杂志》，1965年1月）

《内经》阴阳理论的应用

《内经》是我国最古的医学文献，以阴阳五行的理论，说明人体的生理功能、发病机制、病理变化以及治疗法则。这些理论，多少年来，应用于临床实践，确有其一定的指导意义和作用。现在举阴阳部分有代表性的八则，从生理、发病、病变到治疗，略作印证。用以自课，并用以课学生。但由于结合实践的体会不多，举例难免简单粗略，甚或有牵强结合处，这里只算作一个试议。

（一）“阳气者闭塞，地气者冒明；云雾不精，则上应白露不下”（《素问·四气调神》）

古人认为，自然界的“阳气”即天气，“阴气”即地气。如果阳气在空间失于流通，则阴气就会向上空干扰甚至充盈宇内。所以经文说：“阳气喜闭塞，地气喜冒明。”古人还认为自然界的云和雾是从地而起的，雨和露是从天而降的。拟成如下公式：

天气下降 ↘↗ 气腾于上(云雾) ╲
地气上升 ↗↘ 气流于地(雨露) ╱ 升降不息，阴阳协调

如果地气不上腾，则天气不能肃降。所以经文说：“云雾不精，则上应白露不下。”把这些自然现象体验到人体上来，也可以从临床病例方面证实。例如肺体清虚，住居膈上，象天，而其气肃降下行；如果肺气失于肃降，不但容易发生喘逆咳嗽等证，同时还会影响到大小便的不利。史载之治蔡元长的便秘证，用紫菀清开肺气而大便通；朱丹溪用吐法宣膈上而小便利，这些治法，都是从“阳气者闭塞”及“云雾不精，上应白露不下”的经文体悟出来。因此用宣上导下之法，启上闸而开支流。如果不采用这些措施，则二便闭结既久，势必浊阴上逆而成痞满呕吐等“地气冒明”的现象。张仲景以大黄甘草汤治食已即吐(《金匮要略·呕吐哕下利病脉证治》)，“地气通而上逆自去”。尤在泾在《医学读书记》里说：“肺气象天，病则多及上阴，大小肠象地，病则多及上焦。”可与本节经文及所举病例相印证。

然而根据文献记载，阳气闭塞，地气冒明的病变现象，更有甚于上面所举的。喻嘉言在《医门法律》里指出“阴邪横发，上于清道必显畏寒、腹痛、呕逆、自汗，肉瞤筋惕等症。如果浊阴从胸而上，则咽喉肿痹，舌胀睛突；浊阴从背而上，

则颈筋粗大，其项若冰，甚或浑身青紫而死”。他还认为这完全是“地气加天之劫厄”。治疗方法：前者采取真武汤，后者急宜附子、干姜。说得更实际的，要推周学海，他认为：“肝肾内冷，阴风鼓动水邪，上掩心肺生阳（说明阳气闭塞地气冒明的病理），逼闷卒厥，神昏不醒，舌强不语，口眼㖞僻，四肢瘈疭拘急（说明阳气闭塞地气冒明的病证）；治宜温宣（清阳）重镇（浊阴），如黑锡丹之类。”同时并拟出宣通心肺清阳，温化肝肾浊阴的方药（详见周氏读医随笔）。

此外“阳气闭塞，地气冒明”的另一病变还可以表现在“寒疝”及“冲气”两方面。寒疝病机，正如尤在泾所说“卫阳与胃阳并衰，外寒与内寒盛发，阴反无畏而上冲，阳反不治而下伏”，治例以《金匮》大建中汤及大乌头煎为对。关于冲气，盛启东曾指出：“冲气上逆，有上焦阳气不足而阴气上干者”；喻嘉言也认为：“脚气入腹而见上气喘急，呕吐自汗，地气已加于天，治取朱章仪八味汤”（《医门法律》）。使阳照当空，则阴翳冒明的地气，自然消退。

本节经文，通过前人这样应用于临床，及在生理、病理、治疗上多方面的印证，比较切合实际，而不是空然无物的。

（二）“清阳出上窍，浊阴出下窍”（《素问·阴阳应象大论》）

“上窍”指耳、目、口、鼻七窍，“下窍”是前后阴二窍。古人认为，机体内应当是阳在上，阴在下的，因此有“清阳出上窍，浊阴出下窍”的说明。这一现象，是人体生理功能的正常现象，也即是耳目聪明（包括口能知味，鼻闻香臭），二便通利。但是这种正常的生理现象，如果发生障碍或反常，那就从生理走向病理了。清阳不出上窍，则发生耳鸣或聋，眼目昏花；浊阴不出下窍，则发生大小便癃闭。在临床上如果遇到这些证候，就要考虑清阳是否上升，浊阴是否下降，进一步便须考虑“升清”、“降浊”的治法，王汉皋以四君子汤加柴胡治阳气未畅的耳蒙（《王氏医存》）；罗谦甫以人参益气汤治目左视而白睛多（《卫生宝鉴》）；江应宿以升阳散水汤治鼻塞不利（《名医类案》)，他们都根据“清阳出上窍”的生理情况，采用“升清阳”的方法，治疗阳不升于上窍的病变，李东垣所谓“诸经脉络，皆走于面而行空窍，其清气散于目而为精，走于耳而为听”。充分说明了“清阳出上窍”的具体作用。由此可知，清阳不升则耳目不聪，从而推知浊阴之必须降了。浊阴不降而引起下窍不通的病变，主要是二便秘结。古人治法，以三承气汤为寒下之柔剂，白散、备急丸为热下之刚剂，附子泻心汤、大黄附子汤为寒热互结刚柔并济之和剂（俱仲景法），是使浊阴从大便而出。滋肾丸（李东垣方）治不渴而小便涩痛，是使浊阴从小便而出。在这里，我们可以从生理之常，测知病理之变，也可以从治疗病变的机转中，认识古人所谓“清阳出上窍，浊阴出下窍”的实际意义。

（三）“清气在下则生飧泄，浊气在上则生䐜胀”（《素问·阴阳应象大论》）

“清气”和“浊气”，也即是“清阳”和“浊阴”。“飧泄”，为食物未经完全消化的泻出；“䐜胀”，为胸膈痞满。经文的意思是说，清阳本应上升，如果陷在下面，则运化失常，因而成为飧泄。浊阴应该下降，如果凝滞在上，势必成为胀满（说本李士材《内经知要》），后人根据这一经文，从它的病理变化中制订出“升清阳”而治泄泻，首先要推李东垣的经验，他以此法治愈自己由于阳气衰弱不得畅伸，伏匿于阴中的泄利(《脾胃论》下卷)，我们仿其法而应用于气虚下陷的久泻证，多获疗效。但升举阳气以治泄泻，实不始于李东垣，汉张仲景在《伤寒论》少阴篇中已有先例，不过不是内服药而是用温灸法。他说：“少阴病，下利，脉微涩……当温其上，灸之。”方有执释：“上，谓顶，百会是也”，由于百会穴是督脉经，位在顶巅，主一身的阳气；凡属阳气下陷的泄泻，或泄泻久而元气将脱，灸百会能使阳气健行，泄泻自止。说明飧泄的病理是清阳下陷，升清阳治飧泄，是恢复生理之常的一种治法。但清阳下陷的疾患，不一定限于飧泄，也可能病便血、脱肛，因此，后人根据升清阳而治飧泄的经验，投治同一发病机理的便血和脱肛。至于散浊阴以治䐜胀，李东垣采用内外兼治的方法，先灸中脘引胃中升发之气上行清道，接着用木香顺气汤使浊阴之气下降(《脾胃论》)；周慎斋则更有亲身体验，他针对“浊气在上则生䐜胀”的病机，制订和中丸（主药是干姜、肉桂、吴萸，另以人参、益智仁、青陈皮、紫苏、泽泻、小茴、破故纸、苡仁、芍药煎汁拌炒。详见《存存斋医话稿》)；喻嘉言则创温中降浊法——先服理中汤，接服旋复代赭汤，以治浊阴上逆的膈证和哕证(《寓意草》)；王孟英更加活用，仿其法以治噫气(《王氏医案》)。他们总的治法，无非使在上的浊阴下降或疏散，则䐜胀，膈、哕、噫气等疾患自隐。这一系列的治例，都是在经文的启发下而获得的。

（四）“阴者，藏精而起亟也，阳者，卫外而为固也”（《素问·生气通天论》)

“阴在内，阳之守也；阳在外，阴之使也”(《素问·阴阳应象大论》)

本条经文总的意义，指出阴的性能蕴藏精气而供给养料，阳的性能是保卫外层而使其巩固，也就是说：属于营养性的阴精，必须要具有生化运动和卫外功能的阳气，才能发挥它蕴藏精气而供给养料的作用；同时，阳的卫外功能，也必须要属阴精的精微不断支援，才能发挥它在外所起的保卫作用，正因为阴阳是相互为用，才能保持机体的健康。相反的话，内在的阴不能蕴藏精气，势必养料亏耗，渐成为内伤的因素；外卫之阳失于保卫，则肌腠不固，易遭外邪侵袭。前者即是“营阴虚”，后者即是“卫阳虚”。营阴虚的现象为：脉数无力，口燥咽干，内热便结，同时还会伴发失眠、健忘或梦遗，卫阳虚的现象为：脉大无力，少气懒言，畏风怕冷，食少便溏。这是营阴虚和卫阳虚的一般情况。

但阴失藏精和阳失卫外这两个病机，仍是阴阳某一方面的失调，因此临床表现尚不严重，如果阴或阳的某一方面失其凭依，或不相为用，形成“阴不为阳守”和“阳不受阴使”的反常局面，那么所见的症状便不如阴失藏精和阳失卫外的简单了。

“阴不为阳守”的病变，在大泻久泻或大出血以后最为常见，由于大泻久泻及大出血则阴伤于内，不能为阳守，临床症状必见脉微，目闭，唇白面晄，或气喘不得卧；进一步则阴尽阳无所附而肢冷汗出了。“阳不受阴使”的病变，在虚人或老年误发汗反最为常见，由于不应汗而强责汗，或大汗不止，则阳亡于外；《伤寒论》20条桂枝汤加附子汤证及68条芍药甘草附子汤证等，都是典型病例。

从汗多亡阳、下多亡阴的病理机制中，充分反映出“阳在外，阴在内”的生理现象。

总之，阴精内藏，卫阳外固，是阴阳各尽其职；阴为阳守，阳为阴使，是阴阳相互为用，这都是人体生理的正常表现。反常方面，有两种不同的病理机制，轻的是“阴精失藏”或“卫阳失固”，重的是“阴不为阳守”。或“阳不受阴使”；酿成“亡阳”、“亡阴”的危险证候，过此不治，便成“阴阳离决”一厥不返的绝证了。至于治法，盛启东《医经秘旨》有扼要的指出，他说：“过用阴精而阴脱于下，暴汗伤阳而阳脱于上，则各补其阴阳。”又说：“阴虚阳无所附，法当峻补其阴以摄纳其阳；阳虚而阴无所依，法当峻补其阳以承领其阴。”这几个治疗措施，前者是适用于“阴精失藏”或“卫阳失固”的病机；后者是适用于“阴不为阳守”或“阳不受阴使”的严重局面，用得其当，可以使反常的病理，回复到正常的生理情况。

（五）“阴胜则阳病，阳胜则阴病，阳胜则热，阴胜则寒”（《素问·阴阳应象大论》）

上面已一再提到：人体内阴阳要平衡，才能保持健康，如果阴或阳偏胜，就会影响相对一面发生病变，阳的属性是热，阳胜了就会发热；阴的属性是寒，阴胜了就会怕冷，但体内阳偏胜为病的机理，是由少火而壮火而亢阳。阳热伤阴，势所必然；若阴盛就不是这样，它是由于阴寒盛而汩没元阳，或由阳不足而导致阴盛。因此本条经文句首的“阴胜”和“阳胜”应作阴寒盛或阳热盛来理解，不能认作体内的阴阳正气旺盛；而句尾的“阳病”和“阴病”，则是指体内的正气受伤。病变现象，正如所说“阴胜则寒，阳胜则热”，它们的具体症状及转归，《阴阳应象大论》也有明白指出，现在为了便于叙述，列表作如下的分析：

1. 阴胜则阳病——虚寒证

阴偏胜的症状：
- 身寒——阴胜则寒
- 汗出——阳虚表不固
- 身常清数寒栗——阴盛阳虚
- 寒则厥——寒后不能发热，更进入厥逆阶段
- 厥则腹满死——阴寒内结，无阳气以运化

2. 阳胜则阴病——实热证

阳偏胜的症状：
- 身热——阳胜则热
- 腠理闭——阳盛表实
- 喘粗为之俯仰——阳实于胸，呼吸喘息，不能安卧
- 汗不出而热——阴液受灼不能作汗（即所谓干热）
- 烦冤腹满死——肠中燥实内结

上面经文举出两个病例的症状，与我们临床所见到的完全相符。但是“阴胜则阳病”和“阳胜则阴病”的病变，在临床上却有几种不同的现象。例如：

1. “阴胜则阳病”

其本证轻则形寒怕冷，四肢倦怠，食不化，大便溏，脉大无力；甚则肢冷自汗，腹痛吐泻。日久则脾肾阳衰，变证为胀满（脏寒生满病）或水肿。另有“阴胜而阳尚不病”的，可分两种情况：一为表寒证，头痛，项强，发热恶寒，无汗，骨节烦疼，脉紧，舌苔薄白；一为里寒证，形寒肢冷，脉迟缓，苔白不渴，呕吐，腹痛便泻；甚或肢厥脉微，下利清谷。

2. “阳胜则阴病”

主要表现在温热病液烁阴伤的阶段，最重为热陷肝肾之候，证见日轻夜重，口干消渴，饥不欲食，食则吐蚘，腰酸足冷，烦躁不寐，小便涩痛，甚或癃闭，舌绛无苔，或干粘带紫酱色；次为热陷冲任之候，证见朝凉暮热，冲任脉动，少腹里急，阴中拘挛，甚或舌卷囊缩，小便涩痛，男子遗精腰痛，女子带下如注，舌质焦紫起刺如杨梅，或舌红无苔而胶粘。另有“阳胜阴尚不病”的，临床表现也有两种情况：次为热在营卫之候：身热汗自出，不恶寒反恶热，烦躁口渴，唇燥，鼻孔干，目珠胀，舌苔白而底绛，或身热反减而恶热反甚。最轻为热在气分怫郁之候，证见胸胁满痛，按之热甚，咽燥喉痛，小便色黄，舌苔黄腻而燥，或见红点，或有裂纹。

在“阳胜则热，阴胜则寒”的同时，临床上还可以看到“阳胜则实，阴胜则虚”的现象，前者可联系到《伤寒论》表实的麻黄汤证和里实的三承气汤证；后者可联系到太阴篇有关各条。于此，可见《内经》理论本来源于实践，一经印证，更觉显然。

(六)“阳虚则外寒，阴虚则内热，阳盛则外热，阴盛则内寒”(《素问·调经论》)

上文“阳胜则热，阴胜则寒”，说明寒和热的病象，是随着阴阳偏胜而出现，因此，临床症状也随着它们不同的属性而反映出来。然而“热”并不一定是本身的“阳”胜所致，其中可能因阴不足而产生；“寒”也不一定是本身的“阴”胜所致，其中也可能因阳不足而产生。在这相互错综的病理机制里，古人是通过无数次的临床观察而得出一个辨证经验，从“外热”、“内热”、“外寒”、“内寒”的现象中，区别出“阳盛”、“阴虚”、“阳虚”、“阴盛”的机转。鉴别诊断方法：阳虚的外寒与有表邪的恶寒不同，前者是不发热或微热不甚，脉大无力，舌淡口和；后者多发热头痛无汗，脉浮有力，并见骨节烦疼。同时，阳虚的外寒也不等于阴盛的内寒，阳虚外寒的冷感轻，阴盛内寒的冷感重。而且阳虚的外寒，多并自汗畏风，阴盛的内寒多并下利清谷，至于阴虚的内热和阳盛的外热也有差别，前者是肾阴素亏，虚火渐炽，而成骨蒸内热，后者是寒邪郁于肌肤，汗不得泄，形成体若燔炭的表热证。实际上，经文所说"阳盛则外热"，是由于表受寒邪，导致阳气怫郁而发热，不是真的阳盛，真正阳盛的外热，表现在"中暑"、"暑湿"等证候里，在伤寒阳明经证中，亦有之。

(七)"重阴必阳，重阳必阴"（《素问·阴阳应象大论》、《灵枢·论疾诊尺》）

"阴胜则阳病，阳胜则阴病"，是病理变化的正常现象，也就是阴阳偏胜的常病；"重阴必阳，重阳必阴"是病理变化的反常现象，由于阴阳偏胜趋于极点所导致。它的机理与《灵枢·论疾诊尺》所说"重寒则热，重热则寒"和"寒甚则热，热甚则寒"是一致的。它反映到临床方面，即是"阴盛格阳，阳盛格阴"的证候，也即是"阴极似阳，阳极似阴"的证候。说得更明白些，那就是"真寒假热，真热假寒"的本质与现象的问题了。具体的临床表现，分析如下：

1. 重寒则热（阴极似阳）

例如：身热面红，口渴喜冷，手足躁扰，语言谵妄，悉似阳证，但身虽炽热而欲得衣被，口虽喜冷而不欲咽，手足虽躁扰而神静，语言虽谵妄而声微。这是里真寒而表假热，也即是阴盛于内，逼阳于外的"格阳"证。另有一种"戴阳"证，其病机也是真寒假热，但现象与"格阳"有些不同；"格阳"的真寒假热，表现在体内和体表，"戴阳"的真寒假热，表现在下部和上部，它的症状是：气短息促，头晕心悸，足冷，溺清，大便或溏或泻，面色娇红带白，口燥齿衄或鼻衄，甚或烦躁或去衣被。这是阴竭于下，阳越于上，上假热而下真虚寒的"戴阳"证，临床多见于肾阴不足，虚阳上越的患者。

2. 重热则寒（阳极似阴）

例如：手足厥冷，身卧如塑，悉似阴证；但审其内证则口燥舌干，苔起芒刺，渴欲饮冷喜寒恶热，小便赤涩，大便闭结，或自利清水，臭气极重，此皆里真热而表假寒，也即是阳盛格阴的证候。它四肢的厥冷，上肢必冷不过肘，下肢必冷不过膝，不像真寒证的肢冷过肘膝。以上一系列现象，多见于伤寒热甚，失于汗下，或温病伏热深沉，不得外达的患者。

总之，“重寒则热，重热则寒”，是阴阳偏胜的实病，因而症状也错综复杂，充分表现出本质与现象的特殊矛盾。根据古人的临床经验，认识阴盛格阳的关键，要先从脉象上去找，由于本证病机是阴寒内盛逼使真阳散越于外，外象虽呈种种假热证，而脉搏必浮数，按之欲散，或浮大满指，按之则豁然空。辨别阳盛格阴的关键，则要注意辨舌，因此证是阳郁于内，反见“胜己之化”于外，虽见肢冷脉伏，吴又可所谓“体厥脉厥”，故脉象难凭，而察舌则较可靠。其舌质必干燥不润，边尖红赤而不淡白，且多呈黄苔或黄糙苔。附述于此，以丰富“重阴必阳，重阳必阴”在临证上的应用。

（八）“诸寒之而热者取之阴，热之而寒者取之阳，所谓求其属也”（《素问·至真要大论》）

前条“重阴必阳，重阳必阴”，说明阴阳偏胜的病理机制；本条则指出“阴阳偏衰”的从治法。经文认为某些热证，如通过苦寒药治疗而热仍不退，那就要考虑这“热”不是阳邪盛而是真阴衰，应当采取养阴以退热；某些寒证，如用辛热药治疗而寒仍不除，那就要考虑这“寒”不是阴邪盛而是真阳衰，应采取补阳以除寒。《阴阳应象大论》指出：“阳病治阴，阴病治阳”即是此意。王冰所谓“壮水之主，以制阳光；益火之源，以消阴翳”，从病的根本上探求治疗法则，既恰当，又有效。盛启东更把它申述为：“黄连、苦参，久服而反热；附子、干姜，多饮而反寒。虽云久而增气，反招见化之尤，究不外寒之不寒，是无水也，热之不热，是无火也”那更言之有物了。

举例来说，凡肾阴不足虚火上炎的患者，虽见热证如目赤、口干、舌红、咽痛等，却不能用苦寒直折真火，宜壮水滋阴，使真阴渐复虚热自退。又如真阳不足的患者，证见形寒畏风，腰背觉冷，肢末不温，却不能纯用辛热药以祛寒，须用附桂八味丸之类补水中之火，使真阳充足，寒象自除。这是一般的临床证治。

在此，可以联想到：下多亡阴而阳脱，或汗多亡阳而阴脱，则脱阳者当补真阴，脱阴者当补真阳（从亡阴到阳脱，从亡阳到阴脱，它们都是相互为用，其来有自的）。所以古方真武汤重用白芍，生脉散必用人参，意义均非常明显。前人治例，阳脱由于真阴下竭的，俞根初以龙牡复脉汤（《通俗伤寒论》）固护元气，敛阴益液，摄纳真阴，镇潜虚阳；阴脱由于元阳外泄的，冯楚瞻用全真一气汤（《冯氏锦囊》），在大剂滋阴药中佐参附助长气化，使上能散津于肺，下能输精于肾。这一病理机制和治疗方法，与经文"寒之而热取之阴，热之而寒取之阳"可以融会贯通，所谓"各求其属"。

以上八条，第一条则从自然现象的正常和反常，印证到人体生理方面，病变方面及其治疗；第二至四条，则从生理的阴阳印证到病理的阴阳；第五、六两条，从"寒"或"热"的病理反应中分析出阴阳的偏衰和偏盛，并加以对比、互勘；第七条说明阴阳偏胜而造成特殊病变时不能只从寒热现象上去观察，而是要从寒热转化过程中勘出它的本质；第八条则说明阴阳偏衰的"从治法"。

由于水平及经验所限，不能把阴阳理论全部应用到实践中去，仅从文献中所见的试述，然而已体会到古人对阴阳学说应用于临床的精深广博。

阴阳五行学说教学余义

阴阳五行学说，是中医基础理论的一个组成部分，也是学习中医的第一门新课。章节新编，理论古老，对初学中医者来说，肯定有陌生感。既苦于难理解，又不能把前后内容联系起来融会贯通；如果对前一个内容发生窒碍，后一个内容也会搁浅。现按照《中医学基础》教材（北京中医学院主编，1974年版），以历年来教学这门课的体会，提出“三个联系”，作为一份辅导资料，名之曰教学余义。

（一）学习阴阳五行的基本内容，必须联系它们在医学中的应用，为理论与实际结合迈出第一步

阴阳五行学说，是古代的一种朴素的唯物主义自然观，祖国医学就用它来阐释中医理论。它们在生理上，以阴阳分气血、脏腑，并提示功能与物质的关系，以五行属性配合五脏，以五行相生、相克解释五脏之间的相互关系；在病理上，以阴阳分邪正、寒热、虚实，并以五行相乘、相侮关系说明五脏之间病变的复杂性；在辨证上，以阴阳和五行分析脏腑疾患，为八纲辨证及疾病的传变作出了启示；在治疗上，以阴阳制约的理论订出原因疗法和对症疗法并分析药物的性质和功用，还按照五行生克原理订出若干个治疗法则。以上这些，是《中医学基础》教材中关于“阴阳五行学说”的教学提要，也是在课堂教学中所反复强调的。

教材对阴阳五行学说的编写，都分作“基本内容”和“在祖国医学中的应用”两个部分。内容由浅入深，由此及彼，从理论到应用，从自然现象说到人体的生理、病理、诊断和治法。整个学说犹如一条龙，首尾相应，使《内经》中古奥的、散在各篇的阴阳学说，出现层次分明、络脉贯通的新的篇章。体现出基础科学成为应用科学的基础理论，而应用科学为基础理论提供了一定技术和实践的基础。

其中阴阳学说第一个基本内容——相互对立，不但说明人体的组织结构和生理功能，还以此用于疾病的诊断、辨证和治疗。特别如：望闻问切之分阴阳，八纲辨证之分阴阳、表里、寒热、虚实，都有一定的指导意义，给中医学奠定了理论基础。汉代张仲景《伤寒论》中的六经分证，也是根据阴阳相互对立的理论，从二推广到六，结合临床实践而逐步形成的。据了解，阴阳学说中的相互对立还容易懂，在对立中起到抑制作用，则比较难理解。《教材》引用能说明问题而富有逻辑性的古医成语来阐述："动极者镇之以静，阴亢者胜之以阳。"这两句术语，是明代医家张景岳的名言。他对阴阳学说很有研究，在他著作的《类经》和《类经附翼》中，对阴阳学说曾提出不少见解，有的已上升到理论；在《景岳全书》中，还把理论结合到临床实践，取得了一定疗效。他的元阴、元阳和肾阴、肾阳等理论，已为现代中西医家作为临床研究课题。这两句提示动与静、阴与阳从相互对立中达到相互制约的关系。上一句，说明人体生理方面固然需要动静结合（劳动后的休息，高温时的降温）；病变时，也需要有同样的方法来治疗，如血热妄行的吐血衄血，肝风内动的肢搐，热毒内盛的狂躁，都需要清凉性镇静性的治法。下一句，说明阴寒内盛的全身怕冷、四肢不温、大便泄泻、小便清白等病象，都需要用温热药或艾灸或热敷等方法。如由于阳气不足、阴寒凝聚，影响气血运行，机能逐渐衰退时，在生活方面，用适当的体育活动，或精神上促使兴奋，以起到一定的鼓舞作用；在治疗方面，用辛热或温通的阳性药物，以制约阴邪，使阳气复苏（古人用麻黄附子细辛汤治疗阴寒夹水湿的水肿，近人用冠心苏合丸及细辛气雾剂治疗心阳不振的心绞痛，其理论根据都是"阴亢者胜之以阳"。以上一系列关于生理、病理及治疗，都用对立的矛盾，说明阴阳是相互制约。就其内容含义，可以联系到"阴阳学说在祖国医学中的应用"一至五项，前后对勘，肯定能收到互相启发的好处。

接着，"阴阳相互依存"和"相互消长"，它们之间，在生理、病理、治疗上，彼此也存在着联系，而且前一内容与后一内容，联贯性也很强。例如："阴阳相互依存"是以阴阳为主体而联系到气血。从气血生化过程来说，阴血的生化和循行，必须依靠阳气的温养；阳气的输布和流通，也有赖于阴血的滋润。气血相互生化是这样，阴阳相互依存也是这样。这种阴阳相互依存的关系，医学上又叫“互根”。阴阳互根的理论依据，来自《素问·阴阳应象大论》：“阴在内，阳之守也；阳在外，阴之使也。”意味着：属于物质的阴在内藏守，给阳做供应；属于功能的阳在外循行，做阴的护卫。人体的阴阳互根，在正常情况下，表现为呼吸气的升降（呼时气升，吸时气降），动静时的兴奋和抑制（动时兴奋，静时抑制）；在病变情况下，一方面标志着阴阳相互依存的关系已趋于脆弱（还不到破裂程度），一方面提示着邪正斗争的现象逐渐呈露，于是构成“阴胜则阳病，阳胜则阴病”的病机，而出现“阴胜则寒，阳胜则热”的病象。这是属于外感寒湿之邪或暑、热之邪的疾患。其属于正虚内伤的，为“阳虚则寒，阴虚则热”。原因是体内阳气虚弱，不能温养，致阴寒之气内盛而出现恶寒证；或体内阴液不足，不能制阳，而出现阴虚阳亢的虚热证。这时，阴阳相互依存的关系已经破裂，生理现象已进入病变现象的阶段。

至于阴阳相互消长，也应该从生理到病理去认识。阴阳消长的正常情况，是“阳消阴长”或“阳长阴消”的交替活动。就生理角度上说，各种机能活动（气和力的形成）的产生，必然要消耗一定的营养物质（精血津液），即是“阳长阴消”；饮食物的消化吸收（精血的化生），必然要消耗一定的功能活动，即是“阴长阳消”。如前所述，精神方面的兴奋和抑制过程，气血津液（精）的新陈代谢过程，抗病因素与致病因素相互斗争的过程等，都属于阴阳消长的范畴。从病理角度上理解，则不能仅认作“阴阳消长”，而是“阴阳消长失调”。如果说，阴阳互根是生理上相对的静的过程，那么阴阳消长就是生理上相对的动的过程；而阴阳互根趋于破裂，那即是阴阳消长失调的病变形成。两者的关系是这样地衔接着，突出“失调”二字，就是从生理之常走向病理之变。阴阳消长失调的概念，应包含邪与正两个方面；邪与正各有阴阳，正为真阴和真阳，邪为寒邪与热邪。由于邪正相搏，于是构成了“阴邪”与“阳气”或“阳邪”与“阴精”的相互斗争，那就出现阴阳偏盛、偏衰的疾病。其中阴阳偏盛是属于邪盛，阴阳偏衰属于正虚。

这里要把它分析：阴阳偏盛的两种病，是受了暑、热或寒、湿的外邪；而阴阳偏衰的两种病，则属于正虚的内伤。后者的辨证施治比前者复杂，除了阴虚补阴（壮水之主，以治阳光），阳虚补阳（益火之原，以消阴翳）以外，还要落实到五脏，考虑到气血。一般来说，气属阳而血属阴，但并不意味着阳虚就是气虚，阴虚就是血虚。因为在阴或阳的偏虚之中，就可能含有气和血两部分的不足，而气或血的不足，却不能认为就是阳虚或阴虚。

再进一步分析：阴阳消长失调，虽已属病理范围，但还是属于一般性的（从教材中所举的几个病例可以看出）。至于“阴阳相互转化”，那是一种特殊的、反常的病态，是“阴阳消长失调”最严重的阶段。教材中也指出：“如果说‘阴阳消长’是一个量变过程的话，那么‘阴阳转化’是属于质变的过程。”所谓“质变”，就是“阴阳相互转化”：主要是：①阴证转化为阳证，具体表现在寒证转化为热证，虚证转化为实证；②阳证转化为阴证，具体表现在热证转化为寒证，实证转化为虚证。这一系列的阴阳转化，古人的理论是“重阴必阳，重阳必阴”和“寒极生热，热极生寒”（《素问·阴阳应象大论》）。这就是古人的朴素的辩证法，其实是脱离具体条件讲变化，不符合客观实际的。

在病变过程中，阴阳转化的主要条件，通过多次临床观察，大致有下列四点：①决定于病人体质的强弱（体质较强的，阴寒证容易转化为阳热证，体质弱的，阳热证容易转化为阴寒证）；②决定于病邪的轻重（病邪轻，原来属于阳证的、不容易转化为阴证，反之却容易转化为阴证）；③医生用药的过量或过剂（阳热证或实证用寒凉药或泻药过多，往往能转化为阴证、寒证、虚证，阴寒证或虚证用温热药或补药过多，也可能转化为阳热证或实证）；④病家的迁延贻误。以上导致病证阴阳转化的几个条件，仅凭个人临床观察所得，还属于感性认识，有待于今后继续观察。

根据临床印证，“阴阳转化”是从量变到质变的病理变化，而“寒极生热，热极生寒”，则是内真寒外假热或内真热外假寒的疾病本质和现象的关系。两者病情是有区别的。进一步分析，阳证转阴（包括表证入里、热证转寒、实证转虚），多是外感热性病的恶化转归；而阴证转阳（包括里证出表、寒证转热、虚证转实），则多是病机的好转。两者的轻重是有区别的。另一方面，阴阳转化，多见于外邪致病的剧期或好转期，而“阴损及阳”或“阳损及阴”，则多见于慢性病患者，正气逐渐消耗，真阴真阳与邪气同归于尽而危及生命。虽然都属于阴阳消长失调为病，但邪正之间病变的轻重缓急，各有不同，须在教与学的同时细致地分析。应用有一定的局限性，五行学说基本内容第一项“对事物属性的五行分类”，取象到人体，尚有理致，能说明脏腑的生理功能与相互关系的一部分；取象到自然界，就不那么妥帖。我常认为，关于事物属性的五行分类，在人体应以五脏为基点，从而推联到六腑、五官、形体和情志；对自然界应以五季为基点，从而推联到五气、五味、五化、五色（五方不能列入）。五行通过五脏和五季作桥梁，才能左右联系，应用到医学方面。如果以五行为主体的抽象地推演，就不可避免地陷入了历史上自然哲学的复辙，犯机械唯物主义的错误。五行学说基本内容第二项“五行的生克乘侮”，它具有相互资生、相互制约及亢则害、承乃制等方面，用直接和间接的关系，反复说明五脏之间的矛盾，可以补充阴阳学说的不足，更灵活地运用于人体生理、病理和辨证治疗，特别五行生克在治疗的运用。概括地说，五行学说在医学上各种论证与推理，都以上述两项基本内容为论据，贯串到应用部分（一）、（二）、（三）三项中。如果把前后内容分别联系一下，“基本内容”中的五行配五脏及相生相克，是紧扣“应用”部分（一）、（三）两项（“说明脏腑的生理功能和相互关系”及“用于诊断和治疗”）；而相乘相侮，则紧扣“应用”部分第

（二）项（“说明脏腑的病理影响”）。在说明脏腑间的病理影响中，“木乘土”是肝气郁结而影响脾胃的消化吸收（五行术语称“木郁土虚”）；“土侮木”是脾胃之气壅滞而影响肝气不舒（五行术语称“土壅木郁”）。这些对病机的认识，是比较辩证的。联系到下文以五行生克所订立的治法，同为五行学说中理论结合到应用的精粹部分。其中扶土抑木法用以治疗“木乘土”证，不但前后内容有照顾，而且治疗与病机亦宛转相赴，余义不尽。在说明诊断方面，着重在色诊：属于一般性的，如“面见青色，喜食酸味，脉见弦象，可以诊断为肝病”等；有特殊意义的，如“脾虚病人，面见青色，为木来乘土”，这对于患久泻病的小孩，凡见鼻梁、鼻旁、指纹出现青色隐隐者，必转抽搐，有一定预诊意义；“心脏病人面见黑色，为水来克火”，对心阳衰微、阴寒内盛而发生心绞痛的患者，也极有决诊价值。在说明治疗方面，据初步统计，得二十多法，《教材》举例为培土生金、滋水涵木、抑木扶土、壮水制火四法，但都必须落实到五脏，才起作用。前二法是从相生角度上作出治疗，后二法是从相克角度上作出治疗。

诸如此类，是五行学说的可取部分，历代医家各有阐发，清代名医如叶天士、吴鞠通、费伯雄、张聿青辈著作中，均多次引用。恰如其分而能说明问题的，为尤在泾医案中的一则：“胎前病子肿，产后四日即大泄，泄已一笑而厥，不省人事；及厥回神清，而左胁前后痛满，至今三月余。形瘦，脉虚，食少，少腹满，足肿，小便不利。此脾病传心，心不受邪，即传之于肝，肝受病而更传之于脾也。此为五脏相贼，与六腑食气水血成胀者不同，所以攻补递进而绝无一效也，宜泄肝和脾法治之。”说理明白，无陈腐气。近人的《蒲辅周医案》和《蒲辅周医疗经验》两书中，对五行学说也有不同角度的引用和分析。古方中常用的如左金丸、金水六君煎以及益黄、导赤、泻青等九散，都是根据五行治法而订立。可见五行辨证施治，也有一定临床应用价值，问题在于如何进一步的把它整理提高。

（二）学习五行学说，必须联系阴阳学说，彼此比较对勘，从而认识两个学说的精粗

阴阳学说的基本论点与五行学说的基本论点相比较，某些部分确有精粗不同，因而在临床应用方面，范围亦有广狭。

阴阳能说明人体脏腑、气血、精、津液等生理活动及表里、寒热、虚实等病理变化，五行则缺乏此种全能。尽管生克（制化）乘侮多方演绎，终不能与阴阳并驾齐驱。因为五行学说的逻辑性不及阴阳学说精切，其应用的广狭，是不以内容五与二的多少来决定的。

先举阴阳相互对立与五行相生相克作对比，说明阴阳在医学上的实用价值和指导意义。由于阴阳是代表事物相互对立又相互联系的两种属性，而不局限于某一特定事物，所以应用面广。在《内经》这一本书里，除阴阳阐明一系列医学问题外，《灵枢》经脉篇还以“手足三阴、三阳”说明十二经脉的表里上下循行往复；这个经络学说，是研究人体经络系统的生理功能、病理变化及其与脏腑相互关系的学说，是中医基础理论中又一个重要组成部分。进展到东汉时代，张仲景在《伤寒论》中以“三阳病”（太阳、阳明、少阳）、“三阴病”（太阴、少阴、厥阴）两大类，从病证上、治疗上反复推论，反复验证，奠定了中医辨证论治的理论体系。这经络学说和六经辨证，是古代中医的两大创造，目前仍发挥其新的作用，都是以阴阳相互对立为基本论点而建立起来的，五行学说则无此生命力。

再举“阴阳相互依存（互根）”说明人体生理活动与五行相生相克作对比：①从精气神角度上说，气和神属阳，精属阴。它们的关系是：李东垣以阴阳互根的理论，认为“积气以成精，积精以全神”；“气乃神之祖，精乃气之子”（气—精—神）。说明阳气和阴精的生化过程及其功能，五行学说以生克制化加“母子关系”，阐述不了这个问题。②从气和津液的角度上说，气属阳，津液属阴。它们的关系是：赵晴初据阴阳相互依存的理论，认为：“气呵水愈足，征气津之不相离。气若离乎津，则阳偏胜，即‘气有余便是火’是也；津若离乎气，则阴偏胜，即水积不四布，结为痰饮是也。”说明气和津液的生理情况和病理变化，五行学说无此明白晓畅。③从人体生理之常说到特殊病变，喻嘉言借阴阳互根的理论，认为：“人身之阴阳相依而不脱……阳欲上脱，阴下吸之，不能脱也；阴欲下脱，阳上吸之，不能脱也。”阴阳相脱的病象是：“阳脱于上者妄见妄闻，身汗多淋漓；阴脱于下者不见不闻，身体重着。”这从阴阳互根到互脱的巨大变化，五行学说也说明不了这些。《教材》还引《素问·生气通天论》“阴平阳秘，精神乃治；阴阳离决，精气乃绝”。上两句是“互根”现象（表现在精神方面），下两句是“互脱”结果（着重在精与气），词简而义明。

但是五行学说也有它的特点。第一个特点，即以五行生克乘侮关系说明脏腑间的病理影响，教材举“两传三影响”（肝病传脾、脾病传肝，肝病影响心、影响肺、影响肾）为例，其说理的成熟，足与阴阳学说相颉颃，别树一帜，阐述疾病传变的机理。古医书《难经》和《金匮要略》里首先绍述这一理论，以后各家学说都有不同程度的发挥；至清代叶天士对温病的顺传、逆传，更有进一步发明，后先辉映，从而推动学术的进展。

五行学说第二个特点，是创立多种疗法来适应复杂病机，足以补充阴阳学说治法的不足，从而丰富中医立法处方的内容，也是可取的。例如：“壮水制火”法，其学术性和临床应用，已超过阴阳学说的“热者寒之”，可与“诸寒之而热者取之阴……”及王冰所注的“壮水之主，以制阳光”并传于世，作为治疗法则。又如“滋水涵木”法和其他以五行生克制化的治法，也都有不同程度的学术意义和应用价值。不过由于水火概念欠清，含义各别，确是美中不足；但这和阴阳学说中把阴阳或指正气，或指病邪，所指太泛，同样是古代医学理论的缺陷。因此对阴阳五行学说，必须用历史唯物主义和辩证唯物主义的观点加以分析，批判地继承。

（三）学习阴阳五行学说，都有必要联系到脏腑，特别是五行学说，更要联系脏腑和阴阳

教材阴阳学说的应用第一项“说明人体的组织结构”中提到：每一脏腑又有阴阳之分，如心有心阴、心阳，肾有肾阴、肾阳等等。既提出脏腑有阴阳之分，也就是说阴阳要联系到脏腑，联系脏腑的主要目的，当然为了应用，更现实的是：五脏的生理功能，确是各具阴阳。这里根据五脏的功能，作了一些补充：

1. 心阴和心阳

心阳振奋，胸中大气布化；心阴得到温润，血行畅达，心动和脉搏均匀流利，意识明朗，精神焕发。

2. 肝阴和肝阳

肝阴能制约肝阳，使肝阳不亢不郁；肝气的条达疏泄，保证肝血有行有归，得到合理的贮藏和调节，妇女月经按期来潮，也是肝阴肝阳协调的表现。

3. 脾阴和脾阳

脾阳健运，饮食物能化生精微，为“后天之本”；鼓舞脾胃之阴，共同起到布敷饮食所化的精气，以供应全身，使肌肉充盈温暖。

4. 肺阴和肺气

肺气主宣发（升），肺阴主清肃（降），升降无阻，呼吸调畅，无“阳不下伏”及“右降不及”（叶天士语）的现象，使气血津液散布于周身。

5. 肾阴和肾阳

肾阴是肾阳的物质基础（阴精），肾阳是肾阴补充的主要动力（元气），一般称为真阴和真阳（又称“真水”和“真火”），同为机体生长发育的根本（先天之本）。

以上五脏的阴阳，各有各的功能，把它联合在一起，更能说明五脏的功能活动，进一步便于辨证施治，有裨于临床应用。近年来，上海第一医学院从调补肾阴或肾阳入手，通过多次临床实践和实验，对无排卵性功能性子宫出血、支气管哮喘、妊娠中毒症、冠状动脉粥样硬化症、红斑性狼疮、神经衰弱六种不同的疾病，进行补肾阴或补肾阳的治疗，各取得疗效（教材第二章脏腑/五脏/肾/附三，有记述。详见《肾的研究》）。《新中医》1974年第1期有《调补肾阴肾阳对妇科病的运用》一文，亦可参证。最近，有从心阴心阳方面辨证施治冠心病，有从肝肾阴虚和脾肾阳虚辨证施治贫血症。这都说明脏腑应该联系到阴阳，阴阳应该联系到脏腑，才能对临床治疗起到进一步的作用。

至于五行联系到五脏，不但有必要，而且正由于五行配五脏，才成为学说，才应用到医学上来。《素问·阴阳应象大论》及《金匮真言论》各提到五行配五脏，不是偶然的。问题在于五行特性狭隘，不能完全说明五脏的生理功能，有的“比类”而实非其类，有的“取象”而仍难想象（例如：木火与心肝尚可比类，金与肺实无从取象），于是益以相互生克乘侮的一环，来说明五脏间相互资生、相互制约的关系。以这两个内容为纽带，构成了五行学说长期来次于阴阳学说而成为历代医家所习用的一种理论。历代医家在著书立说及医案的字里行间，也告诉我们一个秘密，即五行学说必须联系五脏，在医学上才可派用场。应用到诊断及辨证治疗上，五行只联系到五脏，还嫌不够，就必须联系到阴阳。清医叶天士根据“水火为阴阳之征兆”的理论，指出：“火性本热，使火中无水，其热必极，热极则亡阴而万物枯焦；水性本寒，使水中无火，其寒必极，寒极则亡阳而万物寂灭。”说明水火与阴阳同性同气，水火应该交济，心肾也必须相交，不能不交。同时还说明心阴与心阳，肾阴与肾阳有共济必要。这是正常情况。在病态中，如心脏病人面见黑色，为“水来克火”，这“水”是指外来或内在的阴寒之气，而“火”则是指心阳，这一色诊，多见于心阳衰微的心绞痛病人；也可能出现于肾阳不足的黑瘅患者。此外，在治法补虚、泻实方面，既要认清脏腑气血之偏虚偏实，也要认清脏腑阴阳之偏虚偏实。如所常用的培土生金法，一般适用于肺脾两虚，咳嗽食少患者，肺脏本身受损，须依靠母气（脾胃之气）支援。长于健脾的参苓白术散，固属对证，而善于养胃阴的益胃汤，也有应用机会。又如抑木扶土法，浅解是疏肝健胃，进一步理解是抑制太过的风木之邪，以扶助中土。肝胆与脾胃各分阴阳，在运用抑木扶土法的同时，必须辨别所抑之木，为阳木（胆）或是阴木（肝）；所扶之土，为阳土（胃）或是阴土（脾）。痛泻要方（见教材附录）的作用，是抑阴木而扶阴土；温胆汤的作用，则可认为是疏阳木而和阳土。这都说明五行学说的应用，除联系脏腑之外，确实有必要联系到阴阳。

我们绝不能抱残守缺，而是要左右逢源，学以致用。本文为课堂讲稿的深化部，意图提高基础理论课的教学，使学生们从懂到通，几年后达到能用。这时候，知道阴阳五行这一门基础科学是应用科学的基础理论了。

《内经》“五郁”证治探讨

“五郁”这个名词，见于《素问·六元正纪大论》。首先叙述“五郁之发”影响着自然界气候的剧变，接着联系到人体的发病。叙证扼要，反映出岁气太过的多种病变；最后指出“五郁”的治法，作为这一节条文的结束，也就是本文所要讨论的中心。现先节录原文，以资复习。“木郁之发，……民病胃脘当心而痛，上支两胁，鬲咽不通，食饮不下（木郁土虚之病）；甚则耳鸣眩转，目不识人，善暴僵仆（风淫而本经自病）。火郁之发，……民病少气，疮疡痈肿，胁腹胸背，面首四肢，䐜愤胪胀，疡痱呕逆（大逆上冲于肺胃）；瘈疭骨痛，节乃有动（火内淫于筋骨），注下温疟，腹中暴痛，血溢流注，精液乃少（火热流窜，经络受伤而动风耗精）；目赤心热，甚则瞀闷懊侬，善暴死（肝心二经郁火，病变急剧。火病最多最暴，与“病机十九条”有共同二处）”。“土郁之发……民病心腹胀，肠鸣而为数后（湿淫于三焦）；甚则心痛胁䐜（心为湿乘，肝为湿侮）；呕吐霍乱，饮发注下，胕肿身重（湿淫于脾，病见于上下内外）。……金郁之发……民病咳逆，心胁满引少腹，善暴痛，不可反侧（金气胜而伤肝）。嗌干面尘色恶（燥气内郁而肺病）。……水郁之发……民病寒客心痛，腰椎痛，大关节不利，屈伸不便（寒水为病于太阳经）；善厥逆，痞坚腹满（水气胜而阳不伸）。……郁之甚者治之奈何？……木郁达之，火郁发之，土郁夺之，金郁泄之，水郁折之。然调其气，过者折之，以其畏也，所谓泻之。”

这里把经文分作两大段。第一大段可分五小段，说明五郁之发的病证；第二大段可分三小段：从“郁之甚者”至“水郁折之”为一段，是治五郁法的问答，词简义广，王履所谓“可扩焉而充之”的经文；“然调其气”一句为一段，是补充治郁的另一法则，是“达”、“发”、“夺”、“泄”、“折”之后的调理法（按照临床治疗，“五法”是治疗五郁的实证，“调其气”是治五郁邪去正未复的善后法）。“过者折之，以其畏也，所谓泻之”三句为一段，是说淫胜之气经治疗而尚未折服，当益其所不胜以制之（这是五行相制的治法）。

整节经文，从五郁的病机、病证和治法，有条理而衔着地指出，特别是善后法的治实又治虚，足够耐人寻味。下面试作两个方面分析。

（一）理论探索

《内经》“五郁”的证治，主要从运气立说，它和“病机十九条”一样，都是以五运六气为理论基础。但在临床应用，多以五运联系到五脏。后人的注释，也从联系到五脏为说理中心。王冰阐述“五郁”的治法，认为木郁达之，谓吐之令其条达；火郁发之，谓汗之令其疏散；土郁夺之，谓下之令无壅碍；金郁泄之，谓渗利，解表，利小便；水郁折之，谓抑制其冲逆。由于他第一个注释《素问》，从散乱的篇文披荆斩棘，边整理，边次注，当然有他创见的极大部分，但也有局限或偏隘的见解。此后，王履在《医经溯洄集》里对王冰注释里作了大量补充，其阐发确较详明，从王冰片词只语中反复推演，在医学理论探讨方面来说，真是后来居上。现在引述王履的阐述，略附浅见，分析如下：

"木郁达之"，达，有通畅之意。如肝性急，怒气逆，胠胁或胀，火时上炎，治以苦寒辛散而不愈者，则用升发之药，加以厥阴极使而从治之；又如久风之中为飧泄，或不因外风之入而清气在下为飧泄，则以清扬之剂举而散之。接着举出肺、脾、胃两脏一腑的病机，纠正王冰"吐之令其条达"的偏颇。他强调王冰以吐法来解释达字，不够恰当。如果木郁的病机是由于肺金盛所引起，则用泻肺气，举肝气的方法即可，不必用吐法；如果木郁由于脾胃浊气下流而少阳清气不升，则用益胃升阳之法即可，不必用吐法。这样反复说明，既富于推理，又符合事实，确能补充王冰的注说。

"火郁发之"，发，包括发汗和升举。如腠理外闭，邪热拂郁，则解表取汗以散之；又如火郁于内，非苦寒沉降之剂可治，则用升浮之药佐以甘温，顺其性而从治，如东垣升阳散火汤是。这样对火郁的病机作了外闭和内郁的分析，治法有散有收，显比王冰只讲"汗之令其疏散"，全面得多。

"金郁泄之"，王履侧重于渗泄而利小便，举例为：肺金为肾水上源，金受火烁，其令不行，源郁而渗道闭，宜肃清金化，滋以利之；又如肺气膹满，胸凭仰息，非利肺气之剂不足以疏通之。认为王冰所注的"解表"非泄肺之法。我则认为王冰所注无可非议，倒是王履失之于偏。实践证明，肺闭证用麻黄、三拗、大青龙等解表法有效，其机理还是要从"莫晓其意"的肺主皮毛的角度上解释。

"水郁折之"，王冰解谓"抑制其冲逆"。王履的补充是：折，制御也，伐而挫之，渐杀其势。如肿胀之病，水气淫溢而渗道以塞……治当实其脾土，资其运化，使制水而不敢犯，则渗道达而后愈。如病势既旺，非上法所能遽制，则用泄水之药伐而挫之，或用去菀陈莝，开鬼门，洁净府，三治备举，迭用以渐平。说理明确，举例恰当，使经义也得到明畅易懂。

关于“土郁夺之”，王履据王冰说稍作充实，无创见，无异议。

“五郁治法”通过二王先后串解，阐幽发微，从而使张景岳、孙一奎两家在二王串解的基础上进一步发挥经旨，议论更精切，解说更详明。其中，张以推理胜，孙以联系实际胜；张注从五脏阐明其所属、所主、所伤、拟治重视表里、上下及有关脏腑，孙论多结合到相应的病证和方药。

可以看出，张注关于木、火、土、金四郁的治法，对二王的注释又有所发挥；在“水郁折之”一条，更补出王冰所未曾提到的议论，足与王履之说相拮抗。详见其所著的《类经》中，在探索“五郁”的治法方面，可以作次于王履的参考资料。

（二）临床印证

1. 木郁达之

“木郁”的病理机制，应该从风淫所胜的风木之郁贯串到内脏的肝胆之郁来理解。经文所指出的病证，前四句是木郁而土虚之病，后三句是风淫而肝经自病。“达之”的方法，包括清宣和解、疏气、行血。张景岳所谓：“郁在表者，当疏其经，郁在里者，当疏其脏；但使气得通行，皆谓之达”。临床常见的证治举例如下：

少阳热郁
- 病因——少阳风热内郁。
- 症状——额胀耳鸣，头目眩晕，甚或耳聋及耳内流脓。
- 治法——清疏少阳。
- 方药——柴胡、薄荷、连翘、甘菊、黄芩、白芍、白蒺藜、竹茹、山栀、丹皮。

木郁土中
- 病因——邪从少阳郁入厥阴，复从厥阴逆攻阳明。
- 症状——憎寒发热无定时，伴有胸胁满脘胀痛，吐酸、不思食。
- 治法——疏肝和胃。
- 方药——柴胡、党参、吴萸、川连、半夏、陈皮、黄芩、茯苓、元胡、金铃子。

肝着
- 病因——肝脏血气郁滞，着而不行。
- 症状——胸胁部满痛，心中懊侬，甚则坐卧不安。
- 治法——舒肝通络，宣阳散结。
- 方药——旋覆花汤（旋覆花、新绛、葱管）。

以上所举三例证治，古人各有治验，我们在临床中也经常看到。前两例的病机是由浅入深，由风淫而热化而木郁。其中风热内郁的，治用疏而兼清；木郁土中的，治用疏中兼和，都不离乎“达之”的方法。还体会到“飧泄”也是木郁土中，刘草窗的痛泻要方，雷少逸的培土泻木法，也不外“达”的方法。至于“肝着”，病名和方治见于《金匮要略》，原书肝症状不明显，秦伯未氏认为应有胁部痞满和胀痛现象。附述于此，提供讨论。

2. 火郁发之

“火郁”的病理，是寒水之气抑遏了火的本能，不得发越，致邪热怫郁于腠理、肌肉，甚或内郁于筋骨脏腑间。经文指出它的病症，有属于火热之症上冲肺胃，有属火热之邪内淫于筋骨，有属于伏热内扰，经络脏腑受伤而动血耗精，有属于伏火窜扰内脏。“发之”，是指发散。凡火邪郁勃，如果纠聚于中，窜扰于内，浮游于外，治疗多采因其势而升散之、宣发之。临床治证，举例如下：

客寒包火
- 病因——伏温内发，新寒外束。
- 症状——初起身热头痛，怕风恶寒，咳嗽，继则不恶寒而恶热，心烦、口渴、胸闷。
- 治法——辛凉发表，苦辛开泄。
- 方药——葱豉桔梗汤（葱白、淡豆豉、桔梗、山栀、薄荷、连翘、甘草、竹叶）。

阳为阴遏
- 病因——素有郁热，偶伤生冷，抑遏阳气于脾土中。
- 症状——心烦胸闷，不思饮食，神倦懒言，四肢发热。
- 治法——升阳散火。
- 方药——东垣郁火汤（升麻、葛根、白芍、柴胡、甘草、防风、葱白）。

阳陷入阴
- 病因——火郁于内，不得发泄。
- 症状——夜热晨退，五心烦热无休时，口渴喜冷饮，六脉沉数，浮取不应。
- 治法——先升散，后苦泄。
- 方药——先用升阳散火汤，接用四物汤加黄柏，少佐炮姜。

上述第一例证治，是乡先辈俞根初先生所提出，见《通俗伤寒论》，病属外感；第二、三两例则属外感转内伤。“阳为阴遏”是阳热为阴寒所郁，病仍在阳分，故孙一奎认为用火郁汤可以取效。《蒲辅周医疗经验》也指出：“外感治疗不当，犯凉遏、误补，热郁于内，以致长期低烧，头晕，口苦，或见热如火燎，扪之灼手，宜升阳散火汤或火郁汤。这都是从升麻葛根汤套出来的，有升有散，升的是脾阳，散的是郁热，本‘火郁发之’的理论。”“阳陷入阴”则是阳热陷入于阴中，病已涉及阴分、血分，所以虞花溪先用升阳散火汤，后用四物汤加黄柏，清血分阴分之热，并略佐炒干姜从治。王孟英认为：“初用升阳散火，所谓‘火郁发之’；后以炒干姜佐四物知柏收功，乃血分受病之专剂”。这一证候，陆定圃认为：“用孙真人柴胡梅连散亦效。盖以梅连引柴胡入阴分而出之阳，其邪乃得去也。”此外，我还见到《慎斋遗书》有用白蒺藜之治心经火郁之阳痿证，也属于“火郁发之”的治例。

3. 土郁夺之

“土郁”，指脾胃壅滞，即“土太过曰敦阜”的实证。凡食滞胃肠，痰凝脾脏，湿阻中焦皆是。经文所指“土郁”的病症，前四句是水湿食滞郁于上中下三焦；后二句是水湿伤脾。“夺之”，原则上是指攻下法，具体地说，凡消食、去积、导痰、蠲饮、行湿、导滞，使痰食湿浊从里而出者，都属于“夺之”的范畴。临床证治，举例如下：

伤食
- 病因——食滞肠胃。
- 症状——胸脘满闷，嗳腐吞酸，或脘腹胀痛，欲便不便。
- 治法——消食导滞。
- 方药——陆氏润字丸。

痰积
- 病因——脾运失健，湿聚成痰。
- 症状——咳嗽胸闷，吐痰或呕涎，四肢倦怠，眩晕寒热。
- 治法——祛痰化湿。
- 方药——导痰汤或指迷茯苓丸。

湿郁膜原
- 病因——湿邪盘居三焦（特别是中焦膜原部分）。
- 症状——头胀身重，寒热如疟，胸膈满闷，甚或沉困嗜睡，舌苔白腻，或厚如积粉。
- 治法——辛开苦降。
- 方药——达原饮（槟榔、知母、黄芩、厚朴、草果、芍药、甘草）。

陆九芝《内经运气病释》认为：“土性畏滞，凡滞在上者可吐，滞在下者可泻，而皆不外直取其中，以安其上下也。”因此，体会到“伤食”和“痰积”这些病，如果郁在膈上的用吐法，郁在下焦的用泻法，而郁在中焦的除以消导法直取其中外，还倾向于下夺。润字丸之用大黄，导痰汤之用枳实，指迷茯苓丸之用元明粉，即是此意。至于“湿郁膜原”之用达原饮辛开苦降，吴又可早有治验；石芾南《医原》补充出：“湿郁脾经而成霍乱或痎疟，治宜五苓散化膀胱之气以导下流，尤须加辛通下达之品以开气闭，选药无过细辛，辛润开达。杭州塘栖痧药之所以灵效者，皆细辛之力居多。”这更是“土郁夺之”在临床上的推广运用。

4. 金郁泄之

“金郁”，理解作肺气郁滞或燥邪郁结。导致肺气郁滞的原因，多数由于外感六淫侵扰，而痰浊阻肺，水饮客肺也占着不少比重。经文所指出“金郁”的病证，前二句体会是燥气胜而本经自病，后二句是肺气郁而伤肝。由于肺气以清肃为顺，宣发通调为职，如有膹郁，一般多采取疏泄的治法。凡解表、利气、豁痰、清肺、通二便等，都可属于“泄之”的范畴。临床证治，举例如下：

风寒郁肺
- 病因——风寒外袭，肺气失宣。
- 症状——咳嗽上气，痰吐不利，呀呷有声，伴形寒发热。
- 治法——宣肺平喘止咳。
- 方药——三拗汤（麻黄、杏仁、甘草）或华盖散（上方加苏子、陈皮、茯苓、桑白皮）。

痰浊闭肺
- 病因——痰浊阻滞肺气。
- 症状——咳痰不爽，呼吸壅滞，喘息胸闷，背肋引痛。
- 治法——宣肺化痰。
- 方药——济生瓜蒌实丸（瓜蒌实、枳实、桔梗、半夏、加杏仁、川贝、橘络、蛤粉）。

湿温喉痹
- 病因——温邪阻遏肺气。
- 症状——咽喉不利、肿痛。
- 治法——轻药开之。
- 方药——银翘马勃散（银花、连翘、马勃、牛蒡子、射干，出自《温病条辨》）。

“金郁”之为病，表现为敛、为闭、为燥，为寒；“泄”的含义是疏利。临床举例如上述三个证治外，还有水饮射肺而作喘咳之用射干麻黄汤；肺痈吐脓如米粥之用桔梗白散；燥伤本脏，恶寒，鼻塞，咳嗽之用杏苏散；水液聚于胸膈为痰，阻结气分，心下鞭痛，治用苦辛通降之小陷胸汤等。这些都是由于肺气膹郁（或因风寒，或因痰浊，或因燥气，或因水邪）而采用温宣、温疏或苦辛通降的方法，都属于“金郁泄之”的治例。

5. 水郁折之

“水郁”之病，多数为痰饮及水肿。由于水湿郁而不行，势必潴留而为饮为肿，治疗当然以消饮逐水为主。水饮在膈上者涌而去之，在皮肤及四肢者汗而泄之，在经络脏腑者消而逐之。因此，“折之”的涵义，意味着表里上下随宜分消，使“水郁”有出路，大要包括发汗、涌吐、利小便、通大便等几个方面。临床证治举例如下：

痰涎上涌
- 病因——水饮痰涎，壅阻膈间。
- 症状——头痛胸满，涎潮壅盛，喉不得息，口吐清稀涎沫。
- 治法——高者越之。
- 方药——三圣散（瓜蒂、防风、藜芦）。

悬饮
- 病因——水饮留滞胁下。
- 症状——咳嗽吐稀痰涎沫，痛引两胁，甚则喘息不得平卧，目窝浮肿，大小便不利。
- 治法——泻水逐饮。
- 方药——先服十枣汤（大戟、甘遂、芫花、大枣），接用半夏、木香、槟榔、旋复花、皂角、姜汁。

水湿浸渍
- 病因——寒湿困脾，脾不利水。
- 症状——下肢及腹部水肿，胸闷腹胀，身重困倦，尿短小。
- 治法——通阳化湿利水。
- 方药——胃苓汤、五皮饮加减。

“水郁”致病的两种涵义，前已提明：一为寒水之气外郁于太阳经，一为阴寒胜而阳气不伸。在这些病机的影响下，导致肾、膀胱气化郁滞而聚水成肿，肺脾宣化失司而为痰为饮。王安道侧重于水肿，以“泄”为“挫折其泛滥之势”，提出实土、泻水及去菀陈莝、开鬼门、洁净府等法；孙一奎侧重于冷涎积饮，所以提出通阳温化，降逆渗泄等法，可称各尽其用。张景岳在实脾土、利膀胱的基础上，又补出“养肺金”、“壮命火”二法，立足于治本，充分体现出

《难经》、《金匮要略》“隔二”、“隔三”的治法。这是张景岳、赵养葵学说的特点。

以上五组治例，原则上是“因其屈而直之”的治法，据我粗浅体会，似可与《至真要大论》所谓“结者散之”，《阴阳应象大论》所谓“其实者，散而泻之”等治则，相互印证。不过这里分列“五郁”的病证论治，说理更具体一些。

本文小结

1.“五郁”在人体的病理变化，首先影响到有关脏腑和经络，及其既久，或在气分，或在血分，或郁于上，或郁于下，或归于阴，或归于阳。见证各有不同，主要在于不同的病因和病机。所以经文针对“五郁”而提出达、发、夺、泄、折五个治法。后人经验积累，在这五法的基础上扩充，以适应不同的证候。据初步的研索，认为王履的分析较王冰为全面；张景岳的分析，体现着理论联系实际，明白晓畅；孙一奎摭拾安道绪余，结合证治较多，但有不切合处。此外，李惺庵、陆九芝辈也各有阐发，足资参考。本文即以上述几家以为探讨依据。

2. 本文把“五郁”的病症及治法，从理论研究及临床应用出发，作进一步的印证和推勘，力求理论联系实际。在举例论证时，体会到“五郁”之病，多数是实证；惟其是实证，所以适用达、发、夺、泄、折等法。如果属于体虚病郁或因郁致虚，则上述五法的使用，就要相应地加以考虑。必须采取疏补兼施以治“木郁”，甘温升发以治“火郁”，消补兼施以治“土郁”，轻清辛润以治“金郁”，温煦渗泄以治“水郁”。经文后段所谓“然调其气”，是指“五郁”挟虚的治法；所谓“过者折之”，是指“五郁”实证的治法。能从有余或不足的角度上进行分析，那么对“五郁”的辨证施治，自然更能深入一些。

（原载《浙江中医学院学报》1980年第1期）

“病机十九条”阐要

自从《素问·至真要大论》指出：“百病之生也，皆生于风、寒、暑、湿、燥、火，以之化之变也。”古人为了“审察病机，无失气宜”，扼要地举出十九条例子，作举一反三的示范，而结之以“谨守病机，各司其属”，并强调“有者求之，无者求之，盛者责之，虚者责之”。这样的提出问题（首三句），分析问题和对比问题（十九条病机），最后总结问题（后四句），在经文本身来说，可称答问周详，有启发，有演绎，提纲挈领地指出了外感及内伤审证求因的法则。以后，刘河间（《素问玄机原病式》）、明·邵元伟（《医学纲目》）以及近人任应秋教授撰《病机临证分析》，又对十九条病机作了进一步发挥。现就十九条病机中所列出的30个病种，从常到变，加以阐发，以便于初学者进一步学习和参考。

1. 诸风掉眩，皆属于肝

“掉眩”是比较严重的晕眩，临床表现不仅是目昏头旋，而且呈坐立不稳，摇摇欲倒的自觉症状。它的病因，除了风火相搏或气虚血少以外，还有停痰、伏饮以及妇人崩伤及产后出血过多等几个因素，也有因肾阳衰微，浊阴上逆而导致的。病因多端，似非“风”与“肝”两方面所能概括，不过一般临床常见以这两种因素为多。因此，在治疗方面，大多采取清肝（或滋肝）熄风之品，而以叶天士、魏玉璜的治验为代表，近代张伯龙、张山雷两氏，把本条证因和“诸热瞀瘈，皆属于火”条结合起来，对证采用清肝镇潜等方法，疗效也很高。但参考文献，印证临床，“掉眩”的病机，属于停痰、伏饮、妇女崩伤或产后出血过多，以及肾阳衰微，浊阴上逆等，都各占相当比重。这是不容忽视的。

2. 诸寒收引，皆属于肾

“收引”是筋脉拘挛或掣瘈的病象，多发于四肢或少腹及阴囊部。它的原因有两个方面：第一是血虚肝热的内因，《素问·痿论》所谓："肝气热，则……筋膜干，筋膜干则筋急而挛。"第二是寒水之气的外因，那就是本条的"诸寒收引"了。不过，这"收引"的病机属于"寒"而不属于"肾"。所谓"肾"是指寒水之气，《灵枢》经脉篇"寒则反折筋急"正说明这一病机。根据实际观察所得，拘挛证与肾关系不大，与肝则有直接关系。在肝病筋挛的机理上，我认为寒热虚实都足以导致。寒与热引起筋脉收引已如上述，虚的方面多属肝血不足，临床常仿许叔微治筋急用养血地黄丸及朱丹溪治挛用四物汤加减之例。实的方面，多数是寒湿之邪为患，一般以桂枝、羌活、薏苡仁、白术、秦艽、干姜、牛膝等随证加减。总而言之，凡筋脉收引的治疗，从肝立法较多，从肾立法很少。否则，除非在乙癸同源，肝肾同治的角度上来辨证论治。因此，我认为这"肾"字应作"寒水之气"来理解，则于病因上、治疗上都比较有着落。

3. 诸气𦛗郁，皆属于肺

4. 诸湿肿满，皆属于脾

这两条经文，意义明晰。不过，首先应该明确病因的范围，那就是𦛗郁之属于肺的，必须在"气"的病因范畴内才属于肺，否则肝阳上逆的喘息以及食填太阴的痞闷，绝不能属之于肺。肿满之属于脾的，必须在"湿"的病因范畴内才属于脾，否则，肾阳衰微的肿满，或妇人先停经后肿胀的"血分"病，绝不能属之于脾。

"𦛗郁"的症状表现，包括喘息和痞闷，它们在临床所见，往往是相互影响，严重的痞闷必兼轻度的喘息，而喘息之甚者，也必感觉痞闷。虽然，喘息有属于肾气不纳，痞闷有属于脾阳不运，但总与肺的关系较直接。张仲景在《金匮要略》中记载了三个有𦛗郁症状而都关于肺的病型和治法：①火气郁肺——"大逆上气，咽喉不利，止逆下气者，麦门冬汤主之"；②水饮郁肺——"咳而上气，喉中水鸡声，射干麻黄汤主之"；

③痰浊壅肺——“咳逆上气，时时吐浊，但坐不得眠，皂荚丸主之”。这三个病型，致病因素虽有气逆、水饮和痰浊的不同，由于病机都在肺脏，所以都出现膹郁的症状。根据临床所见，导致肺气膹郁的，气火上逆是本病，水饮和痰浊是变病。因此，在治疗方面，麦门冬汤是正治法，射干麻黄汤及皂荚丸是变治法。在正治法当中，喻嘉言在白虎加人参汤的基础上，创制清燥救肺汤，不但针对着“诸气膹郁，皆属于肺”的病机，而且疗效更有提高。

关于“肿”，《金匮》有风水、皮水、正水、石水、黄汗及五脏水之分，张景岳认为诸经虽有肿胀，无不由于脾、肺、肾三者，经文指出属于脾，是抓住“湿肿”一个病型，不包括其他类型。

“满”为痞闷的自觉症状，病在中焦部位，一般称作“中满”，多属于脾阳不运，寒湿内滞所致。明代周慎斋对此证有亲身体会及经验，他曾以和中丸治愈自己脾阳不运的中满证。后人把此丸移治臌胀，疗效也很佳。清代曹仁伯在和中丸的基础上，常以附子理中汤加厚朴、大腹皮、泽泻、猪苓，治脾阳不振，寒湿停滞的腹满，在他的医案里载有不少治验。

通过古今临床实践，从而更证实经文的正确性，反过来以理论分析这两条经文，气与湿是病因；膹郁与肿满是症状，肺与脾是受了上述病因而出现症状的有关脏器。由于经文概括性强，提示明晰，使我们对审证求因的探求，有所启发。

5. 诸痛痒疮，皆属于心

这条经文在涵义上来看，不像前四条从风、寒、气、湿等病因贯穿到肝肾肺脾等内脏的有机联系。由于本条只提出“诸痛痒疮”的症状，概之以“皆属于心”，没有把病因指出，所以刘河间把它演绎为“诸痛痒疮，皆属心火”，加一“火”字，使疮的病因，比原来有着落。验之临床，一般疮疡之或痛或痒，的确与心或火有关。例如红肿焮痛的疮疡，多用清心火之药，如果疮面不甚红肿，或疼痛麻木很厉害，这是心经郁火不得外发而反内攻，有用玉枢丹或蟾酥内服外敷，清心解毒而取效的。但尽管提到属于心或属于火，对疮疡来说，还是概括不了。我们晓得，“疮”是痈疽的总称，焮肿易脓为痈，属阳；坚肿难脓为疽，属阴。辨证方面，着重在气、血、虚、实。血与气壅则肿痛，血为毒胜则成脓；红肿焮痛，多属实热，疮口平塌，多属虚寒。如果局限于“心”或“火”，无异把“疮”的病因狭隘起来。

6. 诸厥固泄，皆属于下

厥的病机，《素问·厥论》认为与肾有关，如“阳气衰于下则为寒厥，阴气衰于下则为热厥”，因此说“属下”。其实，《素问》所述寒厥和热厥的现象，仅仅是手足局部发凉或发热，是厥证的微末症状，也是厥证之最轻者，严重的要算“煎厥”和“薄厥”。煎厥的成因是水亏火亢，孤阳浮越，症状是猝然昏冒或仆倒，它是热厥的积累加甚而突然恶化所致，无疑地属于下焦（肾阴亏耗）所致。“薄厥”便不是这样，它属于剧变恼怒后气血逆上而厥。是“血菀于上”。因此，所谓“诸厥……属下”，不能包括“薄厥”在内。特别是我们临床常见的“痰厥”、“食厥”、“蚘厥”，病因都在中、上二焦，不能认为“皆属于下”。

“固”是大便秘结或小便癃闭；“泄”是包括泻、痢、遗尿、遗精等，为脾、肾、膀胱及大小肠等下焦病变。但也有肺气不宣所致的小便癃闭和大便秘结。李东垣认为：“渴而小便不利者，是热在上焦，肺之分……宜清肺而滋其化源也。”并且制定了清肺饮（《兰室秘藏》）。此后，李士材以生脉散加紫菀，治金燥不生水的溺闭（《医宗必读》）；马元仪以紫菀、葛根、杏仁、苏子、薄荷、枳壳、桔梗治金被火制，气化不及膀胱的小便淋闭（《印机草》）；李冠仙以沙参、天麦冬、黄芩、知母、甘草梢、车前子治肺失清肃，小便不通（《仿寓意草》）。可见，小便癃闭，由于肺气清肃失司的病例，也确占相当比重，不得固执经文，光从下焦肾、膀胱着想。至于清肃肺气以治大便秘结，自从《史载之方》以一味紫菀立法后，叶天士匠心独运，屡用开降肺气的方法治便秘肠痹，这不仅是“腑病治脏”，也符合“下病上取”的经旨。然而肠痹便秘由于肺气不宣，究竟不如肠实秘结或阴液枯涩而导致者为多，所以把二便固秘的病机认为属于下焦，有其指导临床的意义，但又不能拘泥于此。

7. 诸痿喘呕，皆属于上

痿、喘、呕是三种病证。痿证除湿热致痿外，多数属于肝肾阴亏。因此，古人以虎潜丸为治痿要方。我们足可以从古今治痿的病例中看出“温补精髓”与“清滋肝肾”之法，多于“清肺气”，所以我初步认为经文“诸痿”二字，主要是指肺气不足，咽干咳嗽，或咳痰血丝的“肺痿”，其次是指“痿躄”之由于“肺热叶焦”而引起的，不概括其它痿证，才符合“属于上”的病机。喘与呕的机理，一般与肺胃关系最密切，原则上可以说是上焦病，但有肾虚不能摄纳，孤阳浮越，气从脐下直冲清道的喘息，既非肺脏自病，那就不能认为属于上。呕是胃病，胃居中焦，认为是上，似欠妥帖，特别是尿毒症之肾不化气、浊阴上冒的呕逆，病机则在于肾，肾则位居下焦了，这几种从下而上的喘和呕，临证所见，也不在少数的。

8. 诸暴强直，皆属于风

9. 诸痉项强，皆属于湿

这两条经文所指出的临床症状，都表现为肢体（或颈项）强直，而致病因素却不同，我们应该细致地观察和分析。

以“诸暴强直”来说，河间认为属于风兼燥化之外风，景岳则认为属于风兼燥化之内风。我认为诸暴强直是突然发作的肢体强硬不柔，甚或出现僵仆现象，病起急骤，当然属于外风，但临床辨证，须加分析。例如突然僵仆，猝倒不语，身温脉浮有痰涎的则为“中风”，若身凉脉沉而无痰涎的则为“中气”，又有肢体虽强直，口噤身热，而神志不全昏迷，如患者是疮家（旧有创伤未愈合），则应该考虑到“破伤风”。

至于“诸痉项强”，河间认为是湿兼风化，景岳认为是湿兼寒化，吴鞠通则认为六淫皆能致痉，通过分析，而以风为主要因素。吴氏又以六淫致痉为实证，产后亡血，久病致痉，风家误下，温病误汗，疮家发汗等为虚证。他再从六淫里分出风寒、风湿致痉为寒证，风温、风热、风暑、燥火致痉为热证。我认为吴氏从临床实践中，分析致病因素，比河间的湿兼风化，景岳的湿兼寒化更细致、更深入、更全面。

10. 诸胀腹大，皆属于热

“胀”是内伤杂证中一个大病，不论全身胀或单腹胀，它的病因都很复杂，并非单纯热的因素可以概括。《内经》论胀除根据五脏六腑胀证分类之外，特别强调虚实二因。如“胃脉实则胀”，这是属于实的胀。又“饮食起居失节，入五脏则膜满闭塞”，这是属虚的胀。至于六淫方面，经文也不止一次地指出寒、湿、火、热、燥都足以导致肿胀。显然，这里所说“诸胀腹大，皆属于热”是较局限了。临床所见诸胀腹大的疾患，除上面所指的几种类型外，还有七情郁结，胸腹满闷，四肢瘦削的气胀；食入不化，痞满嗳腐的食胀；腹痛腹臌，嗜食香甜不厌的虫胀；跌仆闪伤或产后恶露留着，腹大而绷急，青筋环小腹的瘀血臌胀；在妇科还有胸腹胀大，先肿胀后经阻的“气分”和血结胞门，少腹重痛，先经阻而后腹胀的“血分”。以上一系列诸胀腹大的不同证候，它的病因不但多种多样，而且有严格的界限，丝毫不能含混的。

11. 诸病有声，鼓之如鼓，皆属于热

本条指出脘腹胀满，胃肠间鸣响的一类疾患，都是属于热证。但《内经》尚有“脾病者……虚则腹满肠鸣”；“肠中雷鸣，气上冲胸，邪在大肠”；“肠中寒则腹鸣飧泄”；“热淫所胜，病腹中常鸣……腹大”等。说明肠鸣腹胀，虚实寒热均能导致，本条的所谓“热”仅是致病因素之一。临床所见腹满而臌大的，有水寒气瘀互聚下焦，静则少腹胀满，动则攻冲作响的。相互衡量，初步认为肠鸣腹胀的疾患，属痰饮水湿的，比属于热的更为常见。

12. 诸转反戾，水液浑浊，皆属于热

“转”是项强转筋，“反”是角弓反张（向反仰），“戾”是筋脉拘急（向前屈）。实际上，它们都是“痉病”的一类。致病因素，在六淫方面，风、寒、暑、湿、燥、火均能导致，部分还有属于血虚液燥所引起。本条对“转”、“反”、“戾”这些证候，认为皆属于热，着重点在“水液浑浊”四字。所谓水液包括吐出物及大小便等排泄物。印证临床，如同一吐泻转筋，凡呕吐酸腐，小便浑浊，大便鹜溏而臭秽难闻的多属于热。如果呕吐物如水状，泻出物澄澈清冷，那便属于寒了。因此，要决定诸转、反、戾之属于热，关键问题是在吐出物及大小便排泄物的酸腐、浑浊和臭秽。

13. 诸呕吐酸，暴注下迫，皆属于热

本条与上条有连贯性，它之所以属于热，也和上条一样，要从吐出物或排泄物着眼，甚或要从吐泻的“声”和“势”方面着眼。根据经文指出的症状，即是我们临床所常见的肝木侮土或胃热上冲的呕吐及暑月的热泻热痢。不论吐或泻，凡是属于热的，它总伴有心中烦热，渴欲冷饮，呕出物有酸腐气味，肛门急迫，便泻深黄色水糜样或夹有粘液，大便时肛门有灼热感及腹中急痛等症。

联系到治疗方面，呕吐酸丹溪主张用左金丸，近人多与加味温胆汤合用，但丹溪有时却仅以一味黄连浓煎，放冷，候酸块欲升，即与数滴饮之。他不用吴茱萸反佐，是采取“治热以寒”的对证疗法，至于热泻热痢，则《伤寒论》的黄芩汤，为临床所赏用。但泻与痢有所不同，泻是多暴注而少迫急，痢则多迫急而少暴注；治热泻则清多于通，治热痢则清通并用，这是暴注下迫辨证论治的一般规律。

不过从经文的反面来看，吞酸吐酸及暴注下迫，也有属于寒的。如李惺庵所说“客寒犯胃，顷刻成酸，本无郁热，因寒所化”及寒泻寒痢等，临床也时有所见。寒热的鉴别，除了从呕吐酸和泻出物的气（腥冷或腐臭）色（清稀或稠浊）及声势方面着眼之外，还可以从脉舌和其它症状上观察出来。

14. 诸热瞀瘈，皆属于火

“火”为热之甚者，不论外感六淫皆从火化之火，或脏阴内耗五志之火燔灼心火，对机体危害性来说，“火”总比“热”厉害，从症状上观察，“火”的病象也比“热”的病象严重。

本条经文所举出的症状例子为“热”“瞀”“瘈”，主要是患者全身发高热，甚或昏蒙抽搐。凭什么来肯定是“高热”呢？则根据“瞀”和“瘈”。高热、神昏、抽搐三大症，一个接着一个地出现。所谓“瞀”包括两种现象，一是眼目昏花，一是心情闷乱，总属于神志昏蒙一类，为邪热蒙蔽心包的象征。“瘈”是手足抽搐，多数为风火相煽，液枯筋燥所致。这一系列神志昏蒙、手足抽搐等症状，在临床如仅属于一般性的热是不会引起的。因此说，凡伴随这些症状而来的热型，多数是高热，那就是经文所说的“火”，而为热之甚者。

临床上，凡高热神昏抽掣的火证，也不是一般的清热药所能取效。如以清营汤治手厥阴暑温；以犀角、羚羊角……治壮热口渴、舌苔黄或焦红、发痉、神昏谵语或笑的湿热证邪灼心包。在志火燔灼的内伤杂证中，如牛黄泻心汤（牛黄、片脑、朱砂、生大黄）之清镇狂言妄语、心神不安的心风实证；当归龙荟丸之清泄眩晕瘈疭胁痛目赤的肝经实火，都以大凉或苦寒的药物，直折六淫或五志之火为患的“诸热瞀瘈”。如果我们回忆一下在运用紫雪丹、至宝丹及安宫牛黄丸治疗高热神昏抽搐之温热邪入心包时，那更有深刻的印象和体会。

15. 诸禁鼓栗，如丧神守，皆属于火

本条之“火”与前条之“火”，基本上是相类，只是所述症状在发病机理方面有所不同。前条的“诸热瞀瘈”，一般是先壮热烦闷，从而出现神志昏糊或全不识人，接着因热极生风，发生抽掣。本证往往是发生在伏邪暴发或进一步转向内逼的时候，常有为时极短的恶寒战慄，鼓颔口噤，神情不能自主。这种症状的发现，多由于火邪不外泄而转向内逼之故，临床的病理叫做“邪正相争”。另一方面，伏邪将外达时，也会出现同样症状。故热毒内攻，或郁火外发，都可能出现寒禁鼓颔，神情不能自主的内真热而外假寒的现象。至于张景岳《类经》指出“火有虚实之分”，那是从正面推勘反面，更为经文应用于临床开辟了另一悟境。

16. 诸逆冲上，皆属于火

这个火，不仅是指病因，也包括各种冲逆证的病理机制在内。临床所见，咳、喘、呕、吐、哕等症，都是“诸逆冲上”的现象，其病机当然大部分是属于火的，但有“虚火”和“实火”的区别。例如《金匮要略》“食已即吐者，大黄甘草汤主之”，这是吐、哕之属于实火的。又《金匮要略》“火逆上气，咽喉不利，止逆下气者，麦门冬汤主之”，这是喘逆之属于虚火的。古今医学文献中，以清火肃降之法，治“诸逆冲上”等疾患，例子很多，但不能忘记也有属于虚寒或寒实证的“诸逆冲上”。例如黑锡丹所治的“胸中痰饮，上攻头目及奔豚上气痰鸣喘息”是浊阴上泛；吴茱萸汤所治的“干呕，吐涎沫”为厥阴之气上逆；半夏干姜散所治的“干呕吐逆，吐涎沫”为胃中寒涎上逆等。因此，对本条经文的辨证，必须结合其他症状，才能应用裕如。

17. 诸病胕肿，疼酸惊骇，皆属于火

本条的火仍为热之甚者，由于病理变化是内外相互影响，因此症状也是表里错杂。所述“胕肿、疼酸惊骇”，可能是指局部皮肤、肌肉的红肿热痛。由于火热所引起的“丹毒”、“流火”，好发于下肢腿胻等部位，其症状焮红灼热，疼痛酸楚（酸不是必然症）。手不可按，按之则突然叫喊，状若受惊（不一定真有惊骇现象）。我体会经文所述的胕肿，即后世俗称“流火”的足胫红肿而痛者。古人治例，丹溪以生地、黄柏、苍术、牛膝、龙胆草……为主，王孟英仿其法而用栀、柏、芩、连、竹茹、川楝子、通草、半夏、蚕砂、丝瓜络等。是清湿火和清肝火的综合治法。这方法，仍被近代治流火证所广泛采用。

18. 诸躁狂越，皆属于火

本条的“火”既可由于外感六淫之火，也可属于内伤五志之火。所谓“躁”和“狂”、“越”，不论六淫之火或五志之火，都有产生症状的可能。一般说来，躁为狂之渐，狂乃躁之剧，若狂越则不但骂詈叫喊，不避亲疏，甚或弃衣狂奔，逾垣上屋，不畏水火。这些症状在伤寒阳明腑实及温热病里热亢盛阶段最为常见，都是属于外感六淫之火，另有不属六淫之火而出现诸躁狂越等症状，那就要考虑五志之火所引起（主要是心肝两经实火），第十四条“诸热瞀瘈，皆属于火”的因内伤而引起“心风”及“肝阳上亢”的两个证候，它们临床表现，虽较本条“诸躁狂越”为轻，而致病因素则一。此外，有热痰蒙蔽心窍而发狂的，证见痰壅气逆，胸闷呕吐，静则懊侬昏瞀，躁则狂妄舞蹈，又有瘀血发狂（即蓄血如狂的进一步），多见于伤寒太阳病不解，热在下焦，少腹硬满而痛，临床表现是躁少而狂多，另有一种“阴躁如狂”初起不发热，无烦闷，但手足厥冷，甚则阴极发躁，欲坐卧于泥水井中，或烦渴而不欲饮水，躁乱不安，如发狂状，这由于阴寒内盛，虚阳外越所致，就不是属于火了。

19. 诸病水液，澄澈清冷，皆属于寒

本条应与十二条对勘，从“……水液浑浊，皆属于热”的病理和诊断中便可勘出“水液澄澈清冷”之属于寒了。

水液澄澈清冷的临床表现，主要仍在吐出物及二便的排泄物方面着眼，如呕吐水样物，咳吐稀薄痰涎，及小便清白自利，大便完谷不化或清冷如鸭粪等等，都属于肺脾或胃肠有寒。根据病情观察所得，水液浑浊之属于热，“澄澈清冷”之属于寒，不仅反映在吐出物及二便排泄物，也表现在咳唾痰方面。凡痰浊浓稠粘滞属热，稀薄如唾沫属寒；疮疡出脓也是这样，脓稠浊者属热，清稀者属寒；妇女带下亦然。

应该说明，这“澄澈清冷”的“冷”字，是指吐出或排泄物的水液无灼热感而言，并非真的有冷感。经文这类形容词，我们不能以辞害意。

有温习文献与印证实践的过程中，我认为病机十九条对临床有一定的指导意义，它们各有各的辨证依据，但必须从症状和病因方面作必要的联系或推勘，甚或要从主证以外追寻兼证，主因以外探索兼因，不要把它当作教条，弄得僵化，才能如珠走盘地灵活运用。

（本文发表于《中医杂志》1978 年第 1 期）

明清间绍兴《内经》四大注家

（一）马莳与《黄帝内经素问注证发微》、《黄帝内经灵枢注证发微》

马莳，字仲化，别号元台子，后人都称他为马元台。明嘉靖万历年间人。著有《黄帝内经素问注证发微》、《黄帝内经灵枢注证发微》各 9 卷，初刻于万历十四年（1586），再刻于十六年，清·嘉庆十年（1805）歙县鲍漱芳重刻，日本庆长十三年（1608）梅寿堂有刻本，十四年（1609）重印。我们所见到的，为《图书集成·医部全录》本及嘉庆鲍漱芳刻本。

这部著作有三个特点：

1. 在《素问》全书注本中，马莳是王冰后的第二家，阐述经文精微，补苴王注罅漏，起到一定作用。

2. 在《灵枢》全书注本中，马莳是创始者，与王冰次注《素问》，成无己注《伤寒论》同样是空前启后的著作。

3. 把《素问》、《灵枢》全书一百六十二篇，每篇都分节（分段），注证从章节上下工夫，使之条理分明，义理愈见。

据此三点，让我们来初步评议马注《内经》。书名《素问注证发微》和《灵枢注证发微》，“注”是疏解经文，“证”是印证经文；“发微”，则以其研索所得，在发皇古说的基础上参以新意，使经文得到曲畅旁通。《浙江通志》称之“为医家津梁”，正以其书名实相副，有裨学者。如实地说，当时医家欲全面研凑《内经》，舍此确无佳注。《古今图书集成·医部全录》中的《内经》，收王注、马注及张志聪注三家，说明马莳的经学造诣，足以上承王冰，下启张志聪。

从分节来说，马氏对经文是经过精密的研究，再反复推敲互勘，然后方作出恰如其分的分节的。如《素问·生气通天论》第二节后指出：“此节分截，似应以寒、暑、湿各为一节，殊不知本篇所重在阳气，故凡本篇有‘阳气’者，当提为各节起语。”如此琢磨经义，既审片段，又参全文，宜其分节精湛，为后人所取法。张志聪集注《内经》，也都按照马氏的分节，真可谓“萧规曹随”。

从注证来说，因他感到王冰注解有“逢疑则默”的特点，所以他的注解尽量做到明白晓畅，务使文无疑文，字无賸义；注文中须要引申者，则注中加注，这是数见不鲜的。特别在求证方面，尤为出色。以《素问》证《灵枢》，以《灵枢》证《素问》，经义可以比类阐发的，必互相引证；有的还举名家著述来阐证。如《阴阳应象大论》“味厚者为阴，薄为阴之阳……”一节，引李杲的《用药法象》来印证；《素问·阴阳别论》“二阳结，谓之消；三阳结，谓之隔；三阴结，谓之水……”一节，除引证本经有关各篇的议论外，还引用陈言、刘完素、李杲、张元素各家学说来印证，疏证之详，使读者感到有物有则，不仅仅以解说经文见长。其中部分注解，不但正王注之偏，而且给后贤以立论依据。如：“男女之精，皆可以天癸称……故交媾之时，各有其精，而行经之际，方有其血。”（《素问·上古天真论》注）。说明天癸男女皆有，非指女子月事。这一点，张介宾《类经》注中首先给以肯定，后人皆宗焉说，特别是沈又彭、秦天一、王士雄、陆懋修辈，踪述尤详，足征其立论精切，可以光前启后。

此外，他还以临床实例解释经义，亦多切要。如《素问·生气通天论》云："肾气乃伤，高骨乃坏"，他举例说："余曾见有伤肾经者，已成弱证，其腰间命门穴上，有骨高起者寸余。"又如举后人所述上中下三消的症状及治法，阐明《阴阳别论》"二阳结，谓之消"的经文；并印证《素问·脉要精微论》的"瘅成为消中"，《奇病论》的"消渴"，《素问·气厥论》的"肺消"、"膈消"，《素问·通评虚实论》及《灵枢·邪气脏腑病形》的"消瘅"。广蒐博采，求得古今学说的贯串，理论与实践的统一。此类注证，在各篇有关病因、病机、病能章节中，特别是论病各篇中，阐发得最多，是经注中比较突出者。

至于《灵枢》注证，更富精义，汪昂曾说："《灵枢》从前无注，其文字古奥，名数繁多，观者蹙额颦眉，医率废而不读。至明始有马元台之注，其疏经络穴道，颇为详明，可谓有功于后学。"由于马氏对经脉腧穴学说有较深造诣，因此，解释经脉腧穴、经络发病及针灸治法等，别有会心。任应秋在《中医各家学说》修订本中已举出两例，足供参证。我们还欣赏其论"伏冲脉"之简明扼要。《灵枢·岁露论》提到"伏冲之脉"，马氏引证《灵枢·百病始生》、《素问·气穴论》、《素问·骨空论》等篇，言冲脉所发，皆行于肾经之穴。说明"伏冲"即冲脉，冲脉发于肾经。于是，督、任、冲三脉，皆起于会阴，一源而三歧之说，滑伯仁据经论创说于前，马氏推经义奠议于后，而伏冲即冲脉以明。

一十八卷的《素问注证发微》、《灵枢注证发微》，当然非三言两语所能撷其精华，也非举几个例子可以概其全貌，只能略陈梗概，以示端倪，对于马莳之书，会心者大有人在，越七十余年而诞生了张介宾的《类经》。

(二) 张介宾与《类经》

张介宾，字会卿，号景岳，别号通一子。明嘉靖、崇祯间人。著有《类经》32卷、《类经图翼》11卷、《类经附翼》4卷。初刻于天启四年（1624），再刻于清嘉庆四年（1799）、道光二十年（1840），其它尚有数种清刻本及日本刻本（题作《张氏类经附图说心法》），后来千顷堂又有石印本。

张介宾潜心研究《内经》，积数十年之经验，深感“经文奥衍，研阅诚难”，欲求善法，“则唯有尽易旧制，颠倒一番，从类分门，然后附意阐发，庶晰其韫”。于是禀此宗旨，苦心经营，历岁三旬，易稿数回，才撰成《类经》这部巨著。这是杨上善以后将全部《内经》分类阐发的最负盛名的著作。张氏在编写《类经》的过程中，认为“义有深邃而言不能该者，不拾以图，其精莫聚；图象虽显而意有未达者，不翼以说，其奥难窥”，于是另撰《类经图翼》和《类经附翼》以补其不足。三者汇合，构成了一部完整的张氏《内经》学，给我们研究《内经》提供了极大的便利和启发。

这部巨著也有三大特点。

张介宾以《内经》指导临床实践，“小试则小效，大试则大效”，但又深深感到“前代诸贤，注有未备，间多舛错，掩质埋光，俾至道不尽明于世”，于是立志发微索隐，探赜钩玄，“与天下共用”。在深入钻研、全面领会的基础上，把《素问》和《灵枢》的全部原文，按内容性质分成三百六十多节，然后以类相从，分隶于摄生、阴阳、藏象、脉色、经络、标本、气味、论治、疾病、针刺、运气、会通十二门下。为什么要这样做呢？他说：“类之者，以《灵枢》启《素问》之微，《素问》发《灵枢》之秘，相为表里，通其义也。”将《内经》分类汇编的方法虽非张氏首例，隋人杨上善的《黄帝内经太素》已开其端，元人李杲和罗天益的《内经类编》继其后，但这两部书在明代都没有流传，无从借鉴，因此张介宾之作，其价值与首创相埒。并且他的分类方法，远较杨上善为优（杨书分摄生、阴阳、人合、藏府、经脉、输穴、营卫气、身度、诊候、证候、设方、九针、补养、伤寒、寒热、邪论、风论、气论、杂病等二十几门。李、罗之书已佚)。繁简得宜，纲举目张，明白扼要，深切实用。《四库全书总目提要》评为“条理井然，易于寻览”，颇中肯綮。这是《类经》的特点之一。

张氏学识渊博，思路广阔，对天文、象数、律吕、兵法等都有研究，尤其是熟谙中国古典哲学的圣经——《易》，汲取了其中的朴素的辩证法思想，用来阐发《内经》精义，因此有许多独到的见解和精辟的议论。例如对病机十九条的阐述，他抓住了“有者求之，无者求之；盛者责之，虚者责之”这一包涵辩证法思想的纲领，并把这个精神贯穿到每一条病机的阐述中去，因此他的分析在历代注家中最为深刻实用。他说：“有者言其实，无者言其虚。求之者，求有无之本也。譬如寻物一般，必得其所，取之则易”；“泻其盛气，责其有也；培其衰气，责其无也。求得所本，而直探其赜，则排难解纷，如拾芥也。”试观十九条的注解，无一不体现出上述精神。由此可见，刘完素虽在《素问玄机原病式》中对病机有所发挥，其实抛开“求责有无盛衰”而侈谈十九条，未免舍本逐末，“犹有舟无操舟之工，有兵无将兵之帅”(邵元伟语)，比起张介宾来，无疑要逊一筹了。这是《类经》的特点之二。

张氏诠释《内经》，还采用专题发挥与分类注解相结合的方法，以《图翼》和《附翼》来弥补《类经》的不足，俾阐发更为深透。如《素问·生气通天论》说：“阳气者，若天与日，失其所，则折寿而不彰，故天运当以日光明。”前人于此，多轻轻放过，他却由此悟出法门，撰写了著名的《大宝论》，申述说：“可见天之大宝，只此一丸红日；人之大宝，只此一息真阳。凡阳气不充，则生意不广，故阳惟畏其衰，阴惟畏其盛，非阴能自盛也，阳衰则阴盛矣。凡万物之生由乎阳，万物之死亦由乎阳，非阳能死万物，阳来则生，阳去则死矣。”倡“阳非有余”之说，强调阳在人身之重要性，鲜明地表达了自己的学术观点。这是《类经》的特点之三。

由于张介宾博古通今，经验丰富，加以钻研勤深，故领悟较其他注家为多。其流畅之文笔，又足以副精辟透彻之议论，因此大有胜过前人之处。《浙江通志》谓其“综赅百家，剖析疑义”；《郑堂读书记》评为“凡其辨疑发隐，补缺正讹，别精气，析神明，分真假，知先后，察气数初中之妙，审阴阳阖辟之机，原始要终，因常知变，靡不殚精极微，丝毫无漏。此书一出，不惟广裨乎来学，即凡志切尊生者，欲求《灵》、《素》精义，信手可拈矣”。正因为《类经》具有很高的学术价值，所以才会受到人们的如此重视。它不仅对当时的医学界影响很大，而且直到现在，还是研究《内经》不可或少的参考要籍之一。

总之，《类经》是张氏的精心杰构，标志着有明一代医经研究的水平。以上所举的特点，仅其荦一大者，其中妙义微言，不胜缕述，有待我们去发掘和继承。

距张介宾《类经》后40余年，姚绍虞以儒而医的深邃造诣，撰成《素问经注节解》。

（三）姚绍虞与《素问经注节解》

姚绍虞，字止庵。清顺治、康熙间人。著《素问经注节解》九卷，分内外两编，书成于康熙己酉年（1669），有抚松堂刻本。他认为：《素问》古目八十一篇，除缺《本病》、《刺法》两篇外，实计七十九篇。于是辑阴阳、脉象、治法者五十一篇，为内编；辑针灸、穴俞者二十二篇，论岁运、六气者七篇，为外编。分编方式，既不同于马莳的追踪王冰，也不同于《类经》的分节重编，而是以“理”（变化无方）“数”（有象可拟）分内外编。内编所载，皆阴阳变化之义，脉象治法之旨；外编则列针灸如《离合真邪》、《八正神明》等篇，岁运如《至真要大论》、《天元纪大论》等七篇大论。这样对《素问》内容的按类分编，在姚氏来说，是实际研究功夫的一个侧面反映，在我们来说，则是获得另一条读《内经》的途径。

姚绍虞的节略经文的依据和方法，可以从下列七个方面看出：①经文正意已完于前而复赘词于后者，则去之；②经言已见于别篇而又重出于此者，则略之；③文词残缺，义无可考，强解之而无味者，或缺疑，或节除之；④文句脱误，考别本以补充之；⑤字有舛讹，会文理以订正之；⑥句法颠倒，段落参错，通上下文语气以更易之；⑦后人假托以补篇目之数，如《著至教论》、《示从容论》、《疏五过论》、《征四失论》、《阴阳类论》、《方盛衰论》、《解精微论》七篇，文辞意旨与全经不相类，则节略甚多而注解特少。全书经揣摩七年始成，基本上做到整理爬梳，去芜存菁，从而出现了新的面貌。

《素问经注节解》每篇亦各有提要，点题极精，也着意于分段，与马莳途径各出，别有会心。他认为“《大奇论》因脉辨证，洵医家要领，然尚未详备，当与《平人气象论》、《玉机真脏论》等篇参看。然彼言其常，而此近于异，故以‘大奇’名篇。”提示新而议论，确是解题中之融会贯串于有关篇文者。他还指出：“《病能论》凡七则，有精义，有阙误，有衍文，系杂缀成篇者。”以极经济的语句评议全篇，使读者易于领会，这种画龙点睛式的解题，我们不能不常识其分析精当，洞中窾要。至于分段分节，亦多说明其要旨，认为《疟论》“篇中所言，委曲周至，此别篇论病为独详”，指出“本篇应分十四段”，每段各有要点。有些段相互联系，提示不能因分而离；首段应分前后截，提示不能因合而混。对《至真要大论》则分二十八段，每段都点明要义，解除读者漫无边际的苦闷感；并认为“全经之旨，略尽篇中”，启示我们要重视此篇，要深思熟玩。诸如此类，不胜枚举。每篇分段都有此一提，确为姚氏注经的一大特色。

对于注解，他是推崇王冰的，他说：“太仆之注《至真要大论》也，‘壮水之主以制阳光，益火之原以消阴翳’二语，阐前圣所未发，开后学之颛蒙，卓然千古，是注也而经矣。自余未尽合处，瑜不掩瑕，无失其为至文。”但也指出王注类多随文顺释，且有舛错及疏漏处。于是辨析其是非，参证其得失，注解先会通大意，而后诠释本文，或阐明本条而后补出全旨。他在王冰次注、林亿校正的基础上，又为之修订，为之按疏和补苴，撰成了这部精心杰作。在读王注疑而莫能明，明而不能彻的时候，多能从姚注中获得解决。

举《生气通天论》的两节为例，一从理论上说明，一从证治上印证，其阐发之精切，实属理明心得，可法可师。他对“因于湿，首如裹，湿热不攘，大筋软短，小筋弛长，软短为拘，弛长为痿”的解说，认为“湿热郁蒸，筋络受病，或急而为拘挛，或缓而为痿痹……筋大则粗而有力，故见拘挛；筋小则柔而无力，故见痿弱”。以大筋、小筋不同的生理情况，来说明拘挛和痿弱的不同病理变化，是推勘入微的。又如对“阴不胜其阳，则脉流薄疾，并乃狂；阳不胜其阴，则五脏气争，九窍不通”。把狂的病因从三阳合并为狂及阴虚阳亢为狂来分析，把九窍不通作阳虚不能疏阴来理解；新颖而切合病机。其笺正王注之失而给以补苴者，亦在所多有，而莫精于疏注《阴阳应象大论》“在窍为舌”句，特录之，以见其深造有得之一斑。他说：“舌之职有二，一司辨五味，一司协音声，而实内根于心，舌为心之苗是也。故火旺于心，则舌为之赤；火炽之极，则舌为之焦；若无病之人，火降水升，则舌自津润而滑泽。苟非有窍焉，则内之何能通心液，外之何能辨五味、别音声乎？乃王氏一则曰‘舌用非窍’，再则曰‘寻其为窍则舌义便乖’，亦何不察之甚也。夫窍之为言孔也，原王氏之意，或以诸窍皆有孔，而舌似无孔。今试取舌而观之，细若针毫、津出若泉者非孔乎？孔之大者窍也，孔之小者亦窍也，谁谓舌非通窍哉？”此段注文，深入浅出，警辟非常，特别是“舌有窍”的论证，能使王冰首肯，当视为千载后的畏友。

全书疏注，类此极多，在阐发经义中时出新意，是《素问》注解中与古为新的一个注本。其中《热论》全采用湖州闵芝庆的注解，运气七篇多采取会稽张介宾的注解；既见虚怀若谷，更征择善而从。若姚氏者，不愧为吾浙注疏《内经》承先启后之名家，足以绍兴《内经》注家增色。继姚氏之后，一百六十余年，章楠又撰成了《灵素节注类编》。

（四）章楠与《灵素节注类编》

章楠，字虚谷，清乾隆、道光间人。亦儒而医者，一生研究《内经》甚勤，颇多领悟。著有《灵素节注类编》(以下简称《类编》) 十卷，书成于道光十四年（1834)，系传世稿本，共十册，约三十余万字。他治学态度十分严谨，故直至晚年，才将“《灵》、《素》要妙之文，节取注解，分类编辑”（自序），撰成《类编》一书。这种“删去繁芜，撮其枢要”的做法，导源于元之滑寿，因为切合实用，所以后来的李中梓、汪昂、薛雪诸家相继效法，章氏也参照其例，将节取的经文和自己的注释分隶于禀赋源流、摄养为本、阴阳脏腑、营卫经络、四诊合参、外感内伤、治法准则诸门之下，并殿之以乾隆年间张姓隐者的《运气要略》。分类虽然大同小异，但是选材之广泛，注释之精详，似出诸家之上。

《类编》在各门之前，都列有总论一篇。这是章楠融会贯通经旨，结合临床实践所作的提纲挈领的概述，有助于学者对节取经文的重新组合，得到比较完整的理解。如《外感内伤总论》，先论外感，分伤寒与温病两纲。指出伤寒“仲景皆已详辨”，故“《伤寒论》一书首当体究”。温病则当遵经旨分夏至前病为温、夏至后病为暑，盖“温者，纯阳之气，温甚，则为火邪矣，……其名暑者，……火湿合化之气也。……夏至前人身内阳外阴，或有寒邪，易于化热；夏至后外阳内阴，而暑由火湿合化，湿为阴邪，故不可轻投寒剂”。至于秋燥，也须分别寒热阴阳。次论内伤，分虚证与实证两端。强调经旨有胃气则生，无胃气则死的重要性。并指出：“纯虚纯实，而可用补用泻之病少；内伤外感，虚实夹杂之病多”，以期引起医家的注意。最后归结到“苟非洞明阴阳气血生化之理，脏腑经络浅深之殊，则不能辨本元之虚实，病邪之所由，……此《内经》之不可不研究以明之也”。

章楠节取之经文，远较他家为丰富，特别是有关实用的，更是网罗无遗。如《灵枢·百病始生》、《素问·痹论》等篇，就全部入选。注释也比较详细，并且在重要的经文注释之前，多先说明该节之中心思想，便于领会其精神实质。如《摄养为本、随顺四气以调心神》节取《素问·四气调神大论》："天气清净光明者也，……万物不失，生气不竭"一节，文字古奥，意旨湛深，初读者很难掌握其要领，他揭出其旨如"此举天地气化，表人身失养之病，以明天人合一之理，以证上文（指四时养生之道）之义也"。学者于此求之，庶可免却冥索之苦。

章楠之纂注《类编》，甚用心力，做到"凡深奥简古之文，悉心体会，详细辨注，必明其不易之理"（例言）。又敢于大胆提出自己的看法，颇有创新精神。如《阴阳脏腑、脏腑合同气化》节取《灵枢·本输》"少阳属肾，肾上连肺，故将两藏"一句，旧日注家多认为"少阳"即是"三焦"，而他认为"此言少阳属肾者，指生阳之气根于肾也，盖肾为坎象☵，二阴藏一阳于中，故阳气根于肾，出肝胆而行三焦，故肝脏称少阳，胆与三焦经称少阳，以其从脏出经，阳气初生，故名少也。气根于肾，而肾脉上肺系舌本，故云将两脏，谓少阳一气，将肺肾两脏，如将之领兵也"。又如《外感内伤·热病》指出，"凡病伤寒而成温者"一节，实为《素问·刺热》之提纲，后人不察，将其割裂，放在《热论》篇结尾，致使《热论》篇有了赘文，而《刺热》篇缺了提纲。从以上例子可以看出，无论对经文内涵的探索，或者文字章节的研究，他都有独到的见解，能给人以启发。

由于章楠是一位"享大名于粤浙之间"（何廉臣《吴批医门棒喝》序）的温病学家，因此把已经成熟的温病学说带进了这部著作之中，这就给《类编》增添了新的光彩。如对《素问·刺热》的解说，就从伏邪立论，可谓独具只眼。章氏云："外邪传里，如前篇（《素问·热论》）所云，一日太阳受之，以致六日厥阴受之，已历历详明矣。此篇云小便先黄，心先不乐，数日乃热等，皆先现里证，而后发病，岂非从内而发之伏邪乎？……更观此篇下文总结云：肝热病者，左颊先赤一节，教人乘伏邪未发，而见其色现，即刺之，名曰治未病，岂不尤为可证乎？且此言五脏之病，必得旺气时日，而邪始解。由里达表，汗出而解，正与彼之自太阳传厥阴者，有一出一入之分，故此特标肝热病、心热病，正明其邪由里出表，与彼之由表传里，为对待文字也”（《外感内伤·热病》）。议论精辟透彻，令人信服。

如果拿《类编》与《内经知要》、《素问灵枢类纂》（黄元御）、《医经原旨》三部比较流行的《内经》节本作一比较，就会发现《类编》的总论比《内经知要》的按语更能提要钩玄，探骊得珠；《类编》的注释则此《素问灵枢类纂》精详丰实，明白畅晓；《原旨》一门之内不分章节，而《类编》则不仅分别章节，而且安排恰当，秩序井然。当然，这样讲并不是意在贬低其它三部著作，只不过为了便于揭示《类编》的长处而已。

综观上述介绍，就可以约略窥知《类编》特色之一斑。这样一部有参考价值的好书，不久就要出版，是很值得我们去研讨一番的。

（本文与浙江省中医药研究所方春阳医师合写，发表于《浙江中医学院学报》1981 年第 4 期）

李士材学说综概

（一）医事生活

1. 历史背景与家庭

李中梓，字士材，号念莪，江苏华亭（现上海市松江县）人。生于明末（年代无考），卒于清初（公元1655 年）。《江南通志》称其“少博学，习岐黄术，凡奇证遇无不立愈”。他生长在一个小官僚中产家庭，哥哥念山，曾一度为京官，后谪官为浙江按察。他一生以医为业，有一个儿子，名允恒，字寿臣，不以医名。因而知李氏的医学是传徒不传子。

李氏生活于16～17世纪之间，时当明季后叶，我国封建社会已进入晚期，农民的反封建斗争此伏彼起；新兴市民阶层的反重税、反掠夺斗争，在许多城镇相继出现，促使封建皇朝濒于“山雨欲来风满楼”的危境。不过其间由于农民起义、市民斗争，使当时孕育在封建社会的资本主义萌芽得到了一定的客观发展条件，商品经济出现了短暂的好景。李氏家乡——松江盛产的棉布，有“衣被天下”之益，远销至东南亚和欧洲。李士材在这一时期，这一地区，凭借他小资产、小官僚的家庭，过着读书、业医、结文社、设讲坛的儒医生活，与文友、医友相互切磋，著书立说，是有其一时一地的社会基础的，但绝不意味着晚明社会都是这样小康，医学都有这样的普遍成就。他和李时珍著《本草纲目》在医学史上同样是难能可贵的一页。

李氏在青年时代，当然和他哥哥一样企图读书做官的，后来因两个儿子都被当时庸医的药误而夭亡，乃转而业医。这时的医学风气，还是比较朴素和浓厚，与李氏先后映带的有陶华、薛己、楼英、李时珍、张介宾、汪机、孙一奎以及与李氏同时的王肯堂辈，都各在一时一地以医学自砺，治病著书，促使形成了当时期江南间独具一格的，朴实而不纤巧，渊雅而又精醇的医学风气。李中梓的医学作品更以简明扼要胜。

2. 边诊病边著书

一般医生的著书立说，多在临床实践有丰富经验后才落笔，李中梓当然也不例外。他从事医学研究四五十年，诊病的人次是相当多的。《医宗必读》凡例：“医案二十年来，案帙颇多……兹摘其稍异者……仅百一耳。”其选留医案，见于《删补颐生微论》计30例，见于《医宗必读》86例；两数合计以九十倍推算，其医案当在万例以上，此外，俞东扶《古今医案按》中所引征的，且有为上述两书所未载。他给人诊病是精心辨证施治，记录医案也极其审慎。自谓：“究心思考之余，冰兢倍谨，愚而自用，矢不敢为；谬辱诊疗，往往取验。其疗处常之症，不敢赘录，摘一二多变者……”（《删补颐生微论·医案篇》）说明李氏对诊疗工作的认真负责，辑录医案以变症变法的入选，一般普通证治不列入。我们可以从他的医案里领会其分析病机之切实，立法选方之中肯，开喻嘉言“先议病后议药”的先河。关于著述，他也是谨慎从事，不肯轻易下笔。这不仅可以在《颐生微论》的删补过程中看出，还可以从他的著作中“后书补前书之疏，后说正前说之失”中看出，甚至有的书已编成而藏稿待修改的。他最先写成的一部书是《颐生微论》，于1618年成书（约在35～40岁之间，书我未见）；第二部书是《医宗必读》，于1637年版行（约在50～55岁之间，或稍晚。《医宗必读》自序有“究心三十余年”之句）；接着，对《颐生微论》作了修订，于1642年成《删补颐生微论》行世。在1618至1637年这19年中，他还写出《诊家正眼》、《本草通玄》、《病机沙篆》三部书，书成未印。最后的一部书是《伤寒括要》，1649年成书，下距李氏卒年为前六个年头（李卒于1655年）。至于我们所常见的《内经知要》和《雷公炮制药性解》二书，不知何年辑成，待考。从1618至1649年的31年里，估计是李氏中老年时代，我们所看到的著述为八种。书中大部分内容议论精湛，有一定的阐发，可以反映出李氏的医学造诣和学术成就，足供我们学习和研究。

3. 医友

李氏生活在明代江南多名医地区，正如清·唐大烈所谓：“吾吴文献之邦，乃良医荟萃之域。韩门昆季（韩飞霞，著有《韩氏医通》），擅卢扁之称；葛氏乔梓（葛可久，著有《十药神书》），绍张刘之学。”他还提到薛已、盛启东两氏的医名之高，著述之富，作为明代江苏医学的代表人物（《吴医汇讲·序言》）。李氏在这样的医乡里，勤求古训，博采众长，学术经验的积累当然日益丰富；加上他中年以后的医学造诣，既足以自信，更足以信人，与侪辈论文谈医，相互砥砺，彼此间共同促进，也是个推动力。

据有关资料获悉：

（1）先李氏而享盛名，医学巨著《六科证治准绳》的作者王肯堂，与李氏是商量旧学的老友，并且是相互心折的。王肯堂从1602～1608年这六年中，先后刻印44卷的《六科证治准绳》（当然实际写作时间，或许要早一些、长一些），这时王为50～56岁，李约30～35岁。对李来说，王在当时医坛上、学术上、著作上都是李的前辈，是李所愿意取法的，事实上也起到良好的影响和一定的作用。反过来说，李氏在医学上的造诣（包括诊治的精审，立法的稳健），亦为王所心服。所以王肯堂晚年所患的痰泄症，经李精心诊疗而获愈，的确不是偶然的。据毛祥麟《对山书屋墨余录》记载：王年八十，患脾泄，多医会诊，都认为高年体衰，需投补剂；李诊为体肥多痰，应用荡涤。征王意见，王答以“当世知医，惟我二人；君定方，我服药，又何疑。”遂用巴豆霜下痰数升而愈。从这一寄托死生、深信不疑的医疗事例，说明王、李在学术上是心心相印，在友谊上是性命可托，迥非一般浅交而缺乏深契者可比。

（2）与李同时同乡的施笠泽（沛），以善读《内经》、《伤寒论》自许，善用仲景方见称；著有《祖剂》四卷（书以《内经》方和仲景方为主，分别立出主方，后世同类方酌量附属，为方祖分类的创始者，清·张路玉的“祖方”是仿施氏编辑的）。李氏曾引为知友，相与会诊析疑，讨论重危病的证治。《医宗必读》伤寒门治韩茂运案，一言而承气汤定方，病家、医家均无异议，药下咽而疾顿瘳，是医友中相辅相成之见于著述的。

（3）稍后于李氏，以虚实寒热辨证施治闻于时，《症因脉治》的作者秦景明，上海县人。李秦二氏也在切磋琢磨中相互受益。首先，秦氏多年的痰饮病，经李氏用七补七涌的方法（补用补中益气法，涌用瓜蒂法）而治愈（案载于俞东扶《古今医案按》卷五）；其次，李氏《医宗必读》证治部分，秦氏读后给以实事求是的评议，阐发其精到处，补充和纠正其罅漏处，使《医宗必读》的质量进一步更为切实可用。秦氏的评文距《医宗必读》成书仅四年，是评价《医宗必读》最早的一个读者和医友。

4. 学生

我们从《医宗必读》里看到李氏的门人为他分卷参校的有：孙三锡、张介福、黄寅锡、朱天定、包时化、李玄度、董尔正七人；而一、二、十这三卷的参校者吴肇陵，因不标门人字样，不计在内。以上七人，想系先后进入李氏讲坛，得到传道、授业和解惑的教益，从而分别承担《医宗必读》的参校工作。

此外，有两个比较突出的学生，受到李氏传授较多，协助李氏校订书籍也较出力。

其一为江苏吴县的沈朗仲（颋），1640 年秋季从李氏受业，1642 年协助李氏校订《删补颐生微论》，颇为李氏器重，有"吾道之不孤，其有赖于朗仲也乎"热情洋溢的称许和期望。可以知道《颐生微论》的删补，沈朗仲是参加不少意见的（《苏州府志》称沈"以医擅名，品行高雅，士论重之"）。其后，朗仲还继承李氏学说而加以发扬光大，编著《病机汇论》十八卷，不但不辜负乃师薪传，而且对李氏学说有所发挥。马元仪序《病机汇论》："病有虚实，机有正变，博采群书，集成大观。"更可知沈氏作为李氏第一个门生，受到李的耳提面命；在师生两方面来说，确实是相得益彰的。

其二是吴县尤生洲（乘），是明末清初文学家尤侗的侄儿，为李氏的小门生。从医学方面来说，朗仲得李氏之精，生洲步李氏之迹。尤氏纂辑乃师著作，主要是《士材三书》（其中部分为生洲增补）。尤侗序说："李士材先生，近代之国医也，所著书甚富。其行本曰《诊家正眼》，以审脉也；曰《本草通玄》，以辨药也；其藏本曰《病机沙篆》，则治法备焉。予犹子生洲，为先生高弟，合而镌之，颜曰《士材三书》。"尤乘辑

《士材三书》，为1667年，距士材卒后12年。他还著有《寿世青编》、《脏腑性鉴增补》及《重辑经络全书》各二卷。

另有《医宗说约》的作者蒋示吉（仲芳），江苏吴县人。其书为医家所熟悉，而其人为李氏的学生则少人注意。尤乘称其“往来松、浙间，临症已多，活人无算。”其与李氏的师谊，虽不同沈朗仲之见于李氏笔述，也不似尤生洲之编刻李氏遗著，但在《医宗说约》里，蒋曾提到三次：卷一“脉法”按语及“治法、虚中实”第一案，卷四“伤寒阴阳毒症”按语中都有“先师李士材”、“士材先师”的称道，说明其部分学术经验来自师传，绝非书名“医宗”两字作为后先的继承。从这三处称述，初步认为蒋是私淑于李，亦间常问业于李，可能由李已晚年，蒋示吉亦知名于时，不欲屈蒋于门墙之列。所以尤乘在《医宗小补》序文中，称示吉为先生而不称同门，亦秉承师意而尊之之义。然而李蒋的学说渊源是一脉相承的，“医宗”的流派是宛然可接的（例证不具述）。初步的发现，姑志于此，以待今后继续探索。

（二）治学态度和方法

1. 研求《灵》《素》，玩味诸家

“《内经》为医学之祖，每篇必援引相证，愿天下为有本之学，毋以浅近画也。”这是李氏在《删补颐生微论》凡例第一条首先揭出的。他以此自勉，也以此勉人。不仅如此，他在《医宗必读·读〈内经〉论》中，还如数家珍地提出：“仲景遗论之撰，玄晏《甲乙》之次，杨上善纂为《太素》，全元起列为《训解》，王冰详为次注，滑伯仁摘而为抄；近世马莳有《发微》，鹤皋有吴注，张介宾有《类经》……”。这是他对前人编注《内经》的向往，也是他研求《内经》的书谱，更是他编写《内经知要》的思想基础和取材依据。他研求《内经》的方法是：“广征医籍，博访先知，思维与问学交参，精气与《灵》、《素》相遇。”这与张仲景的“勤求古训，博采众方”为同一精神。其研求的经过，正如蜜蜂采花酿蜜一样，采集是辛勤的，提炼是甘洁的，我们可以从《内经知要》的注解中玩味一二。举例为：①对“阳生阴长，阳杀阴藏”的注释，肯定了张景岳解说，总结为“万物皆听命于阳，而阴特为之承顺者也。阳气生旺，则阴血赖以长养；阳气衰杀，则阴血无由调和。此阴从阳之至理”。②对“脉者，血之府也”的理解，认为：“营行脉中，故为血府；然行是血者，是气为之司也……则知此举一血而气在其中”。并以下文“长则气治，短则气病”为证。说本于景岳而李更明白晓畅。③对三焦有形无形的分析，引证《灵枢》“密理厚皮者，三焦厚；粗理薄皮者，三焦薄”。“勇士者，三焦理横；……怯士者，其焦理纵”及“上焦如雾”、“中焦如沤”、“下焦如渎”等经文。以经证经，作出“既曰无形，何以有厚薄？何以有纵有横？何以如雾、如沤、如渎等一系列的反诘，从而判断三焦是有形的。④对“治则”部分，都相应地印证病机；其于“治病求本”及“反佐”法等，并举出一些病例和方法，有的还说明药例。对“谨守病机，各司其属，有者求之，无者……疏其气血，令其调达，而致和平”一节，除了用脏腑、邪正盛衰、气血补泻作阐述外，特指出它是“治虚实之大法，一部《内经》之关要”。他以这样接近实际的方法研求《内经》理论，大致是可取的，也是有一定成就的。

关于“玩味诸家”，在李氏整个学说和全部著作中，反映是多方面的，可以说随处都能体现出。《删补颐生微论·医宗篇》所评述诸家学说，是李氏所反复诵习而深入研索者，由于诵习之勤，研索之深，因而能分析其精粗，评议其得失。他的评议，可与吕复的《医门群经辨论》及《诸医论》后先辉映，文意明白易懂，极有裨于后学，起到读书指导作用。如评议“《难经》为有熊之功臣，开后学之师范；惜其误以命门一穴指为右肾，考之《明堂》、《铜人》诸经，灼然见智者之一失也。”评“王叔和《脉经》分三部九候，辨人迎气口，阐《灵》《素》之微，集诸家之要”。评议“巢元方撰《病源论》，条分缕析，得未曾有，然详风寒而不及湿热，毋乃偏乎”。其对金元四大家的评述：“刘完素撰著《六书》，发明亢制之理，洞如观火；然偏主于热，岂能尽六气之变。遂令后世喜用寒凉，伐天和而罔悟，伊谁之咎也。”“李东垣发明内伤极类外感，实有分别；且以土为万物之母，多注意于扶脾，确然元本，旷古未发之旨也。”“张子和《儒门事亲》，惟主汗、吐、下三法，当固有起死之功，误即有伤生之惨；是唯气强者宜之，稍挟虚者在所痛禁。”“朱震亨著《格致余论》、《局方发挥》等书，谓‘阳易于动，阴易于亏’；独重滋阴降火，盖补东垣之未备也。”他历述明以前27家学说，都极中肯，在明代则推崇薛立斋为“敏而多闻，诚迩来名医之冠，有功于先哲后昆。”最值得称道的：他对各家的吸取，融化在自己著述中，是一种难能可贵的特点。诸家学说守其常的，他能通其变；古书中博而繁的，他能撮其要；有时拾前人之遗，补前人之缺，纠前人之失，释前人之疑。这是李氏“玩味诸家”的结晶，散见于所著各书，足供我们的再研求、再玩味。

2. 谨守绳墨，佐以通变

谢利恒在《中国医学源流论》论“李士材学派”提到：“明末诸家中虽无特见，而大体平正不颇者，当推李士材。”还指出：“《医宗必读》颇平易有裨初学。”由于李士材浸润于薛立斋、张景岳、王肯堂三家之说较深，其中受《证治准绳》的影响更浓厚，故其论病议方，多数谨守前人绳墨，绝少偏颇，这是明末医家的特点。求其像李时珍的博考、吴又可的创新，实不易观。从《医宗必读》的著述体例来说，他自认为：“是刻悉本《内经》，凡先贤名论与经旨翼赞者，收采无遗。”由此可见，其与经旨有距离的，就不收采。这是谨守绳墨的表现之一。从《医宗必读》的选方来说，609个选方中，李氏自定方仅7个（新定拯阴理劳汤，拯阳理劳汤，清宁膏，肺痈神汤，新制阴阳攻积丸，利金汤，润肺饮）；与《景岳全书》中的“新方八阵”相比，真觉瞠乎其后。这是谨守绳墨的表现之二。

李氏曾表示“究心思考之余，冰兢倍增，愚而自用，矢不敢为”。这种兢兢业业的治医和治学态度，是构成他全部学说“大体平正不颇”的主要因素。

然而看问题总是要两点论，才不致于片面，评议古医学说也要这样。士材治学方法，除了谨守绳墨以外，其自出机杼、通变古说古方的也在所多有。首先，对《内经》病机十九条都作出从常到变的揣摩和分析，把每条病机之属于一方面的，必从反面或侧面多方引申，并指出：“经言十九条，道其常也；余每举其反者，尽其变也。”这种由常到变的分析病机，虽然上承王冰、刘守真之说（他称王为“深明病机之变”），事实上确足以启迪后人。其次，在《医宗必读》里，对“反胃噎膈”，排除巢氏浪分五噎十膈的烦琐名称，肯定张洁古的三焦分证及张鸡峰所说“噎膈为神思间病”。李氏还根据自己经验，提出“二症皆膈间受病，故通名为膈”。并用阴阳虚实补泻等治法及其预后。既守绳墨，又抒己见。其于“咳嗽”病因，对《内经》引文作了合理的分析和归纳，有所补充，并不局限经文。“喘症”以虚实概括《内经》的多种病因，认为：虚喘是“子母情牵”（即金水不相生）、“仇雠肆虐”（即木火刑金）二因；实喘是“火逆上而气不下”二因。简明切要，胜过所引《内经》的繁文琐语。其于“疝症”，也突破巢氏及张子和所定的七疝名目；治法也有新的化裁。说明李氏的治学方法是经权结合，常变互用，所以他的著作是“平易有裨初学”。

3. 由博返约，提要钩玄

这一治学方法，是对学问的提炼过程，是去粗取精的过程，也是学术升华的过程，更是认识从感性到理性的过程。反映在李士材治学角度上，主要从以下两方面看出。

（1）吸取前人学说方面：吸取前人学说，第一步是“纳”，有计划的纳，有选择的纳，通过消化，进入到第三步的吸收，把前人的东西，变为自己的养料。李士材在这方面是做到家的，其突出处在于由博返约的反复筛选。《删补颐生微论·医宗篇》对32家学说的评议，既点明诸家的精到处，也说出诸家的偏颇处；精到部分吸取它，偏颇部分借鉴它，这是“纳”的实际受用，也是由博返约的硬功夫。李士材学说之所以被称为平正不颇、平易近人者，主要在于有抉择地吸取前人学说，加上自己经验，通过融会贯串，这是使他治学成功的唯一因素。由于治学有成就，因此反映在写作上当然也是成功，特别其代表作《医宗必读》与《内经知要》，从明末到现在350多年来，拥有许多读者，几乎每个医家都诵习它而称道不衰，绝不是偶然的倖致。

（2）著书立说方面：这是在吸取前人学说通过由博返约结合自己的见知而表达于文字的结晶。在这一过程中，仅仅由博返约是不够的，还须再花上提要钩玄的一番苦工夫。李士材在这一方面也做得比较出色。从数量来说，他的著作卷帙都不多，《医宗必读》是他著作中最大的一部书，也只十卷，其它都只两至四卷；从质量来说，他的著述虽然不都是精粹之作，但确实都经过“记事提要，纂言钩玄”的一番苦心经营。试看《内经知要》，从《素问》、《灵枢》十八卷中精选为两卷，并加简明注释，虽然有人嫌其选得太简，不过其提要钩玄的成就，诚如薛雪所谓能“方便时师之不及用功于鸡声灯影者，亦可稍有准则于其胸中也”。又如《伤寒括要》，从历来认为难理解、难整理的《伤寒论》中，辑其精要部分，加以综合，成一家言。他自己评定为“括义详而征词简”，确是实际。最使人感到惬意的，是《医宗必读》中的《本草征要》，把440种药物的性能主治及其应用，都纳入于第三、四两卷中，词句简洁，涵义浓郁；这和披沙拣金的写作，非具有真实功夫者不能做到。三种著作以“知要”、“括要”、“征要”为名，可见李氏治学致力所在。

4. 立言审慎，精益求精

由于士材治学态度谨严，方法踏实，因此他的写作多数在学验足以自信时才构成，且又反复修订，不肯掉以轻心。《颐生微论》初稿写成于1618年，而《删补颐生微论》成书于1642年，其中25个年头的修订工作（虽曾插入《医宗必读》及其他两种的写作），不知经过多少次增删和修改。因我现在所见到的是删补本，不是初稿本，其初稿的书名，只见于《医宗必读·自序》提到《微论》，又“虚劳门”、“痿门”医案中提到病人读《颐生微论》而邀诊。估计《颐生微论》初刻本不多，经李氏不断修订，严加取裁，25年后才成《删补颐生微论》。此其一。李氏还在《医宗必读·自序》说：“究心三十余年，始知合变”，并说：“曩所著《微论》诸书，未尽元旨”。因此《颐生微论》属稿于《医宗必读》之前，而《删补颐生微论》的印行，反在《医宗必读》之后；其对待著作的审慎，可以概见，而其精益求精的用心，更可想象了。此其二。

还有，关于某些学术问题，在李氏著作中，常以后说来补正前说，做到实事求是，明理惬心，不肯以传闻之言，贻误读者。例如：《雷公炮制药性解》中的“豨莶草”，李氏按语谓“久服大能补益”，而在《医宗必读》中却提出疑问，认为：“豨莶草长于理风湿，毕竟是祛邪之品，恃之为补，吾未敢信也。”后在《本草通玄》中则进一步纠正说：“……余少时信之，及恪诚修事，久服无功，始知方书未可尽凭也。”

从上述几个事例，说明李氏立言是何等审慎，同时也反映出他治学态度的严肃、方法的缜密，足为我们现在搞医学研究工作的借鉴。

（三）著述概况

李士材的著述，卷帙都不多，写作法也精炼，无故弄玄虚的内容，说理深入显出，因此为初学医者或已经业医者所爱读，读了也容易懂、容易记。我所见到的是八种：①《内经知要》；②《医宗必读》；③《雷公炮制药性解》；④《删补颐生微论》；⑤《诊家正眼》；⑥《本草通玄》；⑦《病机沙篆》；⑧《伤寒括要》。这些书的编印过程，①、②、④三种最早，在有关著作中都相互提到，刻印为李氏及身亲见；⑤至⑦三种，为其门人尤生洲增补后刻印，成书是李氏死后第12年；最后一种《伤寒括要》未刻，经1936年绍兴裘吉生氏收入《珍本医书集成》才得以流传。总计他的著述，关于《内经》方面的一种，关于本草方面的二种，关于《伤寒论》方面的一种，关于诊法方面的一种，关于证治及综合性论述的三种；既有专著，又有合辑，不作高谈阔论，各有它的简明扼要之趣。

但是这八种书，也不能都看作完美无缺。有的比较精湛，有的比较粗糙；且每一种书里也反映出瑕瑜互见，但总是精华多而糟粕少。我们不能以“金要足赤，人要完人”的要求来论定古医书，而是要去粗取精有批判地吸收它。下面试把李氏八种著述，各作简介，酌予评议：

(1)《内经知要》：二卷。无自序，编写年月无考，仅有1764年（乾隆甲申）薛雪重校序文。书分道生、阴阳、色诊、脉诊、藏象、经络、治则、病能八篇，按类辑入，颇能撷《素问》、《灵枢》的精要，注解亦简明，使读者容易领会，因而受到一般习医者欢迎。解放初期，曾一度被推荐为西医学习中医的读本，秦伯未氏曾演绎为《内经知要浅解》，各地译释本也有多种，读者更广泛。由于本书上承滑伯仁的《读素问钞》，李氏则侧重于王注，并兼及《灵枢》；从而下启汪讱庵的《素灵类纂约注》，使其（指汪书）有所增益，更臻显明。医学上选编《内经》的经过，《内经知要》起着承前启后的作用。书中“道生”篇，杂入古代道家术语，应注意其糟粕性。

(2)《医宗必读》：十卷。1637年自序刻印行世。首列《读〈内经〉论》及医学通论十四篇，均可与《内经》相互阐发、相互印证；次列《四言脉诀》、《脉法心参》及色诊，他认为“四言脉诀因限于字句，有未畅处，则加注说明”。其“心参”30则，或抒心得，或辑名言，都为望诊、切诊所必需；次列本草，采用歌赋体裁，鉴于旧赋每药只有一句，不能概括，他突破框框，不受旧赋限制，每药少则两句，多则三四句，复加注释，期于详备，并附禁忌，以戒妄投。这是关于基础理论方面的。接着是证治部分，先伤寒，次杂病。伤寒是辑录《伤寒论》中最精要的法和方，并酌取陶节庵治验，颇具简要明朗感；杂病共37类，每类都先述《内经》，酌加阐述，次集各家名论，参以李氏自己的经验，后附治案，选方则择古方中切要者，共607方，另自制方7个，亦颇具匠心，可以看出李氏立法处方的精微独到，《医宗金鉴》及林珮琴《类证治裁》均引用它。《医宗必读》刊行后第四年，李氏医友秦景明在《症因脉治》里作了评论，称述《医宗必读》的主旨，多得之于王宇泰《证治准绳》，而立论则宗薛氏，其论中风则辨别真类；泄泻之治，立法昭明；心胃之痛，详加区别；咳嗽、腰痛，皆分别外感内伤；肿胀则分别寒热虚实。总之肯定了《必读》是一部好书，但指出尚有未纯之处，如论伤寒传至三阴之症，误引直中阴经之方混一立治；虚劳吐血首列苏子降气汤，极为不可；其他如痢疾肛痛证治，亦有未妥。通过秦氏的评议，使《医宗必读》更加精纯，切合实用。肖京在《轩岐救正论》中称《医宗必读》为“词简而明，法精以详”（见丹波元胤《中国医籍考》1055页）的是定评。

（3）《雷公炮制药性解》：六卷。卷首有李氏序，无年月。收药344种，分九类；每种药都有叙述，有按语，后有所谓“雷公云”者，系采录《雷公炮炙论》原文。该书对药性的解说，强调归经入脏腑，按语多引东垣、丹溪、洁古、寇宗奭、王海藏诸家之说，但亦有所辨正，不曲解，不附和，从柴胡、泽泻、茯苓、升麻、干姜、黑附子诸药中，可以领会其说意。对药效的分析，也比较精审，可与《医宗必读》中“本草征要”及《本草通玄》相互印证。如认为“山楂消食积而不伤于刻，行气血而不伤于荡”，“苍术补中除湿与白术同”，“香附惟气实而血不大虚者宜之”，“麦芽之功全在多炒”，“泽兰行血而无推荡之患，养血而无腻滞之虞（可与《医宗必读》“行而带补”互参）；“荆芥治皮里膜外之风，防风治入骨肉之风”等等，都独具见解，有的为后此本草书所引用。其解说山栀有清热利尿的功能，认为“肺气清而化，则小便从气化而出”（《医宗必读》同），从而统一了洁古说山栀的功能是“轻清上行”，丹溪说是“曲屈下行”的两不相同的看法。说明了问题，解决了问题。虽然有人认为这本书非李氏所作（《四库全书总目提要》），据我初步考核，《雷公炮制药性解》（以下简称《药性解》）某些内容，多与《医宗必读·本草征要》相互引申，而且彼此印证。在叙述“豨莶草”的疗效，《药性解》称引它，《医宗必读·本草征要》开始怀疑它，《本草通玄》更正它，认识的发展过程是逐步清楚，而不是前后矛盾。从可知《药性解》为李氏所作，估计成书还在《医宗必读》之前。此外，杨时泰《本草述钩玄》“豨莶草”条下，很明白地以《药性解》按语作为李士材说。又据近人谢仲墨《历代医书丛考》引范汤溪说：“本书（《药性解》）有明代天启时代钱允治刊本，亦提李中梓著。”足征《四库全书总目提要》所说是缺乏依据的，从而可以断定《药性解》为李氏所作。

（4）《删补颐生微论》：四卷。初稿刊行于1618年（原书未见），通过不断修改补充，于1642年成《删补颐生微论》，有李自序并写作凡例，门人沈朗仲校订。前后经过24个年头，修订时间较长。我所见到的为金阊传万堂刻本，无年月，书为四卷，共24篇（缺末尾“感应”一篇）。每篇各列专题，各有中心内容。其中篇幅以“药性论”最多（占第二卷全卷，“脏腑”及“医方”次之；内容除“感应论”未见，不作评议外，其他各篇都有一些独到处和阐发处，不过“脏腑篇”稍嫌平铺直叙。其精粹篇文如“先天论”、“后天论”，突出重点，抓住脾肾主要内容，深入推论，比《必读》“肾为先天本，脾为后天本”一文更加详明透彻；“宣药论”强调制方理法的重要性，指出君、臣、佐、使的实际意义，说明七方、十剂的具体应用；“化源论”、“知机论”、“明治论”等篇，都有不少的学术经验溢于字里行间，足供我们探索。

（5）《诊家正眼》：二卷。本书为李氏门生尤乘增补，于

1667年（清康熙丁未）尤侗刊行，我所见的为（光绪丁亥）江左书林木刻本。据尤乘序称：“《诊家正眼》向有原刻，始于本朝庚寅（1650），惜乎即遭散失，越十年，予重加考订，付之剞劂；后复校《本草通元》、《病机沙篆》，合为《三书》。”按照尤侗序《士材三书》（1667）的年份推算，《士材三书》的刻印是在李氏死后12年，因此《士材三书》中部分内容有尤乘增补的。

《诊家正眼》，上卷多辑自《内经》、《难经》及滑伯仁、朱丹溪之说，其中有十篇（如望色、望形、望舌、问因、闻声、死候等）为尤乘所增，主要是辑录前人的，“因形气以定诊”一篇，则是从《医宗必读》转载过来。下卷论脉，主要释28脉，颇有创见。如分析缓脉以脉形宽缓得名，迟脉以至数不及为义；洪脉即大脉，只是根脚阔大，却非坚硬，若大而坚则为实脉而非洪脉。再如引王叔和说“滑脉与数相似”，证明滑必兼数，从而纠正李濒湖“滑为阴气有余”的谬误。还从物理上“濡润则必滑，枯槁则必涩”的推勘，论证“滑主痰饮”。这种以比类说明脉象，可以说有一定程度的深入。因此，《诊家正眼》某些说理，为清·林之翰《四诊抉微》中多次引用，是有其学术渊源的。所以尤侗序文说：“将欲按脉察色，审声望气，以知病之所生，则《正眼》详矣。”确非虚誉。

（6）《本草通元》①：四卷。为尤刻《士材三书》的第二种，所辑药物分部，与《医宗必读·本草征要》大致相同，引申前人说有所增益。主要折衷于东垣、丹溪、洁古及李时珍诸家，并与《删补颐生微论》“药性篇”有的相互阐发，有的彼此印证。其中对药效的分析，精当处虽不及《本草征要》，但说理都从实际出发。如说“苍术宽中发汗，其功胜于白术；补中除湿，其力不及白术。”总结为：“卑监之土，宜与白术以培

①《本草通元》：本当作《本草通玄》。“玄”改写“元”，疑为当年刻书时避讳使然。

之；敦阜之土，宜与苍术以平之。”说生熟地：“脉洪实者宜于生地，脉虚软者宜于熟地。六味丸以之为首，天一所生之源也；四物汤以之为君，乙癸同源之治也。”说大黄：“本血分之药，若病在气分用之，未免诛伐太过。泻心汤治心气不足而邪气有余，虽曰泻心，实泻血中伏火；仲景治心下痞满用大黄黄连泻心汤，此亦泻脾胃之湿热，非泻心也。”以这种方式方法议药，书中所在多有，不论出自李氏、尤氏或引自前人，总都是可取的，也是值得诵习的。

（7）《病机沙篆》：二卷。为尤刻《士材三书》之三。本书以叙述内科杂病的证治为主，收辑病种 45 种，比《医宗必读》证治部分多九种，叙述病证后不列方药，不载医案，但都有针灸疗法，这是个特点。本书的论证选方，与《医宗必读》有同有异，大致脱胎于《医宗必读》，而杂缀诸家，多所附益。《医宗必读》如素罗一幅，经纬分明，给人以明朗感；《病机沙篆》如另缣合锦，色彩缤纷，给人以悦目感。如果把《医宗必读》当作教材，那么《病机沙篆》无疑是个辅导资料。从两书的使用来评定：论证选方，不逾绳墨，以《医宗必读》为胜；摭拾众说，结合针灸，以《病机沙篆》见优。不过寻绎士材学说，针灸非李氏素谙，则《病机沙篆》之针灸疗法，显系尤乘附入，因而各门证治所补充部分，也不免失之庞杂，缺乏精炼。我还认为《病机沙篆》的部分取材，是《医宗必读》的“编余稿”所组成，李氏逝世后，这部分“编余稿”，经尤乘增补纂辑而成《病机沙篆》，针灸的附入，为尤氏增补，从而使士材学说变了样。是否如此，当再研究。

（8）《伤寒括要》：二卷。上卷“伤寒总论”起至“肉苛”止，是《医宗必读》“伤寒门”的深化和加详，撷取《伤寒论》要义，参以成氏《注解伤寒论》、庞氏《伤寒总病论》及陶氏《伤寒六书》；读《医宗必读》伤寒门尚有疑义未晰者，读此卷当有所会通。下卷五证总论（即“百合”、“狐惑”、“目赤黑”、“阴毒”、“阳毒”）起至“中暑”、“中暍”止；末附仲景以方外，复附以杂方 56 个，一般都有主治和方解。书成于 1649 年（清顺治六年），未刊，直至 1936 年由裘吉生氏收入《珍本医书集成》，始行于世。自序谓“括义详而征词简”，“对于仲景原文有复字及不紧要字稍稍节去，然其要旨，固已摭拾无剩”。就书名，论实际，本书与《内经知要》和《医宗必读·本草征要》以概括要义为主旨，三书相同，而具体编写法则各随其书而异。本书以综合分析为主，《内经知要》和《本草征要》以阐明发挥为主。从内容繁多的原书里，筛选出精要部分，非具有由博返约的学识和披沙拣金的功夫不能。清人汪琥称其“其证备，其法详，其论明而且简。书名《括要》，可为称其实矣”。的是定评。

综览李氏八种著述，根据粗读所得，略作评介，特再总结如下：①对《内经》、《伤寒论》、《本草纲目》作了不同程度的提要钩玄，并采诸家学说，加以融合，有所发挥；②论药、论脉、论证治，既有专著，又有合辑，可以彼此印证，窥其全貌；③议论平易近情，精粹的多，繁琐的少，切实的多，浮夸的少，大部分可法可师。

作为明代的一位医学家，在当时享有盛名，传道授业于学生，著书立说给后人，给我们写出了八部医学著作。如果允许我评议这八种著作的甲乙，初步认为：《医宗必读》、《删补颐生微论》与《内经知要》、《伤寒括要》，为李氏的代表作。

（四）学术见解

如前所述，李氏的著作，内容精炼，概括面广，以少数胜人多数。300 多年来，我们读其书，当然向往其学术经验，撷精华，摭论点，把他的医学理论，古为今用地指导我们临床实践，无疑是必要的，也是有益的。略述其主要学术论点。

1.“先后天论”与“化源论”

(1)“肾为先天本、脾为后天本论”，在《医宗必读》列为专题，从两脏的生理功能联系到方药治疗，议论爽朗，阐述精当，后人固已口诵心维，赏其旨趣。在《删补颐生微论》里则分作“先天根本论”和“后天根本论”两个专题，议论更广泛、更深入。首先，以精、气、神的相互关系来阐述肾为先天本，认为“精者，水之华也；神倚之如鱼得水，气倚之如雾复渊。”比喻确切，体会入微，使读者不觉其概念化。接着，还把“精”分析为先后天，引《灵枢》“生之来谓之精”，为先天元生之精；《素问》“食气入胃……散精于脏”，为水谷日生之精。并认为“日生之精皆从元精所化，而后分布五脏，盈溢则输之于肾”。把元生之精与日生之精相互促进，突出了精的重要性，从而更明确“肾为先天本”的实际意义。结论是“足于精者，诸疾不生；穷于精者，诸邪蜂起”。作为养生治虚的主要一环。其次，以《素问》“食气入胃，散精于肝……合于四时五脏阴阳，揆度以为常”的理论，阐述脾胃为后天之本。这里既把理论与临床实践结合起来，又把前人经验与自己见解结合起来，扼要地解说为“其脏脾，其腑胃，水谷从而腐熟，他脏赖以灌输”。(《删补颐生微论》凡例）并引证前人治验，指出“东垣于劳倦伤者，立补中益气汤，纯主甘温，兼行升发；易老于饮食伤者，立枳术丸一攻一补，不取速化，但使胃强不复伤耳”。最后还精湛地加以综合说：“余常统而论之，脾胃者，具坤顺之德，而有乾之运。故坤德或惭，补土以平其卑监；乾健稍弛，益火以助其转运。此东垣（李东垣）、谦甫（罗谦甫）以补土立言，学士（许叔微）、用和（严用和）以壮火垂训，盖有见于土强则出纳自如，火强则转运不息”（《微论》)。通过这样由简要到广泛的阐述，使“肾为先天本、脾为后天本”两个理论，应用于治理虚弱疾患更为明白、更为切合。在这一系列的理论与实践推动下，李氏及门诸子，固然已互相祖述和运用，影响所及，明末清初汪绮石《理虚元鉴》所提出的“理虚三本——肺为五脏之天，脾为百骸之母，肾为一身之根”，基本上即是李氏先后天论的发展。

(2）化源论。“资化源”一语，多次见于《素问·六元正纪大论》，原文为“心折其郁气，先资其化源”。王冰注：“折其郁气，泻有余也；资其化源，补不足也。……化源者，化生之源。”张介宾解说为：“化源者，即必求其本之义。”后此医家皆宗之。李氏的“化源论”，实总王、张二家之成，并从“虚则补其母，实则泻其子”的理上，衍化为隔二隔三等一系列治法。其应用于临床，《医宗必读》有举例：治钱赏之遍体肿胀，脐突背平，用《金匮要略》肾气丸料大剂煎服，兼进理中汤，服五日无效；改用参、附加牛膝、茯苓，三日之间，小便解下四十余碗，腹有皱纹。这是资脾肾之化源，使气化通畅，小便利而水肿消。又如治毛孺初痢疾。用附子理中汤去甘草，益命火以资脾土之化源，使阳和煦布，阴翳自消。另有关于肺、脾、肾三脏之化源失资而发病，当推“小便闭癃”的治法为最切实。据李氏介绍：肺燥不能生水，则气化不及州都，法当清金润肺（车前、紫菀、麦冬、茯苓、桑白皮之类）；脾湿不运而精不上升，致肺不能升水，法当燥脾健胃（苍、白术、茯苓、半夏之类）；肾水燥热，膀胱不利，法当滋肾涤热（黄柏、知母、茯苓、泽泻、通草之类）。他还特别强调：有实热者，非与纯阴之剂，则阳无以化（上焦热者，栀子、黄芩；中焦热者，栀子、芍药；下焦热者，黄柏、知母）；有火虚者，非与温补之剂则水不能行（《金匮要略》肾气丸、补中益气汤）。这一系列恰如其分的治例，把“资化源”的理论贯串到临床应用，对我们有一定的启发。

2. 治病着重于扶助正气

士材行医于明末的江南地区，医学流派宗薛立斋，对当时风土及体质分析，倾向扶正为主。加以他在诊疗方面所接触的，又多系文人学士、商业主及中小官僚等易实易虚、多虚少实的病人，于是“邪之所凑，其气必虚”及“养正邪自除”等术语，客观地形成了李氏的学说主张。在《医宗必读》中反映出：“临症施治，多事调养，专防克伐；多事温补，痛戒寒凉。”并举出用方实例：“抵当、承气，日就减削；补中、归脾，日就增多。”接着指出以稳健为主的用药法：“假令病宜用热，亦当先之以温；病应用寒，亦当先之以清。有积宜消，必须先养胃气；有邪宜祛，必须随时逐散。不得过剂，以伤气血。”结论是：“气血者，人之所赖以生者也。气血充盈，则百邪外御，病安从来；气血虚损，则诸邪辐辏，百病丛集。”这些观点，虽基于《素问·遗篇》：“正气存内，邪不可干”及《素问·上古天真论》“精神内守，病安从来”的理论，但无妨说来自他几十年的临床经验。举出三个治例，以印证他治病着重扶正的见解是符合于因人、因地、因时制宜而结合客观实际的。①他治伤寒，在“正胜则愈，邪胜则死”的前提下，既用大承气汤于韩茂远、王月怀，也用麻黄汤于张尔和；但终于强调“正气实者，虽感大邪其病亦轻；正气虚者，虽感微邪其病亦重。气实而病者，攻之即愈……所可虑者惟挟虚耳。”（以上均引自《医宗必读》）他还列举张仲景《伤寒论》“立397法，治虚者100有奇；垂113方，用参、桂、附者80有奇”。以古人的成法证实他的论点。②对于痢疾，既提示“因于湿者去其湿，因于积滞者去其积滞，因于气者调之，因于血者和之。新病而实者，可以通因通用；久病而虚者，可以塞因塞用”等常治法。更谆谆告诫“气本下陷而再行其气，后重不益甚乎？中本虚衰而复攻其积，元气不愈竭乎？湿热伤血者自宜调血，若过行推荡，血不转伤乎？津亡作渴者，自宜止泄，若但与渗利，津不转耗乎”等一系列为了避免治实而转致虚虚的流弊。还从脉、色、证、治四方面举出可补的具体例子。最后归结以：脾肾两脏之宜补宜温，作为对久痢虚痢的调理方法。③治秦景明痰饮病久，结成窠囊，先进补中益气汤，后以瓜蒂散涌吐，七补七涌，百日而窠囊始尽，后用六君汤、八味丸调理（见俞东扶《古今医案按》）。先补后攻，攻后再补；其法也是建立在治病以养正为主的基础上，以前后所谓“治痰不理脾胃非其治也”的理论用于临床实践。

至于治虚劳症，则不是仅仅养正和补虚，而是着重于治本。他认为“脾肾分主气血。水为万物之元，土为万物之母，二脏安和，一身皆治，百疾不生”。并统一了孙思邈“补脾不如补肾”，许叔微“补肾不如补脾”的两家说法。指出“二脏为人身之根本，二脏有赞相之功能。救肾者必本于阴血，血主濡之……当抑而敛，六味丸是也；救脾者必本于阳气，气主煦之……当升而举，补中益气汤是也。”以上关于虚劳养正的治法，落实于先天肾与后天脾。这一见解，在《医宗必读》、《删补颐生微论》和《病机沙篆》三书中，都反复强调。《内经知要》“病能”和“治则”两篇中更有精辟的论述，足以指导临床。说明李氏从中年到晚年，对治病以养正为主，养正以脾肾为先，正如唐代王冰次注《素问》那样：“信其言有征，验之事不忒。”真可谓“见定而事不移”。

3．“别症”与“知机”

我们现在所谓“审证求因”、“辨证施治”，李氏称做“别症”，称做“知机”。在《删补颐生微论》中各列专篇，在《医宗必读》和《内经知要》里也反复叙述，作为重要议题。阐述的详明，引申的广泛，在他学说中占相当的比重。

关于别症，他列举治例，以证实他理论的可靠性。认为“脉有雷同，症有疑似”，在这“雷同”与“疑似”的脉症中，提出难于辨别而必须辨别者四个方面。一为“水火亢制，阴阳相类”；二为“脏之发也混于腑”；三为“血之变也近于气”；四为“大实有羸状，至虚有盛候”。这四个方面，也即是阴阳、脏腑、气血、虚实的辨证施治。接着，举治例作为印证：①东垣治劳倦发热，口干烦躁，面目皆赤，脉来鼓指而按之豁然的内真寒外假热；与恶寒发战，两脉细微，按之甚数的内真热、外假寒相对勘。前者以参术姜附冷服取效，后者以黄连、石膏清火之剂，乘热冷服而治愈。说明水火亢制而有兼化之象，设不从脉而按症治之，则祸不旋踵。②一人平素劳心，患小便不通，前医与六一散不效，再用木通、泽泻、茯苓、车前等药又不效；诊脉两寸洪数，知为心火刑金，故气化不及州都，函用黄连、茯神、参、麦、牛膝，一剂而愈。另一为饭后腹痛胀闷，众皆疑其脾虚多食，不能运化，治以枳、术、青陈皮、神曲，胀闷转增；诊得右关洪滑，知为胃火上冲，用石膏、陈皮、甘草、黄芩、升麻，二剂而胀减，再用四君子汤加姜汁炒山栀，十剂而康。前案说明脏病（心火刑金）治腑（通利小肠膀胱），不切病机，后案说明腑病（胃火蕴结）治脏（健脾疏脾），也不切病机。他还启示我们："脏腑本不相悬，而用药若斯之异。"③对气血的辨证施治，更有卓识：一妇人多郁多产，体渐瘦，肢微肿，咳嗽吐痰，动辄头晕耳鸣，有用八珍汤久而无功；李认为肝脾郁伤血分，先用逍遥散加木香、龟版、熟地，十剂而病减其七，再用八珍汤加丹皮、香附而瘥。另一童孩发热咳嗽，头晕瘦弱，前医都治以二冬、二母、四物、芩、柏，反见似疟非疟，倦怠异常；李诊得右三部极弱，诊为脾肺气虚、火不生土之候，用补中益气加姜、桂，十剂而安，四十剂而平复。他的理解是，治气者主阳而升，治血者主阴而降；现证颇类，而治法恰不相侔。④虚实的辨证施治，李氏一再强调"大实有羸状，误补益剧；至虚有盛候，反泻含冤"。他在《医宗必读》及《删补颐生微论》中引证病例，反复阐明，这里不具述。李氏还把"别症"的重要性及其疑难处，以识途老马向我们提示："或辨色已真，而诊候难合；或脉形已察，而症状未彰。欲按古今法，而功效弗臻；欲□□（原缺）处疗，而狐疑莫决。"最后郑重地说："即病机浅易，必审察昭昭，标本彰明，必小心翼翼；明矣慎矣，又毋以疑惧起因循之弊，必以精详操独胜之权。"对别症之应该注意而又必须做到的一起指出，可称"现身说法"。

关于"知机"。李氏对"病机"两字的发挥，认为古人论病，不曰病形，不曰病体，而曰病机，机之为义甚微……以至微至活之机，非有至著至确之识，其可谓之知机耶？接着以《素问》"审察病机，无失气宜"为提纲，申之以"病机十九条"。他的病机说，分类取法于刘河间，印证五脏、五运、六气，并有所发展。他认为"运气参差，标本缓急、脏腑阴阳、虚实邪正，活若荷中之露；不知因病以用法，乃曰因法以合病，效之不得，则曰有命。讵然乎哉”？因此，他据病机以辨证，多祖述王冰而加以通变，多有新义。他在《内经知要》中对每一条病机，都作了从常到变的解释；并称述王冰为深明病机之变，其所注疏，真画龙点睛。他还把王氏之注“常自诵忆，并勉同志”。他最后把古人所谓“知机其神”的成语，实事求是地应用到病机，提出“只熟于理而已。理熟则机得，机得则言中”。要言不繁，是李氏运用病机说的总括。

4.“明治论”的组成

在“因病制宜”的前提下，李氏对治疗方面也有一套粗具规模的理论，除散见于《医宗必读》及《病机沙篆》各个病类与医案外，主要可见于《微论明治篇》。它以“三法”、“四因”、“五治”、“六淫”、“八要”为基本论点，说理撷古之华成一系统，来自临床，还以指导临床实践。其中某些议论，见解明朗而切合实用。

“三法”——初、中、末。意味着适用于病的初期、中期和后期。他认为：初法当用峻猛，缘病起新暴，感之轻、发之重，以峻猛之药亟去之；中法当用宽猛相济，因病程已有时日，须缓急得中，养正祛邪，相兼治之；末法当用调理，药性平和，安中补益，因病久邪去而正亦微。这三法，对急性病、虚中夹实病及慢性调理病过程中，为一般医家所采用。

“四因”——本条撷取王冰注《素问·至真要大论》“非调气而得者，治之奈何”？原文较长，李氏简引作治因之例。一为因气动而内有所成病，积聚癥瘕之类；二为因气动而外有所成病，痈疽疮疡之类；三为不因气动而内有所成病，留饮澼食、忧结劳伤之类；四为不因气动而外有所成病，瘴气、蛊毒、跌仆兽伤之类。治法：有独治内而愈者，有兼治内而愈者；有独治外而愈者，有兼治外而愈者；有先治内后治外而愈者；有先治外后治内而愈者；有须齐毒而攻击者，有须无毒而调引者。王冰这一辨因施治原则，宋·陈无择曾引申为《三因极一病证方论》，经李氏采辑举要，更有其实用价值。

“五治”——和、取、从、折、属。一曰和，假令小热之病，当以凉药和之；和之不已，次用取。二曰取，为热势稍大，当以寒药取之；取之不已，次用从。三曰从，为热势既甚，当以温药从之；从之不已，次用折。四曰折，为病势极甚，当以逆制之；制之不已，当以下夺，下夺不已，当用属。五曰属，为求其属以衰之，如热陷骨髓，针药之所不及，故必求其属；王冰所谓“壮水之主，以制阳光”。这“五治”，在李氏之意，是一个接着一个的五步治法。按照临床实际，与其强调“五治”的衔接性，无宁看做把五种治法的随机应用，比较灵活些。

“六淫”——阴、阳、风、雨、晦、明。一般医家对六淫的习称是风、寒、暑、湿、燥、火；古代是以阴阳风雨晦明作六淫的。其说始于战国时代的扁鹊，有“阴淫寒疾，阳淫热疾，风淫末疾，雨淫腹疾，晦淫惑疾，明淫心疾”的说法。李氏理解为：阴淫寒疾则祛寒，此寒水太过，别浅深以温之；阳淫热疾则恶热，此相火过过，须审虚实以凉之；风淫末疾，末谓四肢，必身强直，此风木太过，须和冷热以调之（在阳则热，在阴则寒，寒则筋挛骨痛，热则痿缓不收）；雨淫腹疾，则湿气濡泄，此湿土太过，以平剂渗燥之，兼察冷热之候；晦淫惑疾，邪晦所干，精神惑乱，此燥气太过，当滋养之；明淫心疾，心气鼓动，狂邪谵妄，此君火太过，当镇以敛之。这种接近实际的解释，作为古为今用的考虑，也是有益的。

“八要”——虚、实、冷、热、邪、正、内、外。此即现在习称的“八纲”，以邪正代阴阳，小有异同，无所阐发，这里不复述，仅摭其前四者，亦见李氏论治说理之一斑。

5. 会通《伤寒论》，审察伤寒症

李氏晚年（1649）著《伤寒括要》，是他学术已臻炉火纯青时写成的。通过对张仲景原书的会通，分析综合，把 397 法、113 方整理出来，使读者有数可据；叙述六经证治也时见新义，成一家言。正如杜甫所说“老去渐知诗律细”，李氏晚年的医学见解，也近于老杜。

他认为：“仲景397法113方，医者但能诵之，欲条分缕析以实其数者，未之前闻也。”（按：明·赵开美翻刻宋版《伤寒论》，其397法，于每篇之首注共几法，先节录原文，开明第一、第二次于原文之下，又列一、二、三之数，总计全书治法。士材未见赵刻本，所以这样说。）经他考核，太阳上篇66法，中篇56法，下篇38法；阳明篇77法；少阳篇9法；少阴篇46法；厥阴篇54法；杂病篇20法；霍乱篇9法；阴阳易瘥后劳复篇7法。共得397法。太阳篇73方，阳明篇10方，少阳篇1方，太阴篇2方，少阴篇14方，厥阴篇6方，霍乱篇3方，阴阳易瘥后劳复篇4方。共得113方。他长期研索《伤寒论》过程中，得出这个可以自信、可以信人的数据，在法和方的考证上，确实花了一番工夫，为我们学习《伤寒论》时提供校勘的方便。李氏还客观地加以总结说：“方者，定而不可易；法者，活而不可拘。非法无以善其方，非方无以疗其症。学者先以方法熟习之，后以方法融会之，则方可以随时变，而不逾仲景之法；法可以随症立，而不外乎仲景之方。”指出研读《伤寒论》的门径，有一定的实践处。

对于看伤寒病的要诀，他着重于“问因、察症、正名（即定名）”，指出：“凡至病家，未诊先问，最为要法。”并强调六经形症，各当详审，太阳病发热、恶寒，头项俱痛，腰脊俱强，体痛骨疼，则是太阳表证，为标病也；若内热烦渴，小便不利，则是太阳里证，为本病也。其脉浮紧有力为伤寒；浮缓无力为伤风。脉安静，为不传；脉躁盛，为欲传。进一步还分析：头痛拘急，身热恶寒，腹痛呕吐，气口与人迎俱盛，则为夹食伤寒；身热恶寒，头痛微汗，神倦懒言，则为劳力伤寒；身热恶寒，隐隐头痛，喘咳烦闷，左脉紧盛，右脉洪滑，则为夹痰伤寒；身热恶寒，头胁俱痛，胸闷不舒，则为夹气伤寒；胸胁腹痛，痛定不移，头痛烦渴，身热恶寒，则为血郁伤寒。

最后指出：伤暑、伤湿、温病、热病、冬温、风温、温毒、温疟、风湿、湿温、疫病、痉病，咸须辨之确而正其名，因其名而施其治(《伤寒括要》“问因、察证、正病总论”)。治法谨守前人的汗、吐、下、温、清、补六法，而有所化裁。对汗下法既道其常，又尽其变，原则是：脉大浮数，在表可汗；脉实沉数，在里可下。日数虽多，有表证者必汗；日数虽少，有里证者必下。但以表里为辨，不可以日数拘。至于伤寒用补法，则更反复阐述，从证从脉以外，还从阴阳盛衰的角度上为准。(《删补颐生微论》伤寒篇)

李氏的医学见解，是士材学说中一个重要组成部分。上述几点，有的已为学者所注意而引起重视，有的是我初步提出认为值得讨论的；既举其要，并加阐述。

(五) 诊疗经验

李氏受了朱丹溪《脉因证治》的学术影响，诊疗中强调审脉求因，辨证论治。其治病立法，遣方选药，渊源于薛立斋而通变胜于之，参考于《证治准绳》而简炼精于之；这是李氏在医学上继承前人，别出心裁之处，之所以自成一家者，即在于此。撮其大要，约为五点。

1. “博涉知病”

明代医家，李氏是学验兼优的一个。他不同于马元台、陶节庵、赵义德之专攻《内经》、《伤寒论》或《金匮要略》一门，诊疗经验少流传。从李氏八种书中，寻绎他的治验，似以伤寒及内科杂病为长，妇科亦有独到处。这些经验的获得，一方面得自读书与临症，一方面得自经常接触病人，观察病情，知其病在何脏何腑，上下表里，并测知其病变的趋向，转归的好坏。此即《褚氏遗书》所谓“博涉知病”。“知病”的实际经验是：

(1) 辨析心痛与胃痛：《内经》论述心痛凡十种，李氏认为皆他脏病干之而痛，非本经自病。《金匮要略》的九种心痛丸，主治九种心痛，其中多数包括胃脘痛，有的还是腹痛。

《巢源》祖述《内经》；《千金方》、《外台秘要》转引《金匮要略》。所以心胃痛的不甚分清，其来已古。李氏在《医宗必读》中剖析为："胸痛即膈痛，其与心痛别者，心痛在岐骨陷处，胸痛则横满胸间；其与胃脘痛别者，胃脘痛在心之下，胸痛在心之上。"部位分明，使人知所辨识。他强调胃痛多于心痛（胸痛），理由是：胃属湿土，处中焦，为水谷之海，五脏六腑十二经脉皆受气于此，壮者邪不能干，弱者着而为病。偏热偏寒，水停食积，皆与真气相搏而痛。肝木相乘为贼邪，肾寒厥逆为微邪；挟他脏而见证，当与心痛相同，但或满或胀，或呕吐，或不能食，或吞酸，或大便难，或泻利面浮而黄，本病与客邪必参杂而见。他举出胃痛的病因、病机，有本腑自病的，有相互参杂的，心痛则无此夹杂。从痛的部位及其伴发证，说明心痛与胃痛是可以辨析的，而且必须辨析的。近年来，我们临床上所常见心绞痛，有的系一般胸痛，有的还是《内经》所说的胃心痛——"腹胀胸满，心痛尤甚"为主证，但与痛在岐骨陷处的心痛则不同。至此，李氏对心痛、胸痛与胃痛的辨别，从他当时临床实践，比同析导，大致明白，可以作为我们辨证心绞痛的理论依据及参考。

（2）肿胀分别虚实：《医宗必读》证治部分，其辨证之明晰，论治之精切，当推肿胀篇为最。他首先把《内经》所论述的虚胀、实胀、寒胀、湿胀及六气所致的肿胀作了分析，在内脏落实到脾、肺、肾，作为辨证施治理论基础；接着按其临床经验，侧重于阴阳虚实辨证。认为：阳证必热，热者多实；阴证必寒，寒者多虚。先胀于内而后肿于外者为实，先肿于外而后胀于里者为虚。小便黄赤，大便秘结为实；小便清白，大便溏泄为虚。脉滑数有力为实，弦浮微细为虚。……其施治的经验，认为治实颇易，理虚恒难。理由是：虚人气胀为脾虚不能运气，虚人水肿为土虚不能制水。治法是：察其实者直清（意味是导泄）阳明，反掌收功；苟涉虚者，温补脾肾，渐次康复。其有不大实亦不大虚者，先以清利见功，继以补中调摄。

对肿胀的虚实辨证施治，可称简明扼要。医案所载，也按照上述论证加以充实而更具体，计治愈水肿实证二例，治愈水肿虚证一例，治愈气胀之不大实亦不大虚者一例，另一例是气胀之属虚者不治死亡。从而证实其“治实颇易，理虚恒难”的诊疗经验。沈金鳌《杂病源流犀烛》提出：胀病辨虚实，莫善于士材，（中引其全文）最后肯定士材之言，当奉以为则。

（3）腰痛分外感内伤：头痛身痛分外感内伤，医书多载；腰痛亦强调外感内伤，则是李氏积多年诊疗经验而证实的。他在《素问·六元正纪大论》“太阳所至为腰痛”及《脉要精微论》“腰者肾之府，转摇不能，肾将惫矣”的启示下，认识到“太阳腰痛”为外感，“肾经腰痛”为内伤；还认识到外感腰痛多因于寒、湿、风、热，内伤腰痛多由于瘀血、气滞（闪挫）、痰积、肾虚，各提出不同的脉证及治法。特别对风邪腰痛的辨证，从“行痹”引申联系，治用五积散加防风、全蝎或牛膝酒，均极适应；热邪腰痛（主要是湿遏化热或风从热化），治用甘豆汤加续断、天麻，药简而疗效可靠。但是外感腰痛的病因，虽有寒、湿、风、热之分，临床所见，却不是等量齐观，发病比例也有多少，所以李氏也提出：外感腰痛，风热寒湿皆能为病，大抵寒湿多而风热少。这一概括，也是符合临床实际的。

此外，李氏在论述中风分真类的基础上，对于伤风也强调分虚实辨证施治。提出“治虚之法，固其卫气，兼解风邪，若专与发散，或汗多亡阳，或屡痊屡发，皆治之过也。治实之法，秋冬与之辛温，春夏与之辛凉，解其肌表，从汗而散……”还有小便黄赤，一般皆以下焦有热辨证，多用清利法；李氏则根据《内经》肝胃实热、肺肾虚寒及脾气不足等病机，进行分析。这一系列临床经验，初步认为都是李氏“博涉知病”的结晶。

2.“多诊识脉”

李氏对于脉诊，也富于经验，他自己也认为“能得于心而应于手”。《医宗必读》中的《脉法心参》及《士材三书》中的《诊家正眼》，就是他关于脉诊的代表作。清·林之翰《四诊抉微》，是汇集望闻问切四种诊法的一部专辑，其中引用李氏脉诊之说甚多，更足征信。李氏论脉的精到处，可约为两个方面：

（1）对脉象的辨识：士材辨脉，特长在于细致深入，把相似而不是相同的脉象，作精细地剖析。①迟、缓不相类：李氏认为迟以至数不及为义，缓以脉形宽缓得名（迟脉三至，迟滞不前；缓脉四至，宽缓和平）。以此推勘，迟而不流利则为涩脉，迟而有歇止则为结脉，迟而浮大且软则为虚脉。反复强调迟不等于缓。②微、细不相类；李氏认为微脉的形象，以“似有若无，欲绝非绝”八字，最为微脉传神，形容透彻；而细脉顾名思义是细小，其状如丝。微脉模糊难寻，细脉显明易得，故细比微稍稍大。他还以旧算数十微为一忽，十忽为一丝，十丝为一毫，十毫为一厘；则一厘之少分而为万，才名为微。从而说明微脉的渺小难见，比细更甚。③濡、弱不相类：李氏认为濡即软之义，必在浮候见其细软，若中候、沉候则不可得而见；弱为沉而细小之候，《脉经》所谓“弱脉极软而沉，细按之乃得，举手无有”。以此肯定了濡脉是细软见于浮分，弱脉是细软见于沉分。④长脉、芤脉的实际：旧说“过去本位”为长脉，李氏在临床考察中，认为此四字作为长脉的定义，不恰当，事实上也无此脉象。如果寸而上过，则为溢脉；寸而下过，则为关脉；关而上过，即属寸脉；关而下过，即属尺脉；尺而上过，即属关脉；尺而下过，即属复脉。因此，所谓“过于本位”，是理之所必无，而义之所不合。惟其状如长竿，直上直下，首尾相应，比较形象，其主病多是有余的疾患。关于芤脉，李氏首先说明其“两边俱有，中央独空”如慈葱的脉象，举例以指按葱，浮按着上面的葱皮，中按正当葱的空处，沉按又着下面的葱皮。以是审察，则芤脉之名和象，一般能得于心而应于手。他还肯定王叔和、刘三点“中空边实”及“有边无中”的说法，纠正高阳生《脉诀》所谓“两头有、中间无”，以“头”字易“边”字的错误（因“两头有、中间无”，则是上下脉划然中断，而成阴竭阳绝之诊）。略举四点，以见李氏的辨脉，都根据临床实践，反复观察印证，不仅以议论细致深入见称。

（2）察脉辨证：察脉辨证，是中医临床诊病的精要部分，李氏在这方面，更有其实践经验。撷其五点，以见一斑。①实脉为邪热积聚之甚：李氏认为实之为义，邪气盛满，有余之象。脉象既大而兼长，既长大而且有力，既长大有力而且浮中沉三候皆然，则诸阳之象具备。见此脉者，必有大邪、大热、大积、大聚。在他的医案中，以香、连、归、芍、陈皮、枳壳加大黄，治张絅庵脉滑而有力（实脉）的积滞下痢；以四物加郁金、桃仁、穿山甲再加大黄，治董元宰妇两尺沉实，少腹痛的怒后积瘀、蒸嗽、吐血。都可以作为实际印证。②疾脉是临危脉象：李氏认为平人一息脉四至，按照一昼夜呼吸气在人身经脉中流行的常度，是正常的；如果脉搏快速到一息六七至甚或八至的疾脉，则病人必喘促声嘶，呼吸仅出入于胸中数寸之间，而不能达于下腹部。此乃真阴竭于下，孤阳亢于上，而气之短已极矣。说明疾脉是临危脉象的所以然，理义透彻。其病变为“阴阳离决”（即体内阴阳二气不互根的表现）之前趋，呼吁医者遇到出现这种脉象的病人，必须争分夺秒想尽办法去抢救。③促脉有内伤、外感或虚或实之不同：促脉的脉象，为急促之中时见一歇止。李氏认为它的机理，得于脏气乖违（实证）者十之六七，得于真元衰惫（虚极）十之二三。或因气滞，或因血凝，或因痰停，或因食壅，或外因六气，或内因七情，皆能阻遏其运行之机，故脉行往来急速之时，忽见一止。如止数渐减，则为病瘥，止数渐增，则为病剧。他还进一步分析，若脏气偶尔乖违，阻其运行之机因而歇止者，其证为轻；若真元衰惫，阳弛阴涸，失其揆度之常因而歇止者，其证为重。并以王湛六患脾泄，神疲色瘁，脉十余至一见歇止，断以必死为证。说明李氏以脉决诊是有真谛。④结脉应分虚实：结脉为迟滞脉中时见一歇止，前人说它“余行而息，偶羁一步”。李氏阐明结脉的机理，认为热则流行，寒则停滞，理势然也。人体少火衰弱，中气虚寒，失其健运，则气血痰食互相纠结，故脉应之而成结。据他临床经验，强调结而有力者为积聚，结而无力者为真气衰弱，失其运行之常。这一指出，给我们诊疗冠心病心肌梗塞的凭脉辨证提供了有意义的参考。⑤代脉的决诊，因人、因病而定：代脉是歇止脉中之止有常数者，《内经》认为脏气衰微，脾气脱绝之诊。李氏认为伤寒心悸，怀胎三月，或情志突受剧度刺激，或跌打重伤及风家病，都不忌代脉。并举黄桂岩心痛夺食脉三动一止案，引古人谓“痛甚者脉多代”及“少得代脉者死，老得代脉者生”；决诊为“桂岩春秋已高，胸腹交痛，虽有代脉，不足虑也”。果越两旬而愈。这对痛症的脉诊，亦可作为参考之一助。

3.“屡用达药”

李氏论药的述作，每味着墨不多，大部分精当明晰。内容有的阐性能，有的述疗效，有的谈用法，有的通过两药对比而分析其应用范围；阐幽发微，理论都来自临床实验。清人杨时泰《本草述钩玄》常引李说，足证李氏论药有他的独到处。摭拾若干条，以资研索。

（1）阐性能：①款冬虽温而不助火，可以久任；世多以枇杷花伪充之，故其效不著。②沉香温而不燥，行而不泄；扶脾而运行不倦，达肾而导火归元。有降气之功，无破气之害。③山药性缓，非多用不效（傅青主完带汤中，山药用至一两；张锡纯医方及案，山药用量亦大。不可说未受李氏的影响）。

（2）述疗效：①艾性温暖，有彻上彻下之功。服之以祛寒湿，可转肃杀为阳和；灸之以通经络，可起沉疴为康泰。老弱虚人下元畏冷，以熟艾敷脐腹，有殊效。②旋复花之功用颇多，总不越乎通血、下气、行水。③石斛气浅力薄，得参、芪便能奏功。④驴皮胶入肝肾……治血症、风症（虚风内动）多功；凡木旺风淫、水衰火盛之证，用之辄效。⑤凡滋阴降火之药，多是寒凉损胃，惟龟甲益大肠、止泄泻，使人进食。

（3）谈用法：①黄芪古人多用蜜炙，李氏常以酒炙助其走表，又行滞性；若补肾及崩带淋浊药中，皆须咸水拌炒。②檀香为理气要剂，宜汤泡，勿入煎。

（4）两药对比：①宽中发汗，苍术胜于白术；补中除湿，白术优于苍术。大抵卑监之土（脾胃虚弱），宜白术以培之；敦阜之土（脾胃壅滞），宜苍术以平之（清人张隐庵亦宗此说）。②半夏辛而能守，南星辛而不能守，其性烈于半夏。南星专主风痰，半夏专主湿痰，功虽同而用有别。③防己泻血分湿热，木通泻气分湿热。④羌活善行气分，舒而不敛，升而能沉，入手足太阳以理避风；独活善行血分，敛而不舒，沉而能升，入太阴肺、少阴肾以理伏风。

4. 议古方，制新方

李氏在《删补颐生微论》里评议古方，着重于轻重奇偶之制，君臣佐使之法，备为发明，各中窾要。其论白虎汤，认为成氏（成无己《伤寒明理论》）以知母为君，石膏为臣，不合实际。他说：知母之寒不及石膏，况知母但主内热，不能解肌，只用六两（汉方制），恐非君也，宜作臣；石膏色白入肺，其性又雄，且用一斤（汉方制），恐非臣也，宜作君。说理切实，能使成氏首肯，读者窍开。论百合固金汤，赵蕺庵不欲以苦寒伤生发之气，故以甘药主之；但清金之后，亟宜顾其母气，方为至治。若专事于肺而不取化源，则不唯土气难强，即金气亦终不可足也。论十灰散，药炭与墨汁苦涩之味聚而用者，苦能胜火，涩可固脱，更得童便引之下行，尤尽折伏之妙。论龟鹿二仙胶，认为一阴一阳，无偏攻之忧；入气入血，有和平之美。由是精生而气旺，气旺而神昌。这些方议，都是从理论深度进行阐发，不停留在药效及方义上，其可贵处，在于能指导学者重温古医典籍。

在应用方面，《删补颐生微论》所选100个汤、散、膏、丸、主治明确，既不笼统，也不浮夸。尤其《医宗必读》中对苏子降气汤的灵活运用，更能曲尽其妙。既用于上盛下虚，血随气逆的吐血；又用于怒气伤肝，气失升降的头痛；还用于气滞胀闷，大便不通的气闭。上中下三焦的气机壅逆证，都使之曲畅旁道，虽然秦景明祖孙指出苏子降气汤不适宜治疗阴虚吐血，但事实上李氏所治的是上盛下虚的病机，而非阴虚火炎的病机，只要辨证明确，用之何妨。

关于他七个自定方（全方见《医宗必读》第六、七两卷），为李氏用之有效的验方，各有精切的用法及加减法，并介绍治疗效果。“拯阴理痨汤”、“拯阳理痨汤”二方，《医宗金鉴》虚劳门俱转引，加减法亦全部引用；“清宁膏”《医宗金鉴》咳嗽门列在“太平丸”之前，其疗效可以想见；“利金汤”主治气壅之痰，林珮琴《类证治裁》转载，治痰饮在肺，涩而难出；“润肺饮”《必读》无主治，《类证治裁》点出适用于燥痰，并加杏仁、白蜜；“肺痈神汤”，则为治肺痈的通用方；“阴阳攻积丸”，《类证治裁》积聚门曾列为首方，并全录李氏方议。这些新定方，李氏创立于前，吴谦、林珮琴等采用于后，还有所补充加减，从而扩大其应用，证实其疗效，无疑是李氏诊疗经验的一个组成部分。

5. 妇科病审因施治，强调郁证

《医宗必读》证治部分无妇科病分类，但《本草征要》、《本草通玄》及《雷公炮制药性解》某些药中，多提到某药对妇科病的应用，《删补颐生微论》第十九、二十两篇，则专题论述妇科的病因和治法。

李氏对妇科的诊疗原则，一方面以孙思邈《千金要方》妇人门为基础，参酌《褚氏遗书》，一方还是根据薛立斋学说，并结合易思兰的诊疗方法。他认为凡病皆生于七情，而后六淫之邪乘虚来犯。他还按照当时的社会环境，认为妇女往往有怀未能畅达，有病不肯告人，含羞讳疾，偏信辟巫；所以受病之处，蒂固根深，卒难全愈。接着阐述《千金方》所谓妇女“感病倍于男子”的实际，主要为经产带下三十六病，损伤气血，夹症多端。在“凡病皆生于七情”的思想指导下，他体会出妇女病以“气郁”是致病的主要因素。病机分析为：久郁生火，火贼元气，元气受贼，外邪并侮，现症即有百端，惟“郁伤元气”，可一言以蔽之。这“郁伤元气”四字，初步认为是李氏诊察妇科病审症求因的一个方面。

病因已总结出来，他便进一步从病机上分析它的治法，同时以探讨的语气，给我们作出启发：“曰‘郁’，则芳香达气似不可少；曰‘伤元气’，则养卫和营，又安可缓哉！”主方是两个：首先，逍遥散养卫和营，疏气解郁；接着，归脾汤补虚散郁——养心则神和，疏气则郁解。至此，李氏对某些妇科病的病因、病机和治法，从气郁的角度上探骊得珠，供我们研究和验证。溯其源，即是薛立斋学说的善于运用。

此外，李氏对于“暗产”（习惯性流产或“不孕”）的病因，也有明确的认识，并指出必要的防治法。他强调一月坠胎，人皆莫觉，一次坠，第二次亦坠，只以为经行，宁知其胎已坠？故播种（早妊有感觉）之后，勿复交接（性交），以扰其子宫；勿令过劳，勿令疾行，勿令跌仆，勿令洗浴（古代妇女多坐浴，易使早妊坠胎），勿过醉，勿令大惊恐。多服健胃和中、平肝养气之药，随时调护，可无遗坠之虞。这一指出，脱胎于《景岳全书·妇人规》，其中提到生活方面的预防，治疗方面的调养，更为可取；特别早妊期应禁止性交，尤其值得注意！

6. 治泻九法与癃闭七法

李氏治泻九法，见于《必读》泄泻门，是杂病治法中比较精湛的一组，理法兼赅，他自己也认为是“治泻之大法”。清·张路玉《医通》，罗国纲《会约医镜》都全部转引它，可见这组治法的实用价值。摘述如下：

（1）淡渗：适用于湿滞泄泻，使湿从小便而去，理论根据是“治湿不利小便，非其治也”。

（2）升提：适用于气虚下陷作泻，理论根据是“下者举之”。

（3）清凉：适用于暴注下迫的热泻，理论根据是“热者清之”。

（4）疏利：适用于痰凝气滞，食积水停的泄泻，理论根据是“通因通用”。

（5）甘缓：适用于泻下有急迫感，理论根据是“急者缓之”。

（6）酸收：适用于久泻中气耗散，理论根据是“散者收之”。

（7）燥脾：适用于脾为湿困而作泻，理论根据是“湿者燥之”。

（8）温肾：适用脾肾虚寒的泄泻，理论根据是“寒者温之”。

（9）固涩：这法比酸收又进一步，适用于久泻滑脱，理论根据是“滑者涩之。”罗国纲补上“平肝”一法，适用于肝木侮脾的泄泻，更臻完备。

继治泻九法之后，另有治癃闭七法，比治泻九法更具体，每一法都提示病机，举出药例，精当简练，不愧医学家述作。由于这组治法，注意者不多，据我临床经验，其应用价值不在治泻九法之下，而理论性更强，特在此提出，作为李氏诊疗经验的最后举例（详见《医宗必读》卷八）。

（六）学派流传

由于士材学说的自成一家，独树风格，因此谢利恒《中国医学源流论》专为李氏立一学派。这不仅是李氏本身的学术经验足以传世，也由于他一传、再传、三传的门弟子，都足以承先启后，继往开来，使明清间苏、浙地区的医学，愈来愈发扬光大。据有关文献查悉，士材学说，一传于沈朗仲，再传于马元仪，三传于尤在泾(《中国医学源流论》)；至尤在泾而士材学说更丰富多彩。这里略予申述，便于循源溯流，供研究李氏学说者探讨。

1. 沈朗仲之学

沈朗仲为李氏大弟子，得李氏薪传，并协助李氏校订《删补颐生微论》，本文第一节已叙述。他的医学造诣，是青出于蓝而胜于蓝。《苏州府志》载："沈颋，字朗仲，以医擅名，品行高雅，士论重之。"从而知道他是个儒而医者。他著有《病机汇论》十八卷，康熙癸巳（1713年）有他的门人马元仪校定刊行，序言谓："病有虚实，机有正变，博采群言，集成大观。"其书体例仿朱丹溪《脉因证治》（每病先论脉，次论因，次论证，次论治），而精当渊雅则过之；内容宗乃师《医宗必读》，而赅备则过之。收采病种60个（比《医宗必读》多24个），每病一类，其小症不及另立一类者，多附各该病门下。每类采辑前人议论，远绍《内经》、《难经》、《伤寒论》、《金匮要略》，近至张景岳、喻嘉言辈。每条议论前，有沈氏自拟标题冠其首，展阅时尤为心目瞭然；各家议论后，再列沈氏按语及药方，借以综述本病的病因、病机和治法。无疑是《医宗必读》证治部分的加深加博。

由于书名"汇论"，故引证文献较多，但条理分明，绝不因广征博采而呈现冗杂，转而从引述文献中反映出沈氏对各个病类辨证施治的观点。举中风为例，以概其余。

中风门：脉法参《金匮》及《脉经》，沈氏加阐发；论中风之因和证，除引述《内经》外，广征张仲景、孙思邈、刘河间、李东垣、朱丹溪、严用和、许叔微及张景岳、李士材说；论治并增入张子和、罗天益、喻嘉言等家；选方分三类：①治表之剂；②镇坠之剂；③发表攻里之剂。从引征前人议论部分及选方部分，可以看出沈是宗于李的学派而有所发展，特别在选用25个方药中，《病机汇论》与《医宗必读》相同的17方，足征其薪传有自，并有所创新。

2. 马元仪之学

马元仪，江苏苏州人，出身于读书家庭，习医于沈朗仲，因沈而同时受业于李（据了解他还从学于喻嘉言、张路玉）。长州尤珍称马氏"为李士材、沈朗仲入室弟子，得其指授，为时良医，而于伤寒症尤擅长"。张大受称其"精于医，其学独出于云间（即松江）沈李二家。"（均见《病机汇论·序言》）

马氏著作，主要是医案，自定为《印机草》，一卷，73例。初刻附于其师《病机汇论》之后，另有周学海评注本。周学海认为马氏之学出于东垣；不可否认，当然与士材学派相接。《印机草》73案中，伤寒28例，疟疾3例，痢疾3例，咳嗽3例，喘气7例，痹痛拘挛7例，郁劳膈塞7例，妇科15例。其议病及用药法，多与李、沈两氏瓣香一贯，特别与士材医案确有相印处。这里，有必要举《印机草》两例喘息案，加以探索：

（1）“咳嗽多痰，气逆作喘，不得安枕，自汗少食，诊脉虚微无力。此劳倦致伤脾肺。盖脾为元气之本，赖谷气以生；肺为气化之源，又寄养于脾土者也。……法当实脾以补肺。参、芪、草、川贝、紫菀、苏子、杏仁、桔梗、防风；兼进七味都气丸以培母。”

（2）“咳嗽半载，喘息不卧，舌燥无津，脉右关尺虚涩无神，此肺肾两虚也。肺为出气之路，肾为纳气之府。今肾气亏乏，息不归根，三焦之气，出多入少，所以气聚于上，而为咳嗽、口干、不得安卧。法当清气于上，纳气于下，使肺得其清宁，肾复其蛰藏，则气自纳而咳嗽平矣。方用苏子降气汤加人参、肉桂，继用金匮肾气丸。”

这两案察脉辨证，论病施治，置于李氏医案中，几难辨认，和《医宗必读》及《病机汇论》所论述的理法方药，不仅相印，简直是形神俱化。

3. 尤在泾之学

尤在泾，江苏吴县人。少时家贫，卖字为活，中年博涉医学，自轩岐以迄清初诸家均有不同程度的钻研，后从马元仪学医，并协助校订《病机汇论》及商榷其他著作；晚年医名鼎盛，与叶天士、徐大椿、王子接辈联镳接轸，辉映后先。所著有《金匮要略心典》、《金匮翼》、《伤寒贯珠集》、《医学读书记》、《静香楼医案》五种。学术经验超“三师”。现从他的著作中，探讨其学术发展概貌。

(1)《金匮要略心典》三卷，为尤氏第一种著作，是《金匮要略方论》的注释本。徐大椿称它："条理通达，指归明显，辞不必烦而意已尽，语不必深而旨已传……"正由于尤注《金匮要略》明白晓畅，不浮不滥，所以为《医宗金鉴》所采用。而且尤注《金匮要略》是金璧，文体比士材选注《内经》完整，从注疏角度上评议，尤氏的《金匮心典》，不仅是《金匮要略》注本之后起之秀，如实地说，是后来居上，突破士材的《内经知要》。

(2)《伤寒贯珠集》八卷，摘取《伤寒论》原文，分为14篇，作简明扼要的解说，能阐发仲景之意，提纲挈领，颇有原委。其写作与李氏的《伤寒括要》途径各出。唐立三在《吴医汇讲》中称其书比喻嘉言《伤寒尚论》明晰，誉之为："如雪亮月明，使人一目了然，古来未有。"近代医家对这本书的评价，亦高出于《伤寒括要》。

(3)《医学读书记》三卷，《续记》一卷，附医案31条。本书为尤氏的读医随笔，自序谓："自轩岐以迄近代诸书，搜览之下，凡有所得，或信或疑，辄笔诸简。"其内容简而精，微而明，议论细致深入，辨证论治部分，确能出于蓝而胜于蓝。如"噎膈反胃之辨"，"泻痢不同治"等等，均较李、沈有发挥；"方法论"中有三条从《删补颐生微论》转引，并加补充，天衣无缝，浑如一体。全书精湛处甚多，直驾李氏《删补颐生微论》之上。

(4)《金匮翼》八卷，集古今杂病实验诸方作简明的讨论，列其证候，析其治法，表里虚实之辨，温凉补泻之用，开卷了然如指掌。其书编写法仿沈氏《病机汇论》，所例病类更相似，如卷二的痰饮、饮食、血症，即按照《病机汇论》第三、四、五卷中安排；卷三的发热、恶寒、疟疾，即《病机汇论》之第七卷。治法方面，既有继承部分，也有发展部分。如中风门的"卒中八法"（开关、固脱、泄大邪、转大气、逐痰涎、除风热、通窍隧、灸腧穴），与《病机汇论》"治中风三剂"（治表之剂、镇坠之剂、发表攻里之剂），承前启后，呈现出明显的继承与发展。其所选中风主方与《医宗必读》中风方，继承中更有新的化裁。

（5）《静香楼医案》两卷，江阴柳宝诒评选本。所选医案，内伤杂病为多，中风只列类中及内风，新增温病伏气及外感，无伤寒。病类编次经柳氏选定，当然搀入柳氏观点；审其方案及用药，部分脱胎于乃师《印机草》，部分则接近《叶天士医案》，这一发展，也值得探索。柳氏所谓“论病则切理餍心，源流俱澈，绝不泛引古书；用药则随证化裁，活泼泼地，从不蹈袭成方”。这是尤氏在士材学派上的一个出新，也是他在师传基础上的从头超越。

上述李氏学派，由沈而马，由马而尤，不论在理论研究或临床经验，他们都各有师传，各有发展。发展的具体表现：学术上从“平易不颇”进入到精深广博，医风上从伤寒发展到温病。其中马元仪、尤在泾授受之间，由于因时、因地、因人的各种关系，加上良师益友的熏陶，温病学说的兴起，酝酿出尤在泾之学，比师传发扬光大，毫无疑问，是理所当然和势所必然的。

关于李士材学说综概，这里暂告段落，其间有语也未详或引而不发处，因写作时为了照顾全文布局，避免局部臃肿，某些内容，拟另撰专文讨论，并此附及。本文中有主观见解及以谬承谬处，希望读者指正！

（本文于1979年在上海中医学院摘要讲学，
并发表于浙江中医学院学报）

李士材学派考略

无论从纵的方面（明末清初到现在）或横的方面（医经、本草、诊法、伤寒及内科杂病证治）来度量，李士材学说，都应该给以一定地位，这不仅是现在我们所公认，即在明末清初，也为当时医家所承认的了。

基于上述，那么我们有必要探讨李士材的学说和学派。关于士材学说的探讨，我已有专文综述，这里谈谈李士材学派。

“李士材学派”之见于著录，谢利恒氏《医学源流论》先提出，他说：“明末诸家中虽无特见，而大体平正不颇者，当推士材……士材之学，一传为沈朗仲，再传为马元仪，三传为尤在泾。由于士材文学修养扎实，医学造诣深沉，他所著述的医书八种（①《内经知要》；②《雷公炮制药性解》；③《医宗必读》；④《删补颐生微论》；⑤《诊家正眼》；⑥《本草通玄》；⑦《病机沙篆》；⑧《伤寒括要》），议论都平正通达，既深入，又浅出。自从他《删补颐生微论》、《诊家正眼》初刻问世后，即有不少学者从他受业；而《医宗必读》的问世，风行之广且速，更引起许多学者景仰，协助校定者有之，执经问难者有之。其书读者之多，板行之广，在当时医家也认为独出，这是士材学派之所以形成。《医宗必读》（以下简称《必读》）于1637年初刻印后四年，秦景明在《症因脉治》中就提到它“广为流布”；稍后于秦氏的徐钰台也说：《必读》一书，固已脍炙人口矣（《吴医汇讲》卷九）。因其书的风行遐迩，读者由私淑而入贽门墙，参加校订，也是很自然的。《必读》在再版、三版刻印时，分卷参订的学生已有七人，而协助删补《颐生微论》的沈朗仲，增补《士材三书》的尤生洲及问业于士材，著有《医宗说约》的蒋士吉还不在内；此三人者，都著书立说，卓然成家，不但继承学说，还奠定一代医风。在议论士材学派时，应以沈、尤、蒋为同门，而以沈为之长。尤、蒋二氏，著述虽多于沈，但不若沈之《删补颐生微论》受到李氏的长时间教益，且为李氏在序文上称许。沈之嫡传弟子马元仪，其学术传授、著作整理，一如沈之于李；马元仪为沈朗仲校定《病机汇论》（以下简称《汇论》），并加按语阐发，按语之深入发挥，胜于沈之《汇论》原辑。初步认为沈朗仲之所辑，得马按而益彰。马之嫡传弟子尤在泾，马元仪序《病机汇论》说：“门人尤子在泾，以儒家子攻医业，其于《灵》、《素》诸书，颇能抉其精微；风晨雨夕，辄过余讲究斯理，与余相得甚欢，因与参订《汇论》一书，误者正之，缺者补之，是书遂益可观……”其奖掖门生之心声，直如李之于沈、沈之于马，从而可见马、尤之瓣香一贯。

为了李士材学派得到从源溯流的印证，有必要把李沈、沈马、马尤三代师生的学术传授概况，作一粗浅探索，探索的方法：①从授受过程中摭事实；②从有关著作中找旁证；③从学说发展中议浅深。以此为经，作如下的分期为纬。

（一）传道授业期

从1618年李士材《删补颐生微论》初稿完成时起，至1650年李氏逝世前五年止，这32个年头里，李氏学生见于有关记录的，前后共10人。在1637年《必读》成书时，有七个学生（张介福、孙三锡、黄寅锡、朱天定、包时化、李玄度、董尔正）协助分卷参校；1640年，沈朗仲从李受业，并参加《颐生微论》的删补，越二年（1642），删补告成，李氏在序文中有热情洋溢的称述：“庚辰秋（明·崇祯十三年1640年），吴门沈子朗仲翩然来归，一握乎而莫逆于心，端凝厚藏，慷慨浩直；峨然载道之器……于是相与辨几微，参损益，跻颠极，破偏拘；吾道之不孤，其有赖于朗仲也乎！”由此可见李沈的师生关系是密切的，从序文末二语之期望与称道，可以相信，朗仲是士材的得意门生和得力助手，是士材学说之善于继承者。

继承的实际，在《汇论》中不难看出，他以《汇论》名书，主要意图作《颐生微论》的续编；其次是尊重乃师“病固有机，微而实显”的意旨。体例，仿朱丹溪《脉因证治》，而精当过之；内容，遵乃师《必读》而赅备过之。由于书名“汇论”，故引述文献比《必读》多，但条理分明，绝不因广征博采而出现冗杂。所引文献，按其内容，各立标题说明，以启其端，展阅时尤为醒目。引文的学术观点，多依据《必读》，但有所加深加广。举中风为例：脉法，采《金匮》、《脉经》各一条；论因，采河间、东垣、丹溪、严用和、许叔微；论证，除上述几家外，益以士材、景岳之说；论治，比《必读》大有增益，共15条，除上列十几家还采及张子和，但主要议论，不脱士材家数。特别在选用方药，《汇论》所选25方中与《必读》相同者17方，足征其谨守绳墨，不愧师传。其他各门，亦皆类是。如实地说，《汇论》是《必读》五至十卷的演化，是士材学说的间接反映；增广部分，则是朗仲学术经验的新增，谢利恒《医学源流论》说："《病机汇论》本朗仲所辑，元仪晚年与尤在泾参订成之……辑前贤方论，皆终于士材，实士材学派最完全之书也。"这一称述，确为定评。其书影响所及，1687年，上海李用粹的《证治汇补》，可以说是《汇论》的别裁。士材学派的流传，由此而渐趋广远。

此外，士材还有两位可与朗仲媲美的门生，他们各以不同形式继承和传播李氏学说，使李氏学说有更好发展。一为《士材三书》的增补者尤生洲，他是明末清初文学家尤侗的侄儿，因尤侗之介受业于李氏。纂辑乃师著作，主要为《士材三书》（其中一部分为生洲所增补）。尤侗为之序说："李士材先生，近代之国医也，所著书甚富。其行本曰《诊家正眼》，以审脉也；曰《本草通元》，以辨药也；其藏本曰《病机沙篆》，则治法备焉。予尤子生洲，为先生高弟，合而镌之，颜曰《士材三书》。"这是尤氏受业于士材之见于记载及其增补乃师著作的概况。其实《士材三书》的内容，多取自《医宗必读》、《删补颐生微论》及《雷公炮制药性解》，引述文献各有增益，疑是士材撰作这三种书时的初稿或修订稿，尤氏分编为《士材三书》，并加增补，特别在《病机沙篆》中增入针灸疗法，则系尤氏搀入（因尤刻《藏府性鉴增补》里，亦附有他的针灸穴法）。尤氏刻印《士材三书》为1667年，距士材卒后12年。

一为《医宗说约》的作者蒋士吉。《医宗说约》一书，为医家所熟悉，而蒋为李的学生则少人注意。尤生洲称其"往来松、浙间，临症既多，活人无算”。其受业于李氏，虽不同朗仲之见于李氏笔述，也不似生洲之增补李氏遗著，但在《医宗说约》里，蒋曾提到三次：卷一“脉法”按语及“治法、虚中实”第一附案；卷四“伤寒阴阳毒症”按语中，都有“先师李士材”、“士材先师”的称道。说明其部分学术经验受自士材师传，绝非书名“医宗”两字，作为后先继承标志。从这三处称述，初步认为蒋曾从学于李，在“往来松、浙间”时，亦尝问业受益，可能由于其时蒋已有年，且亦以医闻于时，李不欲屈蒋于门墙之列。所以尤生洲在《医宗小补》（本书为尤著，原书我未见，仅从《中国医籍考》中见其自序）中称蒋为先生而称同门，亦秉承师意而尊之之义。《医宗说约》部分内容，脱胎于《必读》，但有独创处，《郑堂读书记》称其“言浅意深，词简法备，使读者不致望洋兴叹，亦守约之一法也”。其书“诊法”、“本草”两门，多出入于《必读》、《诊家正眼》、《本草通玄》之间；“伤寒”取材于陶节庵《杀车槌》，参以士材《伤寒括要》；“杂病”写作新颖，时出经验，尤详于疡科，则是突破士材学说的一面。

上述尤蒋二氏，各有三数种著作刊行，徒以他俩的学术流传，都仅及身而止，未得一传再传，在论述士材学派时，不得不推沈朗仲为传道授业之长，尤蒋二氏亦属主要门生，参校《必读》的七人则作为备员。

（二）承先启后期

朗仲的嫡传弟子马元仪，在士材学派中是一位承先启后的人物。元仪的医学造诣，可称青出于蓝而胜于蓝。这位医学家，既受业于沈朗仲，同时问业于李士材、张路玉，还私淑于喻嘉言。此公的确是一位商量旧学、吸收新知的“多师”者。

元仪为朗仲校定《病机汇论》，一如其师的协助李氏删补《颐生微论》，而其精心编校则过之。他对《汇论》中每一门病类都加上按语，既综合《汇论》所引述的精要部分，也发挥自己的独特见解。可以说是马元仪继承师门，启迪后学的学术结晶，如果有人把它摘成专辑，其学术价值肯定在姜思吾所编的《马师津梁》之上，因为《汇论》按语系元仪自撰的。

这里采辑几条马元仪在《汇论》中按语，以觇马、沈、李三代的渊源有自，阐述更新。

1. 积聚

积聚治法，《必读》据王肯堂《证治准绳》分初中末为治，并以阴阳攻积丸攻补交替使用。《汇论》则引证王氏原文；马的按语，又从初中末分治中点出攻、消、补三法随宜施用。他指出："攻者，攻击之谓，凡积坚气实者，非攻不能去之；消者，消磨之谓，凡积聚不任攻击者，当消而去之；补者，调养之谓，凡脾胃不足、虚邪留滞者，但当养其正气。此治积之要法也。"后文还根据李氏用"阴阳攻积丸"经验，加上对病人体质的虚实，采取攻补缓急的消息法。他补充说："尤有要者，则在攻补之中，又分缓急之辨，如积聚未久，而正气未损者，当以积聚为急，速攻可也，缓之则滋蔓而难图；如积聚既久，而元气受伤者，当以元气为急，缓图可也，急之则喜功而生事。此缓急之机，即万全之策也。"此类按语，从阐述中把原文推向新的高度，愈阐述愈明晰，对《汇论》，对李氏学说，都起到阐幽发微的作用。

2. 肿胀

肿与胀，确是两个不同的大病，《必读》二病合论，脏腑分型亦并在一起，殊感混杂。《汇论》把它分为两病论述，证治分明；元仪在按语中，除引述李氏以阴阳虚实辨水肿外，着重分析李氏所谓"水气不行，在脾肺肾三脏"的所以然。认为："水为至阴，故其本在肾；水化于气，故其末在肺；水性畏土，故其制在脾。所以古人论治，皆不外此三脏，但未详辨虚实阴阳为未备耳。"接着从脾肺肾三脏的虚实病机作细致分析："凡郁结太甚，则肺气实，而气化不行；损伤过度，则肺气虚而气化不及；此肺病之有虚实也。膏粱太过，则脾气壅，而湿热内生；藜藿不充，则脾气弱而运化失职；此脾病之有虚实也。独肾之为病，有虚无实，惟当分别阴阳。盖肾虽一脏，而水火位焉！水失其位，则不能分泌，而湿热以留；火失其位，则无以制阴，而水气泛溢；此肾病之有阴有阳也。”这样，把水肿病与三脏的关系，把李氏所引而未发的理论，分析清楚。最后点出脉证及治法说：“大抵实而肿者，其来必暴，其脉必盛，其证必二便不通，口渴引饮，此当逐去湿热，轻则车前、泽泻、猪苓、木通之类，甚则禹功、导水之类下之；所谓‘中满者泻之于内’是也。虚而肿者，其成也渐，其脉多虚，其证必倦怠泄泻，声怯色瘁，此当用补。肺虚者补其上，脾虚者益其中，肾虚者暖其下，而三脏尤以肾脏为切要。盖脾土非命门之火不能生，肺金非肾脏之水不能养。人知土能制水，而不知阳实制阴；人知气化为精，而不知精能化气。……”逐层分析，反复说明，有理论，有经验，本于《必读》，而阐发特精。其次，对胀病亦按照寒热虚实辨证施治，指出：“小便清白，大便稀溏，脉迟而微，得热则减者，寒也，宜五积散、理中汤之属以温其胃阳。口干便秘，烦躁闷乱，脉滑而数，得热转甚者，热也，宜中满分消丸之属以清其气化。如年壮力强，素无损虚弱等证，而忽然胀满，脉来紧实者，非外邪所薄，即饮食留中；邪则解之，食则和之；若坚实而痛者，宜承气汤之属，下之则胀已也。若高年气弱，及素多劳倦，或因病后气虚而渐成胀满，脉弦而虚，声短色悴者，此因元气虚衰，不能运行，使非速救根本，则轻者重而重者危矣；兼寒者必兼温补，庶克有济也。……”这些辨病兼辨证的治疗法则，都比《必读》加精加详，值得我们注意！

上面摘举二例，以见沈朗仲、马元仪之学，宗于士材而精辟过之；亦以见《汇论》渊源于《必读》，而编述方法有出新，校定加按更精湛；更有见于马元仪的学术造诣，的确蕴藏着承先启后的作用。

（三）发扬光大期

士材学派，三传而至尤在泾，其学术精深渊雅，超过三师

（李、沈、马）。对《伤寒》《金匮》之注析，温病学说之创新，都有所突破。这些可以在他的五种著作中观察出来。

尤在泾是个积学之士。“弱冠即喜博涉医学，自轩岐以迄近代诸书，搜览之下，凡有所得，或信或疑，辄笔诸简……”（《医学读书记》自序）而成《医学读书记》。上卷校疏《内经》，中卷校疏《伤寒论》，议论精当，较士材之选注《内经》、《伤寒论》有过之无不及；下卷评述各家证治和药方，采撷李氏《颐生微论》精义，而发挥加深；“方法余论”引《微论》说二条，颇能得李之神髓。《续记》中“寸口分诊脏腑定位”、“噎膈反胃之辨”、“泻痢不同”等篇，则根据李说而精湛有加。《伤寒贯珠集》及《金匮要略心典》二书，是尤氏研经专著，徐灵胎、唐立三及近人章太炎、陆渊雷诸氏均盛称之。从这两部注疏里，可以领会尤氏研究《伤寒论》、《金匮要略》之深入浅出，与李的《内经知要》异曲同工。

尤氏从学马元仪，元仪极赏识他，据在泾从孙尤世楠所述《家传》说：“大父少时学医于马元仪先生，先生负盛名，从游者无算，晚年得大父，喜甚。谓其夫人曰：‘吾今日得一人胜得千万人矣！’”马元仪序《汇论》中亦提到：“门人尤子在京（在泾），其于《灵》、《素》诸书，颇能抉其精微……与予相得甚欢，因与参订《病机汇论》一书，误者正之，缺者补之，是书遂益可观……”他们学术授受过程，仿佛马之于沈、沈之于李，而尤氏更可述可传。由于李士材之学，到他而更加浸沉浓郁，是信而有征的。还有他的《金匮翼》，其编撰则是《汇论》的发展。《中国医学大成总目提要》说：“……详其证候，析其治法，表里虚实之辨，补泻温凉之用，开卷了然如指掌。”所列病类，与《汇论》极相似，治法既有继承，又有发展，如中风门的“卒中八法”（开关、固脱、泄大邪、转大气、逐痰涎、除风热、通窍隧、灸腧穴），完全是《汇论》“中风三剂”（治表之剂、镇坠之剂，发表攻里之剂）的加广，确能与中风复杂病机宛转相赴。另有“治痰七法”、“治痢七剂”、“治疝八剂”

等治法，按病立治，纲举目张，足与李氏的“治泻九法”、“癃闭七法”后先辉映。由于尤氏对医学方面善于述作，善于继承，促使士材学派的发扬光大。

我们还可以从《静香楼医案》里，领会他酌古而又斟今的议病遣方。他援引经义，时出心裁；选用古方，亦多加减。因此，各个医案及方治，朴素中有文采，稳实中见轻灵。他运用景岳、河间的辨病法，撷取丹溪虎潜丸法治疗类中(《柳选静香楼医案》类中门第三案)；运用五行相克、五脏相贼的古医理论，分析产后杂病的病机（同书妇人门末案）。这种造诣，肯定是在乃师《印机草》的启迪下（前案脱胎于《印机草》“喘息咳嗽”案，后者借助于《印机草》妇科产后胸中作痛案及少腹满痛案）结合他精卓的学验融冶而成古为我用的治例。

上述李氏学派，由沈而马，由马而尤，不论在理论研究方面，或临床治疗方面，他们都既承师传，又创新路。创新的大体是：学术上从“平正不颇”到精当广博；治疗上从伤寒发展到温热病。其中马元仪与尤在泾授受之间，由于因人、因时、因地的关系，加上良师益友（尤在泾与叶天士同游于马元仪之门，《印机草》有二例治伤寒案，叶天士从对面悟出治疗温病；妇科医案，突出了治肝肾、治奇经）的熏陶，温病学说的兴起，酝酿出尤在泾之学比师传发扬光大。尤氏之后，有其及门沈安伯、陈步羔、朱青溪等十六人传播师说，影响更深远。唐大烈序《吴医汇讲》时曾说：“吾吴为文献之邦，乃良医荟萃之域……《印机草》识元仪临证之慎重，《读书记》知在泾学术之深沉。”以著作来评价马、尤的学术经验，不但符合实际，而且恰如其分。

士材学派影响所及，苏浙间医风之盛，三百年来未稍衰，由于手边资料不多，暂写到这里告一段落。

下面补充几点，以作小结：

（1）本文以士材学派的三传、分三个时期叙述，采从源溯流、从流寻源的方法，以学术著作为经，以年时为纬，考证中略作比较，便于探讨。在士材学派中，我提出马元仪是承先启后的主要人物，《印机草》及《汇论》每个病类的按语，是其学术经验的结晶。本文以此作为重点叙述。

(2) 李士材的《内经知要》，三百多年来，苏浙医家都作为学习《内经》的启蒙读物，近据日本《汉方研究》1978年第五期报道，日本玉冈秀次译成日语白话文出版。说明士材著作正受到日本汉医学家的重视。

(3) 本文是属探讨性质的文章，文中某些看法和提法，系笔者历年来读李氏书的体会，当然近于片面，不够成熟，由于未敢自信，谨请读者予以指正！

（发表于《上海中医药杂志》1980年）

唐立三医学造诣探索

唐立三之医名，以《吴医汇讲》而传世。他是清代乾隆、嘉庆年间江苏、苏州人，名大烈，号笠山。选授苏州府医学正科。生年不详，卒于嘉庆辛酉年（1801年）。

《吴医汇讲》是一部好书，近被推为我国最早的一部“医学杂志”（最初还是金寿山同志于1958年在《中医杂志》提出的）。一部好书的写成，当然与作者或编者关系很大，更与作者或编者的学术造诣分不开。因此，把唐立三的医学造诣探索一下，很有必要。

（一）学术纯而不仄

1. 精究《内经》、《金匮》，贯串明医各家

唐立三在《吴医汇讲》（以下简称《汇讲》）中先后刊载医文15篇，其中研究《内经》、《金匮要略》的论述为9篇，有的探讨经义，如《“二阳之病发心脾”解》，《妊娠阴脉弱小论》，《〈生气通天论〉病因章句辨》；有的辨析经文，如《〈金匮〉“上工治未病”一节辨》，《辨〈金匮〉馨饪之伪》；并有作为通俗读物的《周身经络总诀》，把参差繁复的十二经脉散布

在周身者，分别归纳为头、身、脏腑、手、足五部，歌词简明扼要，比汪讱庵《十二经脉歌》更易懂易记。对于运气学说，他从气候与发病角度上征验，避虚就实，如《司天运气赘言》，《申明三年中气候相乘化疫之说》及《司天运气征验》；以实际气候进行验证，并补充张景岳、薛一瓢所引而不发处，使隐晦难明的运气学多以实际印证。这是他学术纯而不仄的一个方面。由此而贯串各家，从四大家扩充到八大家，《汇讲》序言所提到的韩飞霞、葛稚川、薛新甫、盛启东、马元仪、张路玉、尤生洲、尤在泾诸家著作，他当然手按口诵地研索，商量旧学，涵养新知，使他纯而不仄的学术更上一层楼。

2. 熔铸薛赵张李之学，使肾命源更精当

从他的《张刘李朱后当配以薛张吴喻为八大家论》中，知唐氏推崇薛立斋学说，“读其书，不敢没其功”。进而兼究张景岳、李士材之学，折中己说，归于平正。从《摄生杂话》里，还清楚地看出，唐氏除究心肾命之说外，强调：“命门真火，藏于两肾之中，性门真水，藏于一心之内。”认为肾阳心阴必须互相交济（当然，心阳肾阴亦同样）。他说：“命火之火，即心火之根；肾水之精，即心精之源。心无水则脉火上逆，肾无火则寒水下凝。”他还从有关内伤病变上推论：“水弱火炎，则肺金受克，阳焰飞扬于上焦，而生喘咳咯血等病，下虚上盛也；火弱水刚，则肝木失养，浊阴凝结于下焦，而生癃闭瘴肿精寒等病，上虚下实也。”这些反复互参的议论，确比赵养葵、张景岳专主肾命之说全面得多。由是而上溯到王冰所谓“壮水之主，以制阳光；益火之源，以消阴翳”的治法，可以左右逢源，头头是道了。

由于唐氏致力所在是取法于《内经》，参证明医诸大家之学，分析问题独具只眼，见解亦清澈，所以议论平正通达，其学术堪为士材之流亚，而治学法之新颖，则突过士材。

(二) 造诣既博又精

作为一个医学家或著述家，当然不只满足于研究《内经》、

《金匮要略》和几家学说以自固，还需要勤求博采，放心以求，才能从浩瀚的医籍中去粗取精，为我所用。唐立三就是以此治学，并以此教人。他在《医宜博览论》中说："病有常变，治亦有常变，无不备载于书中，固在乎人之善于取裁也。"这篇医论让我们知道了"截肠病"、"虏疮"、"青腿牙疳"等病证、病机、治法及其预后，吸取了博的方面的实际知识。特别值得称道的是，从这篇医论里，发现唐氏所记录"南营高姓女，两足趾忽青黑紫烂，不知痛痒，渐延至跗胫踝间"这一病例，类似于现在我们所见到的"雷诺氏病"，它是一例极为可贵的资料。并提到"脉惟稍涩，余无病象"，病因是"血脉受寒，冰凝不运"，治法是"服温通气血之剂，外用腊糟煎洗，不数日可愈"。雷诺氏病，系现代医学病名，不意在十七世纪，唐氏曾见到此病，并作了记录，扼要地写人《汇讲》，足见其博学、多闻、强识的精神，为不可及。

仅凭博学多闻，记了百十个经验方法，还是无用的。他有慨于喻嘉言所说："迩来习医者众，医学愈荒，无方之书，全不考究，有方之书，奉为灵宝。"创议"吾修之学问，全在无方之书为根本"。在《读书十则》中，他指出博学强识的方法。读书法是十例，每例都先举前人学说，后摆出他自己的体会和看法，从解经义、论病理到议治法，在各个角度上启示我们。其中所举朱丹溪、赵养葵、吴鹤皋、李念莪、张景岳、王肯堂、喻嘉言、王安道诸家，无疑是他从博览中由博返约的部分学说，为他所深入研究的。举例虽仅十则，但感到非常亲切受用，由此类推，可以从十例到百例，是在启迪我们之善于阐悟。唐氏在《汇讲》自序中曾说："《应机草》知元仪临症之慎重，《读书记》知在泾学术之深沉。"我于他的《读书十则》亦云。

（三）讲学旁搜远绍

唐立三为清代苏州府医学正科，是一位"未入流"的医官，主持府属各县的医学讲授和医士考试，检查县训科医生的学业和业务。《吴医汇讲》中部分医论，是府属训科医生（包括少数正科医士）的讲学稿，他所发表的15篇，也有一部分是讲学稿。如《“二阳之病发心脾”解》的边分析、边发挥，一层深入一层；《〈金匮〉“上工治未病”一节辨》的议论纵横，推理细致；《张刘李朱后当以薛张吴喻配为八大家论》的善于发掘和继承；《妊娠阴脉小弱论》的贯串两经文义，使之曲畅旁通等。这些或“解”，或“辨”，或“论”中都有启发性，特别是《医宜博览论》及《读书十例》，味其文意，极类为各县训科医生或其及门学生的讲稿。尤其对运气学的一探、二探、三探，从阐述经义到联系实际，完全是一个专题、三个部分的讲学稿，使自己懂得的，让人家也都懂得，从而起到“传道，授业，解惑”的作用。

其间，由于当时对《伤寒论》无良好注本，或者府属各县医生缺乏自修读本，于是唐氏写《读〈伤寒补天石〉、〈贯珠集〉二书合记》一文，作为合镌戈、尤两书登高之呼，呼吁府学或县学响应。他提出：“吴蒙斋之《指掌》固为捷径，虽李士材亦以为善，然而奥义深微，未由参究；方中行起而条辨，洵为卓识，程郊倩拾其唾余，徒滋浮衍；柯韵伯立言虽畅，不免穿凿……；喻氏之书脍炙人口者，以其繁简得宜，通乎众耳。然以尤在泾先生《贯珠集》较之，则又径庭矣。”又提出：“变通其法而云今昔异者，如陶节庵、高鼓峰辈，虽亦代有传书，而莫如戈存橘之《补天石》。”他推尤在泾《伤寒贯珠集》为《伤寒论》“古来未有”之注本；推戈存橘《伤寒补天石》为“四时感症分条辨治，各极其妙”之书。在介绍前人名著中，亦可想见其旁搜远绍之一斑。

（四）编书汇集群言

随着私人讲学风气的形成，边讲边传播学说，是必然趋势。在浙江，张志聪筑侣山堂于杭州，招同学友生及门诸子讲论，注《素问》、《灵枢》、《伤寒论》及《侣山堂类辨》等书；在江苏苏州，则唐氏与诸及门弟子（《吴医汇讲》中有名氏的八人）讲论于问心草堂，同时以文会友，扩大讲的范围，邀集吴门学友“各抒心得，析疑赏奇”，先后编成《吴医汇讲》十一卷，为十七世纪省内医学交流的先驱。该书凡例说：“凡属医门佳话，发前人所未发，可以益人学问者，不拘内外女幼各科，无不辑入。”其编纂方法，在当时来说，是新颖的；在目前来说，也是可以借鉴的。特点是：①每篇文稿前首列作者姓氏名号，职称，住址，仿小传之意。这与张志聪所著各书只提参注者“×××说”，详略悬殊，使读者印象之深刻与平淡大有区别。②议论或见解不同的文稿，兼收并蓄。认为：“各人之趋向不同，集众说以成书，不免或有互异……苟能各通一理，不妨两说并采。”这宛然继百家争鸣的遗风。③采辑文稿，体裁不拘。“有文辞典雅者，亦有简直随俗者，要惟各适其宜，取其达意。文固可讽，质亦可传。”基于上述三点，首先，他尊重作者，使其与文共传，编者和作者一气；其次，取稿破门户之见，文体无雅俗之限。因此，《吴医汇讲》这部书是集思广益的，丰富多姿的，唐立三之名由此而传，固其所宜。

值得称道的是，唐氏编书，从个人撰述改变为集体写作，从闭户著书改变为向友征稿，这是一个新姿态；而其编书方式，更有足述者。他编书时，对自己的文稿不占先，对蕴藏的学术不保守。提出：“先见教者先为付梓，拙稿亦刻几条，俟同学陆续赐教，余亦渐次补镌。”（凡例首条）该书序文中还说：“苟步武之克追，期当仁之不讲。”编辑合理，措辞也很得体，后二语更觉婉委动人。

关于编纂工作实况，据其孙唐庆耆在《吴医汇讲》跋语中提到：“先祖……于暮年采取诸同学高论，辑成《吴医汇讲》行世，旧存见闻篇什及诸公送来佳作，先祖必反复细阅，再商之二三老友，考订尽善，方始付梓，是以采取者果多，存止者亦复不少，缘集行海内，同人之公论系焉，不苟采选，可见先祖慎切重也。”由此可知，唐氏晚年治医，重点在编纂《吴医汇讲》，对征文、选文、评文、编辑、审定、刻印、校勘各个环节，都极其审慎细致，全力以赴，鞠躬尽瘁，病而后已。从而先后征得作者41人，辑入医文96篇（实际征集文稿不止此数），成书11卷，被誉为我国第一部医学杂志，这当然与他的医学造诣是分不开的。

何廉臣先生学术经验简介

何廉臣先生(1860～1929）是当时绍派名医之一，生平事略，已见本传，这里仅论述其主要的学术经验如下：

（一）治学概况及其心得举例

1. 治学概况

先生早年治医（1881～1887)，先从同邑沈兰垞、严继春、沈云臣三氏学习古典医学，后从樊开周氏临症实习。在理论与实践循序渐进下，除阅读《内经》、《难经》经籍外，初步是以四张学说（张仲景、张子和、张景岳、张石顽）为基础，他认为："张长沙著《伤寒杂病论》，集汉以前之大成，张子和著《儒门事亲》，张景岳著《类经》、《全书》及《质疑录》，张石顽著《医通》及《千金方衍义》，皆博古通今，可法可师。"这说法虽然继承祖学，实际是先生早年治医学程。自从师事樊开周以后，则注重临床治疗，钻研叶天士法，自号印岩，要求在治病处方时，做到与叶香岩心心相印。这一时期，他除揣摩《临证指南医案》以外，还肆力于吴坤安、俞东扶、吴鞠通、石芾南、王孟英、陆九芝诸家的学说；得其神髓，而不落其窠臼。自述"凡类于叶法者，靡不讲求而研究之"。中年时期(1888～1910)，由于受了清廷变法影响，东西医学输入，治医方法，便倾向于中西合参，除阅读东、西医译本外，写作时也多引西医学说，并遣其儿子从丁福保氏游。他对医学的衷中参西，不仅见之于著述，还实施于行动，不但从本身做起，还贯彻到后一代。收效虽差，但其革新精神值得称道。中年以后至晚年（1911～1929)，他治学虽然仍致力于衷中参西，但不如以前的热情奔放，同时也有些悔悟以前的鲁莽从事，所以他把那时期的著作，多数保留起来。自述："……著述虽多，但未敢刊印行世，盖因内斟今古，外参东西，阅一年则多一年之悔悟，历一症则经一症之困难，深知医道之博大精微，学愈博愈知不足也。"这时期，他致力于：①临床诊疗；②试编各科讲义；③校勘及重订关于伤寒学及温热病学的先贤遗著，特别在后一项工作，成绩灿然，是先生对医学方面"承先启后"不可磨灭的一页。

2. 心得举例

先生治伤寒学，致力甚勤，在广搜博采时，是按照俞东扶《古今医案按》所指出二十余家注解，相互参证，并根据周学海《读伤寒论法》进行探索；在由博返约时，则浸沉于两家注解，他认为："《陶节庵六书》及《全生集》分别详细，简要明白，王肯堂《伤寒准绳》大纲细目，朗若列眉。"温热病学的研究，则是从古今各象中取其精髓，特别是清医学说。因此，他对医经里关于伤寒、温热病的理论，通过临床实践，有很深的体会。他认识到："阳明热盛，最多蒸脑一症，病即神昏发痉；前哲不讲及此者，皆忘却《内经》，胃为五脏六腑之海，其清气上注于目，其悍气上冲于头，循咽喉上走空窍，循眼系入络脑，数句耳。"对《金匮要略》痉湿暍病脉证治篇"湿家其人但头汗出……则口燥也"认为是论湿温之症。他认为："'丹田有热'是伏邪；'胸中有寒'是新感寒湿；此湿痹之偏于热者，即是湿遏热伏之症。'但头汗出'亦是湿热上蒸，惟'背强欲得被覆向火'，则系新感寒湿，然必兼一身尽痛，关节烦疼。若纯是寒湿，误下必下利不止而死。实因湿未化燥，热未成实，医者下之太早，故哕而胸满，小便不利矣。"举此数例，以见先生治学的精研覃思，深造有得之一斑。

(二) 学术见解

1. 主张崇实黜华，强调实际

先生治学，是先打好理论基础，然后以实践来印证，而不亟亟于钻入理论的牛角尖。因此，对医经典籍，首取《伤寒论》；《内经》注家，推崇张景岳；以其理论能印证实践，且能以实践发挥理论。我们从先生所编著、所重订、所校勘的书籍中，可以看出他的学术思想是倾向于临床实践的。他对“四诊”的运用，着重于望色、闻声、问病史等客观存在方面，而以切脉作为合参。他认为：“吾国诊断学以切脉居其末，非谓脉不可凭，谓仅恃乎脉而脉无凭，徒泥乎脉而脉更无凭；必也观形色，验舌辨苔，查病源，度病所，审病状，究病变，然后参之以脉，虽脉象无定，而活法在人，自不为脉所惑矣。”用药处方，侧重疗效，不拘一格。常提出：“方求其验，岂判古今，药贵乎灵，何分中外。”这就是先生的学术主张之一。对运气学说的评议，同意董说的《运气定论》所云：“《素问》所论运气，当在《六元正纪大论》。原文久佚，故晋·皇甫谧作《甲乙经》、隋·全元起注《素问》，皆云亡失；唐·王冰私采《阴阳大论》七篇补之，诡云秘藏旧本……”他认为“现今中医前途，必须新旧沟通，进取科学的医学，改良宗教的医学，当崇实黜华之时代，正不必辨无证无据之事也。”

2. 主张融汇中西，革新医学

先生对医学融汇中西的目的和要求，当然为了使几千年积古相传的医学取得革新。他一方面除了吸取东西医译本的学说（主要是丁福保氏的译作），企图革新自己的医学素养外，还非常赞同张锡纯氏《医学衷中参西录》的作法；也同意张生甫氏《医学达变》的作法；更同意通过校勘疏证来整理中医学说，如张山雷氏的作法。尊之为“国内三张”。总括先生学术主张，是采取融汇中西，以达到革新医学的愿望。他认识到这任务是迫切的，但也是艰困的，曾指出：“中国科学之程度，以医界为最低；中外冲突之潮流，以医界为最后；而革新之希望，亦以医界为最难，……虽有一二热心早智之士，昌言政革，而反对者尚居多数。……岂知事有古守其常而今穷其变者，法家例，医学术其是矣。”他热心于医学之中西结合，热心于中医学术之革新，是多么恳切，徒以限于时代，以致蹩蹩无所骋，惜哉！

3. 倡议以科学体例编辑讲义

在1917至1923年的七年中，先生常致力于编辑医学讲义，他与上海徐相宸氏书面讨论曾提到“拚将老惫之精神，牺牲于编辑讲义之中”。最初订出编写大纲的为《生理学讲义》，他首先肯定：“《内》、《难》、《甲乙》诸经是古代的解剖学。”认为：“论经络之贯穿，腧穴之分布，血液运行之往复循环，气化神机之升降出入，实能发明人体生理之所以然。”编写的方法是“以古医学为根本，新医学为补助，择具精粹者存之，缺少者补之，传讹者删之，参以新进科学之说明，发皇古医典籍”。方式是：分篇、分章、分节，根据内容多少再分条分目。这一体例的创议，在当时来说，不可谓不是推陈出新，独树一帜。到了1923年，他与恽铁樵氏讨论编写《内经》讲议的方法，认为必须“分类编排，仿照科学体例分清目次，使学者头绪井然；不能只解释经文，堕入旧注惯例”。虽然照这样编写的讲义未见诸实施，但我们可于先生编著的《实验药物学》及《通俗伤寒论》中窥其涯涘。

4. 对“六经”与“三焦”的看法

先生认为六经与三焦相互联系，在辨证应用方面，则是相得益彰。他指出：“长沙治伤寒法，虽分六经，亦不外三焦。(他认为《伤寒论》所称胸中、心中、心下、胸胁下、胃中、腹中、少腹等，虽未明言三焦，较讲三焦者尤为详明）言六经者，明邪所从入之门，经行之径，病之所由起所由传也；不外三焦者，以有形之痰涎、水饮、瘀血、渣滓，为邪所搏结，病之所由成所由变也。窃谓病在躯壳，当分六经形层；病入内脏，当辨三焦部分。”他还认为六经与三焦，皆创自《内经》；举出“伤于风者上先受之，伤于湿者下先受之”及“病在上，取之下，病在中，旁取之，病在下，取之上”等经文，说明《内经》的辨证论治，除六经分证外，还讲求上、中、下三焦。

不过六经与三焦，是有主次的，他认为“以六经赅全体，亦属生理上代名词”。其意是说：六经可以概三焦，三焦却不能概六经。最后，他直截了当地指出：“吴氏条辨峙立三焦，远不如俞氏发挥六经之精详，包括三焦而一无遗恨。”这是先生在伤寒、温病学上对六经与三焦的总的概念认识。

（三）诊疗经验

先生在治医过程中，接触病人多，诊疗经验丰富，诚如褚澄所谓“博涉知病，多诊识脉，屡用达药”。全部何氏著作中，有美不胜收的学识和经验，足供我们吸取，这里选录若干条能代表何氏学术思想的重点介绍于下：

1. 辨证

先生临床诊病，有一整套可法可师的经验，他根据古人散在各书的辨证方法，在实践中加工整理，形成系统，便于掌握，例如：①关于“虚”的辨证，分析气虚当补的证候是面色萎白，言语轻微，四肢无力，动则气高而喘，或痞满痰多，或饮食难化作酸，或头晕自汗，大便泄泻，或咳嗽气促，舌苔白嫩或舌淡红而润；血虚当补的证候是面白唇淡，头晕目眩，睡眠不安，五心烦热作渴，津液枯竭，健忘怔忡，肠燥便坚，口干舌燥，或口舌生疮，舌嫩红而干，或绛底浮白，或舌绛而燥。接着再分出“阴虚”、“阳虚”等证候。“实”的辨证，也是同样而更加细致。如他分析出大实应急下的证候，已实当下的证候，初实应微下的证候；并分列痰火壅肺的证候，湿火夹食蕴结胃肠的证候，毒火内灼三焦的证候，温热证蓄水夹结粪的证候及蓄血化火的证候。其他应解表、应和解、应清凉、应温补的证候，也都辨析详明，有条不紊。②察舌辨苔：首先举出“看舌十法”，察舌质的老嫩、干润、荣枯、胀瘪、软硬、歪碎、舒缩、战痿、凸凹、浓淡。其次“辨苔十法”，辨舌苔的有无、厚薄、松腻、偏全、糙粘、纹点、瓣晕、真假、常变、苔色。复次是“察色八法”，对吴坤安《察舌辨证歌》有阐发。最后指出“验舌决死症法”20条，更是先生对舌诊的经验结晶。③痿躄有虚有实："原因有六；一气虚痿，二血虚痿，三阴虚痿，四湿疾痿，五血瘀痿，六食积痿。设不细审致痿之因，未有不偾事者矣。"这虽然是李惺庵《证治汇补》的旧说，但当时李书所传不广，通过先生转述，促使我们注意到痿症也有瘀血和食积导致的。④燥证与火证虚实不同："火为实症，热盛阳亢，身热多汗，法宜苦寒夺其实而泻其热；燥为虚症，阴亏失润，肌肤干燥，法宜甘寒养其阴而润其燥。"这一认识，虽渊源于喻嘉言、吴鞠通、石芾南三家，但主要是叶天士法，足见先生所谓心印香岩，不是空喊的。

2. 治疗

先生对外感、内伤的治疗经验，比辨证经验更丰富，在他各种著述里俯拾即是。特别在《感症宝筏》、《重订广温热论》及《通俗伤寒论》中所载的"经验方"，约计百则左右，兹择其治法匠心独运但未经人们留意的，酌举数则如下：①"温病痉厥，疫毒已直窜脑与脊髓，刺激其神经而发，吴鞠通安宫牛黄丸不如紫雪丹合厥症返魂丹清镇泄化，平其神经，以定痉厥，其效果尤为神速。"②"凡赤痢、赤白痢、五色痢等起病之初，属于实热性质者，是病毒充满于肠内，宜先用通利剂扫荡肠内之郁毒；然传染性赤痢，亦有不宜用硝黄荡涤者，只可清血解毒、滑以去着，如犀角地黄汤合五仁汤加醋炒芫花，重用贯仲一两，地浆水煎药，亦多奏效。"③"孕妇痢疾，以四制香附、带壳春砂为最良；其次白头翁、白桔梗、炒银花、炒香鲜荷叶；又次佛手片、鲜茉莉花、玫瑰花、代代花之属；凉血莫妙于芩、连、槟、芍、蒿、柏等品。"④"脚气病应干湿分治：湿脚气以祛湿攻毒君，佐以活血通络，用鸡鸣杉节汤；因风而发者，羌活导滞汤合三将军法；因寒而发者，五苓加附子合半磁丸；因热而发者，八正散合木香槟榔丸；干脚气当以养血润燥，舒筋壮骨为君，加减虎潜汤主之，三物大补汤、一味活鳖汤皆可选用。……惟脚气冲心症多不治，当用急症急救法；体实者泻血镇冲，加减桃仁承气汤合四磨饮子，体虚者介潜镇摄，紫石英汤加减……。”⑤中风乃重大急暴之症，撰有专论，分“求原”、“辨证”、“疗法”、“选方”四个方面来阐发。在“疗法”方面，对尤在泾的“猝中八法”增其药方，并益以“养血”、“活络”两法为“猝中十法”。选方：活络剂为大活络丹、活血通络丸；养血剂为大秦艽汤、四物绛复汤、驱风至宝丹、史国公酒等方，且援引当时西医程祖植氏之说，指出治中风宜分清虚实：“虚者由脑缺血，以补中益气汤加鹿茸血片，提血上行以补脑；实者由脑积血，以调胃承气汤冲犀角汁，泻血下行以清脑。”

以上五种治疗，仅仅摘其一鳞半爪，亦足见先生遣药处方的精心造诣。

3. 对成方的认识和运用

①对麻附细辛汤合五皮饮治水肿的体会：“麻黄虽为发汗之峻品，而用于水肿症其力较减，其性反缓者，以水气抵抗之力大也。妙在下行之性又能利尿，故前哲于水肿症多用麻黄者以此。”②辨明大活络丹的两头尖不是雄鼠矢；他根据友人后马周氏所说，认为：“两头尖系藤木，产广西五虎山，色红味辛，气香质润，善去厉风，活血通络；既非雄鼠矢，又非乌喙，能赅白花蛇、鸡血藤二味药力，为此方中要药。”先生还核对徐大椿氏《兰台轨范》刊入原方，两头尖与草乌并列，始信周氏之言确有来历。③桂苓甘露饮用法：“先以紫瑶桂一钱半，泡浓汁，渗入茯苓片一两五钱中，晒干，然后对症酌用分量，配入煎剂为君。每剂如此，始有捷效。”④“陶氏四阳救急汤，妙在参术附桂与麝香同用，世俗皆知麝香为散气通窍之药，而不知麝食各种香草，含英咀华，蕴酿香料而藏于丹田之间，故西医药物学中推为壮脑补神之要药。”⑤“景岳神香圣术煎治直中阴寒，吐泻腹痛，脘满肢冷，俗名瘪脶痧症；一剂知，二剂已，曾用有验。呕甚者加生姜汁一瓢冲；筋吊者加酒炒木瓜二钱，络石藤五钱。但必辨其舌苔滑，或黑润胖大，小便清白，大便有生菜汁腥气，始可用此方急救。”

先生在《通俗伤寒论》里称俞氏“善用古方，多所化裁”；我感觉这好像先生对自己的评述。不仅如此，先生对“膏药”外治，除认识其相佐相益，相反相济两个作用外，还根据理学疗法阐述其功能。他认为：“观音膏”（膏以巴豆为君）用甘草捣敷，取其相反以相激奏功；“温肾膏”贴小腹，温化肾气以通膀胱，约十分钟即去膏药，随用水田螺合少许冰片捣敷之，一热一冷，使分泌键一张一缩，其尿其通。”由于先生在1922年至1925年间，定期任绍兴永庆膏药局主诊，凭脉辨证，按病给膏，观察疗效，故能总结经验，言之有物，与吴师机后先辉映。

（四）校订编写工作

先生著述，据周小农、王恕常两氏在其传记中指出，约30种，实际不到此数。因其中一部分只有提纲尚未动笔；有的刚开始又另撰他稿；有的仅在月报上发表了几篇而即以名书，以致书目虽多，完成的仅得其半。这虽是先生在计划编写时的雄心壮志，但事实上顾东失西，有些著作竟成了神龙见首不见尾，徒使后人怅然。现在谨就我所读到的，分编著、重订、校勘三方面介绍。

1. 编著

这类是指先生自己编写的书籍，据我看到以下列四种为最好。①《实验药物学》，②《通俗伤寒论》，③《湿温时疫治疗法》，④《全国名医验案类编》。其中以《通俗伤寒论》编写时间最长，从1916年至1929年而最后部分尚未完稿，有待曹炳章先生续成。此书虽为俞根初氏原著，但经先生一再补充，内容比俞著增出两倍以上，引证亦丰富多彩，诚如曹炳章先生序文所说：“方法美备，学说新颖，不但四季时病无一不备，而重要杂症亦无遗漏。”我认为本书是绍医派的总汇（有俞氏的经验方，樊开周的经验方，加上先生自己的经验方）；是先生学说的集成（《感症宝筏》的廉勘部分，《重订广温热论》的新增部分及《湿温时疫治疗法》的精要部分，都融于本书内），可以说编著中的代表作。此外还有笔者所未看到的《新医宗必读》及《儿科诊断学》两书，据说内容也很精审。

2. 重订

这类书对原书有适当删节和增补，主要的是：①《广温热论》（按照陆九芝所删定的新增温热专论六篇及应用验方和医案）；②《伤寒指掌》（根据吴坤安原著分段加以按语，改名《感症宝筏》）；③《医学妙谛》（根据何书田原著，校订其体例，增补其内容，每证每方后均加按语，每章后附以小结，对原作有更多发挥；④《时病论》（对原著的冗字复语大加删节，增入陆晋笙的时病论方歌，在五色痢及秋暑之后附有按语）；⑤《温病条辨》（对原文不作删节，仅于方内补入方歌共 208 首）。这五种书，以前三种为最好，因其重订部分极精当，对原书缺者补之，讹者删之，更择古今名医良方而为先生所经验者相应辑入，特别选录部分樊开周、沈云臣的经验方，可以由此而窥见先生的师承授受及对温热病学造诣之一斑。

3. 校勘

这类书校正原文，不作删节，偶或加注；主要是关于《伤寒论》方面的。①许叔微《伤寒百证歌注》（有先生长子幼廉秉承庭训每证加注）；②《伤寒广要》；③《伤寒论识》；④《伤寒论述义》（后三种都是日人编著，先生根据译本校勘付印）。值得注意的是：先生对这几部伤寒书的校勘和出版，都在 1917 至 1928 年这十二个年头里，可以看出先生晚年的学术思想，已从实验再度联系到理论，从时方进一步配合着经方。

（五）在医疗及编著方面的一些问题

根据记载，先生对内科的辨证用药，是以张景岳、张路玉学说为基础，进而泛览各家，闳中肆外，所以临床应用，也是方法众多，古方、今方、民间单方兼搜并列，从而受了张路玉"遇病试方"（杨时泰《本草述钩玄》序言："……张路玉则主于随病立方，遇病辄历试以方"）的影响；同时还喜用冷僻药作药引。这一倾向，不但呈露在写作方面，而且反映到临床治疗上，因此，曾引起鲁迅先生的不满而加以讥讽。不过这是先生中年的事情（1895～1898年），中年以后，就有所纠正。

在编著方面，也存在一些问题。由于先生艳羡宋·张季明的家学渊源，及明·陆祖愚、清·王潜斋“三世医”的美名，私心向往之余，不可避免地反映到写作上来。《通俗伤寒论》中何秀山的全部按语，就是先生一气呵成，归美祖翁的创作（这是我在重订该书与曹炳章先生讨论书中某些问题时曹老直率地指出的）。惜乎先生为了点缀“三世医”的门面，遂致“秀按”中呈露不少破绽。根据何秀山编按《通俗伤寒论》脱稿后的自序是1776年，而书中“产后伤寒”秀按中却引用杨栗山1784年刊行的《寒温条辨》（差距八年）；“夹泻伤寒”秀按中则引用陈素中1806年刊行的《伤寒辨证》（差距30年）；更奇出的是：在“伤寒转厥”及“夹痢伤寒”两章后的秀按，竟引用吴云峰在1925～1926年由其嗣孙出版的《证治心得》（差距149年）。这是先生在写作酣畅时只顾旁引博证，竟忘记了所谓“秀按”是为乃祖执笔，于是闹出笑话。问题一经道破，是不难理解的，然而在成书年代方面，已足够引起人们的迷离惝恍，多方猜测而莫可究诘，这不能不认为何老故弄玄虚有以致之。

以上两点，当然由于旧社会的思想意识和习尚所造成，只以客观事实的存在，不能为贤者讳也。

总之，先生的医学成就，散见于全部著述中，沾溉后学，已非浅勘。

（发表于《浙江中医杂志》1963年第3期）

何廉臣先生学术经验拾遗

十六年前，我曾写《何廉臣先生的学术经验》一文刊载于《浙江中医杂志》1963年3期，现在重新回顾，感觉写得简单了些，有的引而不发，有的述而欠详，关于诊疗六淫病及几个重大杂症的经验，写得更少。既发现罅漏，想做些补充。现从廉老著作中版行较少、流传不广的《感症宝筏》、《儿科诊断学》及学术经验较集中的《通俗伤寒论》三书中，撷取最精粹部分，酌予阐发，以作拾遗。

(一)《儿科诊断学》与“舌诊30法”

临症常规，先诊后治。所谓有正确的诊断，然后有正确的治疗。廉臣先生临床诊疗特点，既重视诊法，更富于治法，我们可于其所编著各书中领会到。

在儿科，他有见于阎季忠所谓“治小儿有五难”，提出“治病之难，难在识症；识症之难，难在诊断。……若畏难而放弃之，则不能辨症，焉能治病？不能治病，焉能对症发药？”因此，廉老特撰《儿科诊断学》来阐明它。同时扼要地综述历代儿科名家的诊断法及当时西医对儿科病的诊断。他指出：

（1）宋代儿科大家钱仲阳，首重面上证候，其次目睛证候，又次小儿脉法，说明钱氏注意望、切两项色脉合参之诊断术。

（2）明代婴科名家薛良武，注意三部五诊（三部：面上形色，虎口指纹，寸口一指之脉；五诊：上按额前，下按太冲，并前述三部），表明薛氏亦注重色脉合参。

（3）清代婴科名家夏禹铸，注重以望为主，问继之，闻则次，切则难凭——间亦摹看指纹，殊无征验，体现出夏氏独重面色苗窍、不信指纹之诊断术。

（4）清代儿科专家张筱衫，注重觇神气，审形色，诊面，察耳、目、唇口、齿、鼻准，验舌苔，诊指纹，察手足，听声，按胸腹，询二便，候脉等十五种要法，表明张氏临病辨证较前三家尤为详备，更可取法。

（5）西医对小儿的诊断，分望诊、切脉、检温、头部诊、口内诊、胸部诊、腹部诊，及询问既往症、现在症等；认为在诊断术上与中医大同小异。他在《儿科诊断学》里，即摭拾上述五家学说的精华，结合他四十余年之经验，编纂成书，在廉老来说，确是诊断儿科病的一门学问和一种专著。

在伤寒、杂病的诊法，他既重视四诊合参，尤其着意于舌诊。关于这方面，他曾总结出一整套经验。他心心相印于叶香岩、吴坤安、俞根初三家，又参证于广东梁玉瑜。前三家是廉老作为矩矱，非常心析的；后一家的书（《辨舌要略》、《舌鉴辨正》）由他校刊和抄存，书中之说曾多次引用于《感症宝筏》的“舌诊30法”中。这组简明扼要的“舌诊30法”，无疑是廉老对舌诊的纲要，也是他对舌诊的经验集成。其中“看舌十法”和“辨苔十法”更精湛而切实可用；惜乎流传不广，特摭拾以飨读者。

1．“看舌十法”

（1）老嫩：凡物之理，实则其形坚敛，其色苍老；虚则其体浮胖，其色娇嫩，病之现于舌也亦然。病属实者，其舌必坚敛而苍老；病属虚者，其舌必浮胖而娇嫩。

（2）干润：干者津乏而燥，润者津充而滑。凡病初起而舌即干者，中竭可知；病久而舌尚润者，液存可识。阴虚阳盛者舌干，阳虚阴盛者舌润。阴虚阳盛而火旺者，其舌必干而燥；阳虚阴盛而火衰者，其舌必滑而湿。

（3）荣枯：荣有光彩，凡病皆吉；枯无精神，凡病必凶。

（4）胀瘪：胀者胖也，或水浸，或痰溢，或湿热上壅；瘪者瘦也，或心虚，或血枯，或内热消肉。

（5）软硬：软者柔也，气液自滋；硬者强也，脉络失养。

（6）歪碎：歪者斜偏一边，痉痱与偏枯常有；碎者血痕伤迹，舌衄与抓伤当辨。

（7）舒缩：舒者伸也，伸之无力者气虚，欲伸如有线吊者，经脉非燥即寒；麻木而伸不出者，内风挟痰。缩者卷也，边卷者胃液燥极；卷而缩短，厥阴色绝。

（8）战痿：战者，颤掉不安，蠕蠕微动，舌多红色，虚火实火皆有之；均里证，无表证。痿者，软而不能动；淡红而痿，宜补气血，深红而痿，宜凉气血；紫红而痿，宜清肝泻府；鲜红灼红而痿宜滋阴降火。

(9) 凸凹：凸者起瘰，为热毒内伏；凹者缺陷，为脏形痿顿。

(10) 浓淡：舌色本红，淡于红色血虚；淡红带紫者，血分虚寒，妇人子宫冷者常有之，久痢虚极者亦有之。浓于红色为绛，血热也；尖绛者心火上炎，根绛者血热内烁。

2. “辨苔十法”

(1) 有无：病而有苔者多里滞，无苔多中虚；病本无苔而忽有者，痰浊上泛；病本有苔而忽脱者，胃阴将涸。

(2) 厚薄：苔薄者表邪初见，苔厚者里滞已深。

(3) 松腻：松者无质，揩之即去，为正足化邪；腻者有地，揩之不去，多秽浊盘踞。

(4) 偏全：偏者，苔或偏外偏内也。凡外有内无，邪虽入里未深而胃气先匮；内有外无，邪虽减而胃滞依然。全者，苔满布也，多湿痰食滞。

(5) 糙粘：糙者秽浊，粘者痰涎。

(6) 纹点：苔有断纹，土燥水竭；苔点如粞，胃肠虫蜃。

(7) 瓣晕：凡黑苔起瓣，皆脏腑实热，非用大寒凉药不可。

(8) 真假：凡舌有质地而坚敛苍老，不拘苔色白黄灰黑，揩之不去，刷之不净，底仍粗涩粘腻，不见鲜红者；是为真苔，中必多滞。凡舌无质地而浮胖娇嫩，不拘苔色白黄灰黑，揩之即去，括之即净，底亦淡红润泽，不见垢腻者；是为假苔，里必大虚。

(9) 常变：凡舌苔始终一色，不拘白黄灰黑，即有厚薄、干润、浓淡之各殊，总属常苔；凡舌一日数变，或由白而黄，由黄而黑，或乍有乍无，乍赤乍黑者，皆为变苔。

(10) 苔色：白而薄者，寒邪在表，或气郁不舒；白而厚者，中脘寒盛或湿痰不化。黄苔薄滑，表犹未罢，热未伤津；黄苔有质地而浊者，邪已结里，若黄浊愈甚，则入里愈深，热邪愈结。黑苔焦枯，为火炽水竭；久病起烟煤者，属胃虚液涸。

以上20法，虽取材于叶天士、张诞先、石芾南、章虚谷和梁玉瑜诸家，通过廉老分析排编，更觉精切可记。另有“察色八法”，则多本于梁氏《舌鉴辨正》，曹炳章先生已辑入《辨舌指南》中，版行较多，不再转介。

（二）六淫病的学术见解和诊疗方法

先生对六淫感症的诊疗经验，散见于《感症宝筏》、《重订广温热论》、《通俗伤寒论》、《湿温时疫治疗法》和《全国名医验案类编》（各案按语）中，久已为学者诵习，兹选辑其富有精义而流传又不溥的若干事，以广其传。

1. 重伤风与“疏风止嗽汤”

伤风有轻有重，陆九芝《下工语》说的是轻伤风，所以“不发热，但咳嗽、清涕、鼻塞声重而已”。俞根初说的是重伤风，所以“头痛身热，恶风怕冷，鼻塞声重，咳嗽清涕，痰多白滑而稀，或自汗而咳甚，或无汗而喘息”。而廉老则见微知著，着眼于咳嗽，认为“咳嗽一日不除，病根一日不芟”。引绍兴话“伤风咳嗽，郎中对头”之谚；并引徐洄溪《伤风难治论》之说：“失治误治，病机日深，或成血证，或成肺痿，或成哮喘，或成怯弱，比比皆然；无怪久嗽成痨者之层见叠出也。”最后，廉老介绍自制“疏风止嗽汤”（荆芥穗、薄荷、光杏仁、橘红、百部、紫菀、白前、炙甘草），认为“屡投辄验，既不太热、太燥、太泄，又不太寒、太润、太涩，方虽平淡，收效殊多”。其方仿程钟龄止嗽散，以光杏仁代桔梗，有桔梗之效用，无桔梗之流弊，的是重伤风发热咳嗽的有效方。

2.《伤寒论》传变的见解

先生对于伤寒学说，师古而不泥古，时出创见。他认为：“四时皆有伤寒，惟冬三月乃寒水司令，较三时之寒为独盛，故前哲以冬月感病者为正伤寒，非谓春夏秋并无伤寒也。”接着，提出问题加以解释说：“伤寒一症，轻则用葱白香豉汤加味，重则用苏羌达表汤加减，或用麻黄汤减其用量，往往一汗即解，热退身凉而愈。然何至于传变有如此之多，变症轻重如斯之不一？推原其故，半由因循失治，半由纵横杂治，或由别兼他邪，或由另夹宿病；或由素禀阴虚多火，或由素禀阳虚多湿；有此种种原因，故变症层出不穷，方法亦随机策应。”同时，还肯定俞根初所论述的“伤寒一症传变颇多，不越乎火化、水化、水火合化三端。从火化者，多少阳相火证、阳明燥实证、厥阴风热证；从水化者，多阳明水结证、太阴寒湿证、少阴虚寒证；从水火合化者，多太阴湿热证，少阴、厥阴寒热错杂证”。俞氏这一认识，说本石芾南《论张仲景〈伤寒论〉》而更明畅，廉老认为“已把握传变之主脑”，表示对俞氏说是心心相印的。最后还强调：“经脉部位与夫形层表里浅深之事，不可不讲，亦不可固执，着力乃在气化上推求，不得专在部位上拘泥。”这更是廉老默契俞氏所提的伤寒传变不越火化、水化、水火合化三端的学术观点。

3. 治伏暑分初中末

暑邪为病，或伤或中，都容易治疗，惟伏暑症比较难理。暑而名伏，当然不同于新受，其病因病机多曲折反复，王孟英所谓“抽茧剥蕉”，即是指此。廉老凭其多年经验，对此病治疗有一整套比较完美的方案。他首先指出：“余治伏暑内发，新凉外束，轻则用益元散加葱、豉、薄荷，重则用叶氏荷杏石甘汤加葱豉，皆以辛凉泄卫法解外；外解已，而热不罢，伏暑即随汗而发，必先审其上、中、下三焦，气、营、血三分随证用药。”接着按照上中两焦气分血分，各出治法；在下焦则又分“阴分血室”与“阴分精室”施治，具见精细，善后法则一以滋养阴液、肃清余热为主。选方为叶氏加减复脉汤及甘露饮加西参、蔗浆。他还补充说：“当病在中下焦胃肠、夹食积者最多，每用陆氏润字丸磨荡而缓下之；或用枳实导滞丸消化而轻逐之。”并总结为这是“治伏暑晚发博采众长之疗法”。这个评定是恰如其分的。

4. 治湿方法承先启后

廉老治湿宗俞根初法，也即是宗叶天士法。下面据《通俗伤寒论》及《湿温时疫治疗法》中试撷其治湿要旨。初用辛淡芳透以解表，藿香正气散最为繁用；继则观其体肥而面色白者，兼顾阳气，治用苦平淡温法，或佐桂、苓，或佐姜、术；体瘦而面色苍者，顾其津液，治宜苦辛淡凉法，或佐芦、茅二根，或佐梨、蔗二汁，并强调以辛淡清化法治湿热，以辛淡温通法治寒湿；总结为“湿热治肺，寒湿治脾”。至于湿温症治，着重分别湿多、热多，兼寒、兼温的界限。认为：“湿多者，湿重于热，其病发自太阴肺脾，多兼风寒，治宜藿朴夏苓汤。疏中解表，使风寒从皮腠而排泄；芳淡渗利，使湿邪从肾膀而排泄。汗利兼行，自然湿开热透，表里双解。热多者，其病多发于阳明胃肠，虽或外兼风邪，总是热结在里，表里俱热。治宜先用枳实栀豉合刘氏桔梗汤，加茵陈、贯仲之清芬解毒，内通外达，表里两彻，使湿邪从汗利而双解。如渐欲化燥，渴甚脉大，气粗逆者，加石膏、知母、芦根汁等，清肺气而滋化源。”这些治法，都是渊源于叶氏，实验于临床的有效方法。

5. 治燥大开眼界

廉老对燥症的论述，多综述前人学说经验。他先从俞氏的“凉燥犯肺”、“温燥伤肺”、“肺燥脾湿”、“脾湿肾燥”、“肺燥肠热”和“胃燥肝热”六个证治中阐发，又继承乃祖所绍述的沈目南、喻嘉言、张路玉三家，再补充了叶天士、石芾南、张禾芬诸法，可以说是集“秋伤于燥”的证治之菁华（详见《通俗伤寒论》）。他归纳上述各家学说，益以自己治验，在《全国名医验案类编》中要言不繁地说：“六气之中，惟燥气难明。盖燥有凉燥、温燥、上燥、下燥之分。凉燥者，燥之胜气也，治以温润，杏苏散主之。温燥者，燥之复气也，治以清润，清燥救肺汤主之。上燥治气，吴氏桑杏汤主之；下燥治血，滋燥养荣汤主之。”这些经验，的确使我们大开眼界。

6. 论述火证，五彩缤纷

先生认为“六淫之中，风寒暑湿燥五气多从火化，种种传变之火症极多。”他在《全国名医验案类编》六淫病案中将温病、热病列入火淫病案，主要是根据沈尧峰所谓“火之微者曰温，火之甚者曰热”之意。王秉衡《重庆堂随笔》有“风寒暑湿皆能化火，血气郁蒸无不生火，所以人之火症特多。”说明外感内伤之多火热证。至于火热病的证治，廉老也有一整套经验。他先扼要地指出：“热之浅者在营卫，黄芩、石膏为主，紫、葛为辅；热之深者在胸膈，以花粉、栀、豉为主；热在肠胃者，当用下法，不用清法，或下法兼清法亦可；热入心包者，黄连、犀、羚为主；热直入心脏则难救，用牛黄犹可十中救一。”接着进行细致的辨证，分“热在营卫之候”、“热在胸膈气分抑郁之候”、“热陷心包及心、血分灼烁之候”、“邪热攻脑或尿毒上冲之候”、“热在胃肠之候”、“热陷肝肾之候”及“热陷冲任之候”七个证候群；随证订立辛凉开达、轻清化气、甘寒救液、苦寒直降、清络宣气、清火兼消痰、清火兼导滞、清火兼通瘀、苦寒复甘寒、苦寒复酸寒、苦寒复咸寒 11 个治法，各举出精当方药及具体适应证（详见《重订广温热论》，这里不具录）。

（三）几个重大杂症的辨证施治

先生对伤寒、温热病的辨证论治，在他有关著作中早已成一家言，对内科重大杂症，由于他学验俱富，更有独到处。

1. 治痰善识变症

先生认为痰涎随气升降，无处不到，变症最多。他举出十例：①痰晕；②痰厥；③痰胀；④痰结；⑤痰喘；⑥痰哮；⑦痰躁；⑧痰痱；⑨痰注；⑩痰膈。每症都详述病因、病机、症状及治法。兹举其临床常见的痰晕、痰喘及治理较难的痰膈各一例，以资研索。

“痰晕：抬头屋转，眼常黑花，甚则见物飞动，猝然晕倒，此痰火上冲头脑。治须先辨其因。因于外风者，麻菊二陈汤为主；因于内风者，香茸六味丸加减。

痰喘：咳逆气粗，咯痰稠粘，甚则目突如脱，喉间辘辘有声，此寒痰遏热壅阻气管。法当豁痰下气。白果定喘汤为主，重则小青龙加石膏汤或定喘五虎汤，口噙痰喘丸。

痰膈：食入膈塞不通，口吐粘涎，大便秘结，粪如羊矢；此气火夹痰阻塞胃脘。法当辛润涤痰。五汁饮加狗宝为主，或用程氏启膈饮加味；剧则云岐人参散，勉力图治。”

2. 水饮审脉因证治

①审脉象：脉必弦，或弦缓、弦迟、沉弦，或弦紧类数。②审舌苔：舌苔多白润，间有转黄转黑，亦必仍有滑苔，或满舌黄黑夹一两条白色，或边尖俱黄，中间夹一段白色，病久则舌前半光滑而不生苔，后半白滑而厚。③审症状：胸脘虽满痛，按之则软，略加揉按，辘辘有声，甚则肠间抽痛，干呕短气，或腰重足肿，便溏尿少。④审治法：主要宣气涤饮，振胃阳以逐寒水，宜汗则汗，宜利则利，随证选方用药。如苓桂术甘汤、理中汤、真武汤辈，为水饮正治方；纵使久嗽肺虚，终是水饮在胃，虽行补剂，但当壮气以通阳，不可益阴以助病。即有热饮，达表宜越婢加半夏汤，逐里宜己椒苈黄丸及控涎丹三方加减为宜。

3. 哮病分肺、胃、督脉三证

①肺证多起于风寒，遇冷则发，气急欲死。审其内外皆寒者，用麻黄二陈汤，散外邪以豁痰，送下加味紫金丹，通内闭以除哮；审其客寒包火者，用白果定喘汤，调下猴枣二宝散。常屡用屡效。②胃证多起于痰积，内夹湿热，日久化为痰浊热饮，致肺气呼吸不利，呀呷有声而为哮，遇风遇劳皆发，秋冬季日夜如此。其哮较肺证稍缓，必待郁闷之极，嗽出一两口宿痰如鱼脑状，而气始宽，哮始减。廉老治此证，审其湿痰上泛窒滞中气者，初用香苏二陈汤，继用三子导痰汤加炙皂角，豁痰利气以燥湿；审其痰随火升、上壅胸膈者，初用竹沥涤痰汤送下节斋化痰丸，以豁痰降火，继用费氏鹅梨汤缓通肺窍，除其积痰。③督脉证与肺证常相因，遇冷即发，背部恶寒，喘息

不能着枕。廉老治法，初起用小青龙汤加减，辛散太阳以温肺，继用金匮肾气丸加减，温通肾阳以煦督脉；一般有疗效而不能根治。先生认为这类型的哮喘属于虚寒，病机已阳损及阴，用药偏刚偏柔，两难措置，他采取缪松心治范某哮喘案法，初用金水六君煎加减，继则晨用通补肺督丸以治其本，晚用加味苓桂术甘汤以治标。还主张按穴灸治，外贴膏药，以除病根。

4. 治痛十法

先生认为：胸腹上下诸痛，寒热虚实皆能致之，温清补消诸剂及发表攻里诸法，皆所以止其痛，故止痛无定方。他指出通则不痛，治痛之理也，但通之之法，各有不同：①调气以和血；②调血以和气；③上逆者使之下行；④下郁者使之上行；⑤中结者使之旁达；⑥闭痹者使之走窜；⑦寒者温之使通；⑧热者清之使通；⑨虚者补之使通；⑩实者攻之使通。这十种治痛法，都举出例方、适应证及随证加减。这组治痛十法，可与缪仲淳“治血三法”、李士材“治痢七法”、王旭高“治肝30法”，同为我们的临床指针。

5. 肿、胀、臌的大阐述

先生对这三个病症，在《通俗伤寒论》里阐述特详，每个病种，分析全面，证和治都作了广泛细致的商讨。举肿来说，辨证分阴水肿、阳水肿、气肿、水肿、黄疸肿、妇女水分肿、妇女血分肿、虚肿、实肿九种，并结合当时东西医学说；论治在叶天士“初病治气，久必通络”的主旨下，每于治肿方中加以行气通络之品。如因寒客皮肤而成气肿者，用叶氏五皮饮加生香附、苏梗、鲜葱须等，辛通络气以消肿；寒郁下焦而成水肿者，用麻附五皮饮，重用泽兰梗，温通络气以退肿；寒饮侵肺，肺气不化而先喘后肿者，轻则麻杏三皮饮，稍重则白果定喘汤，重则用小青龙汤加苓皮、石膏，宣肺降气以行水；寒湿滞脾，脾气失运而先肿后喘者，轻则用大橘皮汤，稍重用杏苏胃苓汤，重则用加减实脾饮，温脾利湿以降气。黄疸肿用加味二金汤（《温病条辨》方），去积热以退黄肿；血分肿用三合绛复汤（叶案方）送理冲丸（《医学衷中参西录》方），通经闭以退水肿；水分肿用加减千金鲤鱼汤，消水肿以通经闭。虚肿按肺脾肾分治：肺气虚不能通调水道者，用黄芪秫米煎；脾气虚不能为胃行津液者，用水肿至神汤；肾气虚不能下输膀胱者，先用林氏肾气汤，继用金匮肾气丸。实肿分停饮与积水，停饮用蠲饮万灵汤，积水用逐水至神汤。方法均推陈出新，启人智慧。理论根据是按照《内经》“水为至阴，其标在肺，其本在肾，其制在脾”的主旨，因此立法均本于肺脾肾三经。至于胀和臌，则分列十胀、五臌，其间变证验方的提出，阐述也极为详备，使我们对这些难症的辨证施治，有心领神会的收获。

此外，对血症、泻痢及妇儿科，也有不少学说经验提供给我们，今后如精力许可，当再综述，现暂止于此。

（发表于 1978 年《浙江中医药》杂志）

曹炳章先生对中医药学的贡献

今年(1978 年)，正值曹炳章先生诞生一百周年纪念，《学报》编辑室让我写个关于曹先生学术经验的文章。我认为一个医学家的学术经验，主要从临床实践中来，而归宿则在于著作。像曹先生著述这样丰富，光是撰述和评校的书就有 30 多种（不包括《中国医学大成》），而我所读到的仅三分之一，写出来的文章肯定如“以蠡测海”。为了做到实事求是，只能从所见所知的写几点，尽量避免言之无物。主要还是以抛砖引玉的愿望，迎来省内外同志更全面、更广博地论述曹先生学术经验的文章。

（一）在旧社会恶劣环境下奋发自雄

旧社会的恶劣环境，有年纪的中医是身受其害的，其中最难忍受的是：蓄意消灭中医中药。“废止中医”，是民国时代军阀政权的一项“政绩”，到蒋介石时代，由于余云岫等推波助澜，这项不得人心的举动更加猖獗，大有“黑云压城城欲摧”之势。然而，“哪里有压迫，哪里就有反抗”。随着全国性抗议活动，曹先生就先后代表全县中医界，以神州医药总会绍兴支会评议及会长身份，奔走呼号，做演说，提抗议，力挽狂澜。由其所创办的“和剂药局”领先，改良药品，鉴别真伪，订正丸散膏丹方及炮制药物法，用实际行动以身作则，进行改革。他认为：“药物不改良，医学无从进步。欲求改良之道，必须从医药共同研究始。行医者只凭性味处方，不明药品之真伪；卖药者只知形式雅观，不究炮制之精当。至于产处之道地与否，丸散膏丹之遵古与否，医师既不调查，药师亦不报告，两不相谋，分道扬镳，岂有进步哉？”他主张“医与药必须共同一气，将一切沿习积弊，设法改革”。他以“和剂药局”为改良饮片、革新成药之基地，还编著《规定药品之商榷》，撰述《膏丸说明书》；同时，编刊《医药卫生报》，并先后协助裘吉生氏所编辑的《绍兴医药学报》及何廉臣氏主编的《绍兴医药月报》，提创议，写文章，作为实现其“常蓄医药革命之决心”（此语在1927年序《增订伪药条辨》中提出，其革新精神，值得钦佩）的负弩前趋者。他在奔走呼号之余，以著书立说方式，把丰富的医和药的学术经验传授给我们。

据不完全统计，曹先生撰述、增订及加按的医药书籍，共34种。计：关于预防卫生方面的1种(《家庭卫生饮食常识》)；关于脏腑考证的1种(《三焦体用通考》)；关于辨舌方面的1种(《辨舌指南》)；关于辨证施治方面的11种(《瘟痧证治要略》、《秋温证治要略》、《喉痧证治要略》、《暑病证治要略》、《霍乱证治要略》、《时病膏丸说明书》、《杂症膏丸说明书》、《痰症膏丸说明书》、《妇婴膏丸说明书》、《肾病与肾气丸广义》、《怪病奇方》)；关于厘订药品及辨别药物的2种(《增订伪药条辨》、《规定药品之商榷》)；关于药物考证的15种(《人参通考》、《桂枝考》、《琥珀考》、《沉香考》、《龙涎香考》、《白木耳考》、《蛤士蟆考》、《燕窝考》、《冬虫夏草考》、《化龙骨考》、《犀角考》、

《麝香考》、《鹿茸通考》、《蛇谱》、《真珠谱》）；关于医史方面的2种（《增订历代名医传略补编》、《浙江名医传略》）；关于医药论文集1种（《曹氏医药论文集》）。此外，校刊和选编的有《潜斋医学丛书十四种》、《陆氏三世医验》、《先醒斋医学广笔记》及震撼当时国内医药界的《中国医学大成》365种等。

这34种撰述的、编校的、增订的、加按的古今医药书籍，在我们是学术上的享受，而曹先生则是五十多年苦心孤诣、奋发自雄的结晶。让提出“废止中医中药”的人们认清当时医药从业人员的学术造诣，也是一个有力的抗议和回击。

（二）鉴别药材，改革成药

曹先生自幼娴药习医，除精究医学外，对药材的辨别、采集、加工炮制，有丰富的实践经验。早年即被聘为绍兴“春成”及“致大”药栈主持业务兼行医，由于医和药在实际经验上互相促进，其认识更加从感性进入到理性。他提出辨正讹药、厘订品种的项目计六项：①乱真之假托；②仿造之伪品；③不精之炮制；④不良之贮藏；⑤埋没之良材；⑥删除之次货。都从实验上加以整理，以达到去伪存真的要求。在《增订伪药条辨》里，对药品的鉴别、采集、炮制等方法，也有切合实际的辨别方法：①南星与半夏从形态上分，南星无论大小皆极扁，不若半夏之圆。②仙鹤草治血症甚有效验，但与龙芽草不是同一品种。金顶龙芽即仙鹤草（开黄花，故名金顶）；紫顶龙芽（开紫花）即马鞭草。③浙江所出之土藿香，能乘热切片，烈日晒干，贮于缸甏，使香气收贮不走，药效亦甚强，不亚于广藿香。④蒲黄乃蒲草之花蕊，色淡黄，是花茸花蕊相合，名草蒲黄，为佳。另有一种蒲黄面，色老黄，屑细滑如粉，入罐煎之如糊胶一般，服之令人作呕，且不能下咽。吾绍曾用而受害，后仍用草蒲黄。⑤厚附片，乃四川鲜附子切片，不经盐渍洗泡，效力比泡淡附子胜数倍。凡用淡附片二钱者，厚附片只需用一钱，因其力猛也。⑥羚羊角有黑白二种，黑者清肝肾热，白者清肺热熄风。……羚角质地坚硬，刀切不入，一般制饮片法以镑片入药。其法先将羚角水浸七八日，再用滚水泡透，使化坚为软，镑之，片张阔大，形式雅观；然经水浸泡，汁液尽出，性味功效已大半消失。于是讨论议定不落水，燥镑，使性味功能不失，真伪仍可鉴别，惟燥镑片张比较碎小，但主治效能则较浸镑优胜多倍。这一系列关于药品的鉴别、炮制的改良，不论在当时或现在，都有一定的积极意义。另外，发表于早期各医学报刊的，如《冬虫夏草种类及效用》、《象贝栽培效用及修治改良》等篇，因无法获读其原文，不能悉述，殊感怅然！

至于改革成药，确定主治，更有其除旧创新的一面。曹先生主持“和剂药局”，深悉丸散膏丹的药物组成、制剂方法，何者应遵古，何者应革新；何者有殊功，何者须禁忌。通过他多年观察所得，加以厘订。当时常见的为：霍乱定中酒，回阳急救丹，飞龙夺命丹，沈香百消曲，痢疾万应散，立效止痛丸等，均系曹氏亲自配方选药、按法监制。其特制的为：厥证反魂丹（何廉臣氏经验方），开闭炼雄丹（薛生白、王孟英盛称其功效），叶氏神犀丹、清气化痰丸、痰郁润下丸等成药；更是按需要而配制，医药合一，制剂精审，功效比原来得以提高。其中推陈出新，矫正和弊而有所澄清的，莫如举出“戈制半夏”的性能与主治。他指出：苏州戈制半夏方虽秘制，大约与《本草纲目拾遗》之宋公夏相类，内有肉桂，性温质燥。经临床实验，治寒湿痰壅气喘确有效，如用于阴虚热痰胶结，或咳或喘，苟误服之，必因燥热而咳血自汗，为害甚烈。通过这一指出，使医者可以对症选用，病家可以按症买药，不致震于“戈制半夏”的积年盛名，不分寒热，盲目乱服。从而弄清成药的性能主治，医家病家，两受其益。这一辨明，非术业有专攻者不能。

（三）撰述、增订和评校，各擅其长

清末民初，吾绍医家享盛名而富于述作，兼致力于校勘前人医籍者，当推何廉臣与裘吉生两氏。写作之精，何胜于裘；

校勘之多，裘胜于何。而曹先生则两者之长兼具，无论在数量或质量方面，都是后来居上。或许由于我生的较晚，未获亲列何、裘两氏门墙，仅见乡先辈的部分著述，而不目睹其编撰的全部；对于曹先生则年差较近（小于先生 32 岁），晋谒较频，目接其藏书之富，治学之勤，撰作之精，编校之博，使我常怀“高山景行”之感。特别在先生的晚年，《中国医学大成》已选编告成，全国已庆解放，其写作更精审邃密。暇常出示若干种药物考手稿，其考证的深广度，使我知所未知，闻所未闻。他以喜悦的心情告我：未刊稿 22 种，将由绍兴市卫生局转呈中央卫生部审定。在商量《通俗伤寒论》重订工作时，更是虚怀若谷，引为同调，并予题辞。他还经常谈到《通俗伤寒论》是廉老传道之作，惜乎精中有粗；《辨舌指南》则是他所欣赏而自许的。我称其《医医病书》与《伪药条辨》的增订和加按，是针对当时医药学方面起到补偏纠弊的两部好书。下面酌予举例评议。

1. 撰述《辨舌指南》

该书成于 1920 年，1928 年集古阁石印行世。由于是手写石印，文字的错讹、脱简颇多；1962 年江苏人民出版社给以影印，并请南京中医学院诊断教研组丁光迪老师作了校勘，更是精审。据周越铭先生序言：初稿在 1910 年，名《辨舌新编》，刊于《绍兴医报》，当时医界同人，无不争先快睹。曹先生自谓辨之未详，心犹未惬，后又精心搜采增撰，易名为《辨舌指南》。书中援引古今医籍百余家，旁及当时国外医学及报刊所载，凡关于验舌治病之法，多所摘录。书分六卷，每卷列章分节，节下又分子目，并附着色图 120 余幅，使之各类舌质舌苔相印证。该书无论在体例方面还是内容方面，在 19 世纪 20 年代的中医辨舌书中，确是以新的姿态出现，充分显示出中医舌诊有一整套的理论和经验；即在目前来说，也不失为察舌方面比较系统、条理的一部好书，尤其关于文献资料的引述，参考价值相当大。虽然曹先生自谦：“非敢贡高明之研究，但以为初学之导线；至于精益求精，密益加密，仍当参之诊断诸书，以穷其变，而达其微。”如实地说，曹先生以商量旧学、涵养新知的精神，其造诣已见于该书各章节。在这里，我谨以《辨舌指南》读者一员，谈些体会。我认为这部书，既可作为初学之导线，也可作为高深的研究。理由是：①书中所引述辨舌论据，上溯《内经》，下迄与其同时的《通俗伤寒论》，旁证资料还采摭当时新说。通过曹先生精心编撰，层次先后有序，议论穿插恰当，去粗取精，主要是围绕章节主题说明问题；同时结合他的实践经验，使舌诊的基本理论与临床应用密切配合。特别关于舌苔图谱的着色，更是细致描摹，使学者印象加深，无异于临床目睹，曹氏该欣赏及此，故书名冠以“彩图”二字，以示图文并重。②书中所引述的，有不少是不经见的医籍，如郭元峰《脉如》，马氏《医悟》，虽非辨舌专书，然阐发舌象的机理极精，能从扼要的辨析中，给读者说明问题，解决问题，起到画龙点睛的作用。另有梁特岩《舌鉴辨正》、胡玉海《察舌辨证法》、刘吉人《察舌辨证心法》等书，目前尚无大量出版，读者不多，现在能从《辨舌指南》中读到其若干篇章，无异是原书的精华部分。这些可贵的辨舌文献资料的提供，对于目前正在搞舌象研究的人们，毫无疑问是有极大的帮助的。

2. 增订《医医病书》

本书为清代吴鞠通原著，系旧抄本，体例混乱，先后杂出，曹氏从何廉臣先生处借抄一通，定其体例，次其先后，别为上下两卷，分四编。1915 年绍兴育新书局石印。初编为“学医总论”，计 23 篇；二编为“病理各论”，计 17 篇；三编为“证治要论”，计 24 篇；四编为“用药统论”，计 17 篇；共 81 篇。其中有 5 篇为曹先生新增（①第 5 篇“德以治身药以治病论”；②第 10 篇“临症必先读书论”；③第 45 篇“脉有可凭不可凭论”；④第 70 篇“煎药法论”；⑤第 81 篇“鲜药蒸露治宜论”）；每篇后加以按语，或发其未尽，或补所未备。全书篇幅不多，都是短篇，无冗长繁琐感，通过曹先生分编分类，更觉清楚可观，所增五篇，除首篇无所取外，余均精辟有理致。每篇后的按语，系集注体裁，引证互参，均能各如其分阐发吴氏的原文原意，补苴罅漏亦不少。有两个方面值得提出：

（1）纠吴氏之失：如第19篇《阳大阴小论》，吴氏引《内经》“劳者温之”句，解作“温者，长养和煦之气，故能复其痨也”。先生笺正谓：“经言‘劳者温之’，系劳倦之劳，非骨之蒸热也。”第33篇《溢饮水肿论》，吴氏文意简晦，先生按语中认为“辨证欠明”，补出“阳水”、“阴水”、“风水”、“正水”、“石水”的脉证，及“气肿”、“水肿”、“风肿”、“瘀肿”等的主要症状。第42篇《治内伤须辨阴阳三焦论》，吴氏仍主张“专翕膏补下焦之阴，奇经丸补下焦之阳，天根月窟膏阴阳并补”。先生指出：“补下焦三方，用药浊腻腥秽，恐妨胃纳，亦为美中不足。”第74篇《半夏论》，吴氏认为：“近日肆中概用矾制，取其洁白好看，不适于用。”先生补充：“矾制亦必有姜，即以半夏漂净，同生姜加矾少许合煮，名法制半夏。”第79篇《五谷论》，吴氏原文拾古书糟粕，杂以想当然的说法，而五谷之用仍不能阐述；先生指出：“吴氏因天地气运以辨效用，其形能性质皆失讲求，就近世科学言之，恒多不合。”

（2）补吴氏之疏：如第20篇《升阳散火论》，吴氏认为：升阳散火不可理解，其法仅适用于燥金本寒标燥证。曹先生首先补充“升阳散火法创自李东垣，凡治阳陷入阴、热伏血分、但热不寒之症，确有特效”。并引《古今医案按选》虞花溪治案及王孟英按语作印证。接着指出：“发热有阳陷入阴者，有阳浮于外者。阳陷入阴者，其热自阴分达于阳分，必但热而不寒，夜则热甚，昼则热退；心胸热甚，肩背热微；脉伏而牢，舌尖绛，中心微苔。治用升阳散火法以升陷入阴分之阳邪，即‘火郁发之’之义。”这一补充，能使吴氏首肯，后人心明，最为精辟。第25篇《头痛论》，吴氏仅举其大概，列证虽多，说理欠细。曹先生补出头痛的病机说：“头痛因于外者，风寒暑湿之侵；发自内者，气血痰饮之郁，或蔽复清阳，或瘀塞经络，与气相搏，则脉满而痛。”第 26 篇《痿痹论》，吴氏囿于某些古说，把二病混为一谈，且不得要领。曹先生为之分析补充，特别在辨病与辨证方面。他总结为：“痿症不痛，痹症多痛。痿因正气纯虚，虽挟痰瘀湿热，不能与邪相拒，故不痛；痹因邪气成实，经络脉道被其所阻，所以作痛。二者治疗绝不相同。”第 35 篇《便血论》，吴氏立论简单，仅从“远血”、“近血”分症施治。曹先生认为：“便血一症，外邪内伤皆能致病，非黄土汤、当归散所可统治。”他指出“清解湿热”、“调和气血”，“热则清之，寒则温之，湿则化之，瘀则行之，妄则摄之，下陷举之”诸法。第 72 篇《白芍论》，吴氏仅从白芍的性味上推究，对效用尚久发挥。曹先生点明芍药是“开泄之品”，对“脾受肝侮而泻者用之最宜”。并引邹润安“芍药开阴结，大黄开阳结。故肠中燥结则用承气；腹中满痛，多用芍药”为证。

其他各条，均有不同程度的阐发。由此可见，曹先生对增订前人之书，着意于加深加广，古为今用；其加按则心细如发，目光如炬，从而使原著更得到精益求精。

3. 评校《陆氏三世医验》

本书为明代浙江吴兴陆养愚、有愚、祖愚祖孙三代的验案，曹先生为之评校，1915 年上海会文堂石印本。先生对此书的校勘，也比较精审，有讹字者校正之，缺者补之，间有义理未明处，加评按以阐发其用意之所在。评语虽不及《医医病书》之每篇都有，但均极中肯。探索曹先生评校医书成功因素主要有两点：①聚精会神，对每个医案的症因脉治和理法方药各环节，相互参证，不肯掉之以轻心；②多读古人书，善于分析，能使书为我用，不使我为书用。具此两点，正如有人赞王孟英所谓：“双眼自将秋水洗，一生不受古人欺。”于是评校工作做到家了。加上他占有资料多，记忆功夫好，类同或有关的文献，均能在他脑子里联翩回翔，一索即得，以甲证乙，以此印彼，所以不论评语或按语，都能切中原书长短处。摘举几条如下：

卷二“疫症清热治验”：陈某患发热，两太阳痛，左胁作疼，口渴便泻；陆诊便泻为“表气不舒，里气不固”。曹先生从案中治用白虎汤合解肌汤，评为：“便泻为肺移热于大肠，非里气不固也。”又“阴肿尿血泻肝补肺治验”：原案用生脉散加知母，滋肺金而还其输布之职；加黄连、白芍、柴胡、滑石、青皮、丹皮、青黛，泻肝火而决其壅滞之气。其治法乍看亦似合理，曹先生评为：“人参、五味子用得未妥。”一经指出，确值得进一步考虑。又卷三“实热误补增剧治验”：原案中有“面赤戴阳”句，曹评为：“面赤是胃火上炎，非戴阳症。”这些愈探愈明的评按，的确耐人寻味，启人智慧。再如，卷五“白浊误补”、“血瘀咽嗌”两案的评语，引用王孟英论述，“湿忌大汗”一案的按语，引用沈再平论述，则是撷前人有关这一症情的议论，互相参证，既有所阐发，更曲畅旁通，可以说是评按中之别具风格。如实地说，曹先生所评校的某些医籍，确得何廉老评书的精髓，并有继承和发扬。

（四）选编《中国医学大成》

曹先生最初选编的整套医籍为《潜斋医学丛书十四种》，凡是王孟英所撰著的、评按的、校刊的几乎全部辑入（其中《随息居饮食谱》未收，《霍乱论》非全帙）；在此前后，还校刊《先醒斋医学广笔记》。最后选编的，即当时誉为医学渊府之《中国医学大成》（1936年选定）。书虽然没有全部出版，但其搜采之富，筛选之精，吴兴叶福泉氏称其“集医学之大成”，确是名副其实。全书分13类：①医经15种；②药物19种；③诊断16种；④方剂19种；⑤通治60种；⑥外感病43种；⑦内科27种；⑧外科52种；⑨妇科24种；⑩儿科33种；⑪针灸16种；⑫医案16种；⑬外集（包括医论、医话、医史）25种；共365种。此书定选后，当时上海名老中医谢利恒氏认为“吾道精华，咸萃于是。……既发扬于已往，自必光大于将来；从改革之初途，更获收成于日后”。谢氏为《中国医学大辞典》的主编，也是《中国医学源流论》的作者，对《中国医学大成》作热情洋溢的评价，可称“善颂善祷”。当时还有人提出，此书具备八大价值：①保存和流通古医籍；②有系统可循；③打破保守；④公开禁方；⑤统一中医学术；⑥奠定习医之参考书；⑦造就中医高深人才；⑧便利图书馆之采贮。而宋大仁先生的序言，更极客观，他说：“曹先生之主编是书也，亦丛书性质耳；且非徒聚一家之言，实集各家之长之丛书也。……兹书一旦问世，人人皆有获读秘笈之机会，必不似从前为少数人之私有物矣。是不仅有沾溉学人之益，且维我国数千年医学文献于不坠也。”以西医评价，中国古典医籍之选编，目光远大，粹然学者之言，在当时的社会里能这样立说，是难得的。肖山谢诵穆氏称其“网罗古今医籍，去芜存菁，作一大规模的结集……其内容之研索，则评注、句读、校勘、考证，无一不具。是盖以汉学之方法而施之医学者”，并点出曹先生编选整理的方式方法，则是从读者的角度上转告读者。通过当时国内医学界对本书的评论，《中国医学大成》价值自可概见。而曹氏自序，则扼要地向我们介绍原委：“每书必选精刊初印足本，其他亦为明刻精本、家藏孤本，悉行重加圈点，或添列名家评批，或由炳章自评。其原文讹者正之，缺者补之。每种各撰提要一篇，以冠其首，叙明著作校刊时代略历及内容概要，启发后学学习途径。”这部巨编，曹先生在19世纪40年代选定，次第付印；目前我们获读其书，认为诵习其中每一类的若干种，已能取得相当造诣，如能进一步选读，成就当更可观。据初步统计分析，这部365种的《中国医学大成》，曹先生自己撰著的2种，在前人原著的基础上续编和增辑的8种，增评的7种，圈点的18种，校订的36种，几占全书的五分之一，是商量旧学中邃密有加之比较突出者。全书对于整理祖国医学遗产，方便学者研读，无疑是个巨大的贡献。

（五）学术思想与临床经验

医家的学术与经验，一部分散在于民间，通过后人搜采编次而著于简册；一部分则自记于述作而流传于后世。我国先秦汉唐的古典医籍，多属前者；宋元明清各家著作，则属于后者。这里要论述曹先生的学术经验，当然也不例外。不过，曹先生的著作实在比较多，想综述它，既无此目力，亦无此才能，只有按照我所经眼过的和体会到的杂写一些。

1. 学术思想方面

（1）考证药物：本文第一部分对曹先生的撰述作了分析，其考证药物专辑之多，写作力之集中，议论之既深且广，初步认为先生的学术思想，当以论药及药物考证为首位（在《曹氏医药论文集》里论药的文章亦占半数以上）。他的药物考（谱）15种，虽多数是未刊稿，仅在1955年在他家里见到《人参通考》、《鹿茸通考》两个手稿本，手写稿加注、加批加附条，致力是很辛勤的；叙述分品种的鉴别、栽培、采制、加工、主治效能及用法，考证资料的引用特别丰富。至于精审程度，由于未经细读，不敢妄议，当时印象，认为这两个专辑的内容，超过《本草纲目》及《本草纲目拾遗》之上。据说上海世界书局编印《中国药学大辞典》时，部分资料取材于曹氏论药之书；目前我们仍可在《药学大辞典》中见到曹氏的片段文字。此外，散在于《增订伪药条辨》的按语里，亦可窥见其一斑；本文第二部分曾给以综述，作为先生医学成就主要组成部分。

（2）发挥舌诊：主要在《辨舌指南》中体现出。本文第三部分将该书作为曹先生撰述的代表，给以专题阐发和评价，并认为他前半生的致力所在，可以与《人参通考》、《鹿茸通考》并传于世。这里不复述。

（3）采用成药辨证施治：这一学术思想，主要从曹先生撰述的五种证治要略书及时病、杂症、痰病、妇婴四种膏丸说明书中体现出来。这九种书里，大部分突出用成药辨证施治，内容少而精，简而明，是采用成药治病的临床手册，也是一般医生的普及读物。现举“痧胀霍乱”与“痰病”二例，以见先生采用成药治病的活法圆机。

① 痧胀霍乱：先生认为二者皆由清浊不分，井俞壅塞，治宜开关通窍，行气活血。然证有挟湿、挟食及伏暑、中寒之别，治疗丸散中应分平性、凉性、热性，不能误投。接着指出：平性药为通治暑热湿秽，霍乱痧胀等症。如病人舌苔白，或灰白灰黄苔垢滑润者，皆可用之。一切急痧及中恶中暑，猝然昏迷闷倒，牙关紧闭，即用痧气开关散吹鼻取嚏，牙关即开；另用此散二分，开水调服，即能吐去痰水，昏闷立苏。又如中恶触秽，暴厥闷痧，心腹急痛，宜厥症返魂丹二分，开水调灌，立即松解。若中暑秽腹痛如绞，胸膈壅胀，太乙紫金片为最妙。如霍乱初起未吐泻，或已吐泻，胸闷腹痛者，辟瘟丹、纯阳正气丸服之皆效。若腹痛水泻溲短，以藿香露吞太乙救苦丹四粒，泄泻立止。若湿遏热伏，阴阳反错，绞肠腹痛，或吐泻肢冷，身热瘛疭，有内闭外脱之象，即服飞龙夺命丹，能开闭透邪。如暑秽湿热，霍乱泄泻，黄疸疟痢，但看舌苔白腻，或灰黄相兼，邪在三焦气分，皆以甘露消毒丹主治；兼有食滞者，加楂曲平胃散，更妙。

以上为痧胀霍乱关于选用成药的平性部分，按证施治，颇切病机，其中对纯阳正气丸的组成和应用，更有发挥。他指出：“凡中有少许肉桂，是凉开中偶添一两味热性药作反佐，凉多热少，不失于本。且能通治夏秋中湿触秽，霍乱痧胀，疟痢泄泻等症，皆可服之。”可见其运用成药得心应手之妙（原文尚有凉性和热性成药的应用，不具录。详见《绍兴医药月报》第31期）

② 痰症：先生在《痰症要药说明》一书首先指出：“痰为病之标，非病之本也。善治者，治其所以生痰之源，则不消痰而痰自无矣。”接着分析“痰乃饮食所化：有因外感六气之邪，则肺脾胃升降之机失其常度，致饮食输化不清而生者；有因多食肥腥甘腻茶酒而生者；有因本体脾胃阳虚、湿浊凝滞而生

者；有因郁则气火不舒而蒸变者。又有肾虚水泛为痰者；更有阴虚劳症，虚火上烁肺液，以致痰嗽者”等多种成因。并指出后一种痰乃津液所化，必不浓厚；其余诸痰初起，皆由水湿而生。后列八类证治：外感痰、气郁痰、食积痰、痨瘵痰、痰塞咽喉、痰迷清窍、痰积肠胃、痰窜膜络。按类列症，随症出方，选方则荟萃膏丹丸散之效用彰著者逐一介绍。其详实指点处，即不知医者亦有所宗。我常认为此书与其称《痰症要药说明》，无宁看作是曹先生治痰症的心法。例如治外感痰中的“岩制半夏”、“岩制川贝”二方，从旧方、旧成药中发掘出新疗效；他定出前者治风寒水湿顽痰，后者治燥火郁痰，界限分明，药简而效溥。书中还收辑治气郁痰用清气化痰丸，痰郁用润下丸（徐灵胎方），久嗽除根膏（麻黄五钱、川贝母一两五钱，徐拱宸方）等，均为药症相投的成药中之有效方。每方均有简要说明，撷方义之菁华，可以作痰症专辑阅读，容易记，容易用。从这几本述作里，大致体现出曹氏主张采用成药的学术思想。

2. 临床经验方面

曹先生治验据说有专辑，但我未见，只见到片段证治方药，散见于其编按各书中。绍兴同善局借抄曹先生部分门诊底方，又嫌太零碎。现从当时周越铭氏所撰曹先生的《事略》中摘出治验三例，记载较完整，疗效亦好，借以觇曹氏医案的一斑。

（1）痰厥治验：包鹿鸣室人，患厥症。目瞪口噤，僵直如尸，不饮不食，已三日余，奄奄一息，群医束手。曹先生诊为痰厥，先以乌梅擦开牙关，继用导痰开关散调灌，抽出喉中凝痰四五条，复自吐胶痰碗许，蹶然而起，知饥啜粥，后予清热导痰而愈。

（2）热入血室治验：姚幼槎媳陈氏，病热，神昏谵语，手足抽掣，群医作热入血室治，无效。曹先生详询病情，细察脉状，认为热入血室本无误，由于不识血瘀胞门之故。乃以桃仁承气加地鳖虫、蜣螂、两头尖及清热熄风之品。一服而下瘀血如拳、宿垢如酱者三四次，抽搐即停，热减神清，继予退热养阴获痊。

（3）暑湿邪结中焦治验：孙伯雄幼子患暑湿，医以芳香消克药治之，渐至灼热头痛，胸痞，喘逆呕吐，缠绵累月，病已垂危。曹先生诊脉察证，认为邪结中焦，肝阳上冒，香燥激动肝阳，无怪格拒。遂以鳖甲、龟板、决明、郁金、生白芍、鲜大青、白薇、青蒿、竹茹、枇杷叶、碧玉散等柔润镇潜药，嘱水煎冷服。胸膈爽快，呕吐即止，头痛喘逆皆除。再予清暑通便药收功。

以上治验，周小农氏撰曹炳章先生事略时，经曹先生过目，可称实验录。

此外，在《慈溪魏氏验案类编（初集）》浙江省中医院副院长魏长春老中医第一集医案的按语中，也有不少诊疗经验附见，着墨精练，都系曹先生临床结晶的自述，可与魏老原案相互辉映。如：①血痹虚劳，初愈在络，余屡用《金匮》旋覆花汤合金铃子散，即叶氏辛润通络法。②痰火胁痛，用叶氏辛润通络法——旋覆花、新绛、广郁金、当归尾、桃仁、青葱管、炒白芥子（少许）、丝瓜络、象贝、莱菔子等味，甚效。③倒经初起，用丹栀逍遥散极效，倒经即下行。④虚寒咯血，多由脾虚不能摄血，用药应从温纳镇摄，导龙入海、引火归根之法。⑤肾火挟胃热上冲，牙根浮长，牙床不肿，以景岳玉女煎二三剂，牙根即平，疼痛辄除，屡用屡验。⑥肺寒咳嗽，当温肺气以达窍。温则气行，而液不为痰矣。⑦阴虚痰喘有二：肝肾虚，阴火铄肺，宜清火滋阴降火；肾气虚，水泛为痰为喘，宜济生肾气丸作汤纳气归肾。⑧因截疟而化肿化黄，余屡用三丰伐木丸，每服三钱（9克），大便下积垢而愈。⑨淋痛多因肾火挟膀胱结热，宜导赤散加土牛膝、土茯苓、赤苓、滑石、车前之属。……其他散见于评校各书的经验鳞爪，不具录。

至于医案和闻而未见的曹氏遗书，俟有机会阅读，当写续稿补充。

（发表于《浙江中医学院学报》）

《伤寒论》六经是辨证施治与辨病施治相结合的

自从柯韵伯在《伤寒论翼》“六经正义篇”提出：“仲景六经，是分六区地面，所赅者广，虽以脉为经络，而不专在经络上立说，凡风寒湿热、内伤外感，自表及里，有寒有热，或虚或实，无乎不包。”并以地理兵法为比喻，说明六经分辖人体表里上下的部位及受邪后所发的病证及其治法。尤在泾在《医学读书记》里肯定它说：“柯氏援地理兵法，喻病邪之浅深，方药之大小，可为深切著明。”后此，俞根初先生《通俗伤寒论》中，参照柯氏六经分区说法提出六经形层之说：“太阳经主皮毛，阳明经主肌肉，少阳经主腠理，太阴经主肢末，少阴经主血脉，厥阴经主筋膜。”这个六经形层说，当然渊源于《内经》，柯氏发其凡，俞氏畅其义，而周学海、恽铁樵及日人春多村辈各有引述。于是六经的分界，除阴阳、表里、脏腑、经络之外，更有一组形层实质可以推寻。柯氏的六经地面，俞氏的六经形层，可以说都与《伤寒论》六经辨证相阐发。所谓六经辨证，是后人注疏《伤寒论》的评语，注疏者强调辨证的一面，忽略辨病的一面。其实，伤寒的六经，是辨证和辨病相结合的。由我们所熟悉的《伤寒论》中提纲挈领的八个篇章（“辨太阳病脉证并治”……和“辨霍乱病脉证并治”、“辨阴阳易病脉证并治”等篇），都可以充分地看出《伤寒论》作者和编次者，是辨证施治与辨病施治并重的。再从《伤寒论》全部内容来看，更是辨证施治与辨病施治相结合的。这一整套辨证施治与辨病施治的理论和方法，确是中医学术上的辉煌成就。

既然体会出《伤寒论》六经是辨证施治与辨病施治相结

合，进而探索辨病施治之比较显明的，得30条，其叙述都是以经统病，按病析证，随证出方，颇足玩味。另有不出方治，凭证候以定病的，得21条；审病情以辨证的，得27条。以上这78条，都突出辨病程式以昭示给我们。辨病施治的条文，最集中于"辨少阴病脉证并治"篇，得11条，对病因、病证、病程、脉象与治法，做了简明扼要的叙述。这些条文，当然是辨病施治之佼佼者。至于审病情以辨证，散见于各篇的尚多，程郊倩在《伤寒后条辨》曾提出："仲景六经条中，不但从脉证上认病，还要人兼审及病情；太阳曰'恶寒'，阳明曰'恶热'，少阳曰'喜呕'，太阴曰'食不下'，少阴曰'但欲寐'，厥阴曰'不欲食'。凡此皆病情也。"程氏所谓"审及病情"，实际就是辨病，这是对我的再次启发。

二十五年前（1955年），我整理俞根初先生《通俗伤寒论》时，反复研读第七、八、九、十等章节，它把六经病证，分为标证、本证、中见证和兼证进行阐述，对伤寒、温热两大病的各个病证，明白晓畅地揭出，这无疑是对《伤寒论》"辨××病脉证并治"的发展，颇具新义。

19世纪40年代初期，隆昌、周禹锡在《伤寒论研究纲要》中对六经证治曾有正病、兼病、化病、坏病等提法，内容仿照俞根初氏所说而有所演化，重点围绕《伤寒论》六经的辨证施治与辨病施治，条分缕析，惜乎所引述条文有的不够妥帖，没有像俞氏的推勘精切。我常思略予综述，企图探索《伤寒论》六经辨证施治与辨病施治相结合的概貌，岁月易迈，迄未落笔，殊觉耿耿于怀。

今年（1979年）喜逢建国30周年大庆，又值我院建院20周年。研究生第二学年对古典医学专业已进入研读《伤寒来苏集》阶段。为了指导研究的需要，特将《伤寒论》六经病脉证并治大旨，参考俞、周二氏之意，以经统病，按病析证，随证出方，为今后进一步研究作提纲，并借以说明《伤寒论》六经是辨证施治与辨病施治相结合的。柯氏《伤寒论注》多以方名证，《伤寒论翼》则以经名病，也是辨证与辨病并举。下面摭拾《伤寒论》六经大意作印证。

（一）太阳病

太阳是寒水之主气，故见证常以寒、水、湿为多。病于寒，故治宜温散；病于水，故治宜利水，这也是辨病施治的实际。太阳病在别证候、审病情的原则下，又分出中风、伤寒、温病、风湿、湿痹五种病；这五种病，当然仍以辨证辨病来决定，也就是“凭证候以定病”的一个开端。现在从太阳病的正病、兼病、化病和坏病中的某些病和证，突出辨病施治与辨证施治相结合的要义。（下面凡标“1”、“2”、“3”等者，均为辨病的病；标“（1）”、“（2）”、“（3）”等者，均为辨证的证；标“①”、“②”、“③”等者，则系通过辨病与辨证后的施治）

1. 正病

所谓正病，即“脉浮，头项强痛而恶寒”。

（1）表中之表：①初起邪未解，发热头痛，汗出恶风者，宜桂枝汤；②风寒逗留肌表，寒热为疟，日再发者，宜桂枝二麻黄一汤。

（2）表中之里：①风寒外束，头痛发热，身痛腰痛，骨节疼痛，恶风，无汗而喘，脉浮紧者，宜麻黄汤；②邪郁日久，发热恶寒，热多寒少，如疟状，身必痒，麻黄桂枝各半汤。

2. 兼病

本病未已，复兼他邪，二邪兼发，即为兼病。有兼痰饮，兼湿邪，兼瘀血之辨。

（1）兼痰饮：①痰饮在肺，桂枝加厚朴杏仁汤降肺气以化痰；②水饮犯心，茯苓甘草汤助心脾而化水饮；③水在心下，小青龙汤利治节而散水饮；④痰在胸膈，瓜蒂散宣吐；⑤痰在膜原，十枣汤攻逐。

（2）兼湿邪：①寒湿在表，麻黄加术汤散寒化湿；②水湿互阻，五苓散温阳而逐水气；③瘀热在里，湿热蕴蒸，麻黄连翘赤小豆汤解表而化湿热。

（3）兼瘀血：①瘀血将结，桃仁承气汤急下之；②瘀血已结，抵当汤大下之；③瘀血留着，抵当丸缓攻之。

3. 化病

太阳病随着患者体质之寒热虚实，邪从少阴或阳明转化。

（1）体质素热者，邪从阳化，传为阳明热证：①将从阳化者，大青龙汤表里两解；②已从阳化者，白虎加参汤清肺胃之热。

（2）体质素寒者，邪从阴化，传为少阴寒证：①将从阴化者，必察其脉与小便，不可汗下；②已从阴化者，四逆汤温其里。

（3）体质素虚者，邪从虚化：①心肾虚热，黄连阿胶汤滋阴以凉心肾；②阴虚阳扰，炙甘草汤以滋阴和阳。

（4）体质素实者，邪从实化：①将实者，虽汗出谵语，必得外证解后，乃可下之；②已实者，宜大承气汤急下以保津液。

4. 坏病

邪伤太阳，治不得法，以致变坏。有气喘、呕吐、痞满、结胸、烦躁、谵狂、心悸、奔豚、胀满、厥冷、振摇、身痛挛急、泻利、小便不利等病和证，各察其病证的变坏而治。

（二）阳明病

阳明病是邪入胃而热实。邪入人体，日久多从热化。其主证有潮热、多汗、谵语、大便硬、不恶寒、但恶热；其病型有：

1. 正病

“阳明之为病，胃家实也。”“脉大、身热、汗自出、不恶寒、反恶热”，此阳明之正病。分有热无积与有热有积两大证。

（1）有热无积：①肺胃热炽者，白虎汤清气分之热；②热炽津伤者，白虎加参汤清热生津。

（2）有热有积：①热多少者，调胃承气汤缓泄积热；②热少积多者，大承气汤急下大肠之积热；③热少积少者，小承气汤通腑气以撤积热；④热积津伤者，大承气汤急下保津。

2. 兼病

阳明病有兼太阳、少阳、太阴、少阴、厥阴之分，其病因与病证错综复杂，除两经兼病外，还有兼夹他邪致病，病中有病，《通俗伤寒论》举了不少例子。由于阳明为五脏六腑之海，万物所归，各脏腑之所需，无不供给于胃（足阳明）；而各脏腑废料之排泄亦无不输于肠（手阳明）。所以阳明的兼病兼证特多。

（1）兼太阳：当太阳初病传阳明，而太阳尚未尽解，则为兼太阳，治与太阳正病同法。

（2）兼少阳：①热郁气结，邪正互争，宜小柴胡汤通调三焦，和解表里；②热结在里，往来寒热，心下痞硬，宜大柴胡汤以降气泄热。

（3）兼太阴：阳明之热积与太阴之寒湿同病，热被湿遏，不得发越。①湿热互结，小便不利，渴欲饮水。身黄如橘子色，腹微满者，茵陈蒿汤以利水去瘀热；②热重湿轻，身热发黄者，栀子柏皮汤清泄表里热。

（4）兼少阴：①少阴内实，目不了了，睛不和，无表里证，大便难，身微热者，宜大承气汤降其浊；②少阴阳虚，脉浮迟，表热里寒，下利清谷，宜四逆汤温之。

（5）兼厥阴：①胃气失和，寒浊中阻，食谷欲呕者，宜吴茱萸汤；②阳明热盛，侵入血室，下血谵语者，刺期门。

3. 坏病

有误汗致坏、误下致坏、误火致坏之别（这里述前二型）。

（1）误汗致坏：①汗后津虚口渴，白虎加参汤；②汗后津虚便硬，蜜煎导法。

（2）误下致坏：①热在胸膈，宜栀子豉汤；②积在肠胃，心中懊侬而烦，腹大满不通，宜小承气汤。

（三）少阳病

少阳病为邪在半表半里，呈现出特有的热和实的病情，它以寒热往来、胁痛、耳聋为半表证；口苦、咽干、目眩为半里证；其病仍有正病、坏病之弊。

1. 正病

少阳居半表半里之间，乃二阳、三阴病邪出入之道路，本经自病主要为上述两型，他经之兼病、兼证较多。本经正病又多兼夹痰饮、火郁、气郁三个病种。

（1）痰饮停留：①饮在胸胁，宜小柴胡汤；②饮在心下，小柴胡去黄芩加茯苓；③饮在肺下，小柴胡去参、枣、生姜加干姜、五味子；④饮在腠理，小柴胡去参加桂枝取微汗。

（2）火郁：①寒热往来，胸胁苦满，心烦喜呕……为虚火内郁，宜小柴胡汤；②寒热往来，郁郁微烦，心下痞硬，呕不止，为热结在里，宜大柴胡汤；③火郁胸膈，胸中烦而不呕，宜小柴胡去半夏、人参，加瓜蒌实；④气虚津少而渴，宜小柴胡去半夏加人参、瓜蒌根。

（3）气郁：①胁下痞硬，宜小柴胡汤去大枣之甘壅，加牡蛎之软坚；②腹中痛，宜小柴胡汤去黄芩之苦寒，加芍药之酸泄。

2. 兼病

有兼太阳、兼阳明、兼血室之分。

（1）兼太阳：①重在太阳者，柴胡桂枝汤；②重在少阳者，小柴胡汤。

（2）兼阳明：①重在阳明者，大柴胡汤；②重在少阳者，小柴胡汤。

（3）兼血室：刺期门。重在少阳者，小柴胡汤。

3. 坏病

少阳病误用汗、吐、下、针（火针），变端起，当视其所变何经、何证，以坏病之法治之。

（四）太阴病

太阴病是中焦虚寒，故有腹满而吐，食不下之证，甚则腹痛、自利；见证都是里气不固，湿胜外溢之象。

1. 正病

腹满而吐，食不下，自利不渴，时腹自痛；下之结硬，自利益甚。病入太阴，极大多数是虚寒。

(1) 虚多寒少证：①脾胃虚寒者，宜理中汤（丸）；②脾虚气弱加参；③脾虚津少加白术；④脾虚停饮加茯苓。

(2) 寒多虚少证：①寒邪挟肾气上冲，脐上筑动，理中汤（丸）去术加桂；②寒邪入胃，吐多，理中汤去术加生姜；③寒邪侵脾，腹满，理中汤去术加附子；④阴寒内甚，理中汤加大干姜用量。

2. 兼病

太阴兼太阳病者，表证重、里证轻，脉浮，宜桂枝汤；里重表轻，下利腹胀满，身体疼痛者，先温里，宜四逆汤，后攻表，宜桂枝汤。

(五) 少阴病

少阴病要辨寒热，一般少阴之直中多为寒，少阴之传经多为热；寒伤阳气，热耗阴液，病变由此而生。

1. 正病

“脉微细，但欲寐”，“心烦，自利而渴。”须审辨其寒热的病机。

(1) 少阴寒证：①肾阳衰微者，宜四逆汤温之；②阴寒内盛者，宜白通汤或白通加猪胆汁汤通阳以反佐之；③虚阳外越者，宜通脉四逆汤以挽救之。

(2) 少阴热证：①心阴虚弱者，宜黄连阿胶汤；②虚热上浮或结者，辨证使用甘草汤、桔梗汤、猪肤汤、苦酒汤或半夏散及汤之类；③虚热内郁者，宜四逆散。

2. 兼病

有兼太阳、兼阳明之辨。

(1) 兼太阳：①表邪轻者，宜麻黄附子甘草汤；②表邪重者，宜麻黄附子细辛汤；③虚寒者，宜附子汤；④有水气者，宜真武汤。

（2）兼阳明：①实热者，宜大承气汤；②虚寒者，宜吴茱萸汤；③火郁下焦，伏而不伸，桃花汤苦温以发之；④热阻中焦而水停，猪苓汤滋阴利水。

（六）厥阴病

厥阴病的病机，是邪在半表里而虚寒，寒中有热。其病象主要为厥、利。厥则于脏厥、蛔厥、寒厥、热厥之外，又有冷结寒痰之厥；利则于热利、寒利之外，又有厥热下利。病情和症状都比较复杂，现仍从正病、兼病辨起。

1．正病

“消渴，气上撞心，心中疼热，饥不欲食，食则吐蛔，下之利不止。”有热证、寒证、寒热错杂之别。

（1）热证：①热在气分，湿热下利，宜白头翁汤；②热在血分，必发痈脓，或圊脓血。

（2）寒证：①阴寒上乘、干呕、吐涎沫、头痛，宜吴茱萸汤；②内外两伤于寒，少腹满痛，手足厥冷，宜当归四逆加吴茱萸生姜汤。

（3）寒热错杂证：①上热下寒之重者，宜乌梅丸；②上热下寒之轻者，宜黄连汤。

2．兼病

厥阴兼病，有兼阳明、兼少阳、兼少阴之辨。

（1）兼阳明：①里热轻证，渴欲饮水，少少与之愈；②里热重者，脉滑而厥，宜白虎汤；③热利下重，白头翁汤清宣之；④邪结胸中，手足厥冷，心下满而烦，饥不能食者，宜瓜蒂散吐之。

（2）兼少阳：呕而发热，宜小柴胡汤。

（3）兼少阴：①阳气虚脱证，宜四逆汤；②阴盛格阳证，宜通脉四逆汤；③阳气不达，四逆，泄利下重者，宜四逆散。

此外，还有合病、并病。太阳篇有二阳并病，有三阳合病，有桂麻合半汤证，有桂二麻一汤证；阳明篇有太阳阳明之脾约病，有少阳阳明之亡津液、大便难病；少阳篇有柴胡桂枝汤证，有柴胡加芒硝汤证。三阴篇中，太阴多虚寒，而有脾家腐秽当去证，有桂枝加大黄汤证，有桂枝加芍药汤证；少阴多阳气不足，而有心烦不得卧之黄连阿胶汤证，有下利便脓血之桃花汤证，还有三急下证；厥阴寒热错杂，病证更繁复，有呕发热之小柴胡汤证，有热利之白头翁证，有虚热并见之乌梅丸证、干姜黄连黄芩人参汤证。这些错综复杂的病和证，既体现出辨证施治，也体现出辨病施治；有的据病以论证，有的从证以定病。机圆法活，相得益彰，原书中俱有义理可寻，这里不过多引证，避免铺张篇幅。

（本文于1980年在《浙江中医学院学报》第1期发表）

“绍派伤寒”略述

绍兴，是我国文学巨匠鲁迅先生的故乡，山川毓秀，人杰地灵，医学界人才辈出，以明代之张景岳、马元台尤著。清代有“绍派伤寒”之名见于医学文献，则更值得称述。

记得三十年代，我在绍兴杨质安先生处学医时，于《绍兴医药月报》中偶然见到“绍派伤寒”这一名称，心不在焉，过目即忘。1935年得读《通俗伤寒论》，何秀山氏序文中又提到:“吾绍伤寒有专科，名曰绍派……”。伤寒而冠之曰“绍派”，足见其学术精湛，影响深远。于是注意到绍兴以伤寒名家者若干辈，上溯明末清初，下逮民国，三百年来，伤寒学说不断演进，学派不断光大，谓为“绍派伤寒”，可称其来有自，有寻源溯流之必要。爰就其见于记载及有述作可征者，略予考析为后。

（一）探源

绍兴述伤寒而能法古宜今，并足以继仲景而昭来兹者，当推会稽张景岳。他在《景岳全书》中列“伤寒典”于“杂证谟”之前，不是为了装点门面，实寓有承先启后之意。我们从该书内容探索，他对仲景理论，信古不泥于古，且能推陈出新，这是张景岳伤寒学说的主旨。他强调勘病、辨证、论治的统一。勘病着眼于伤寒本病、兼病，旁及温、暑，指出“今时皆合病并病”，壁龙点睛，使后人知所注意。辨证在全部《伤寒典》中占极大比例，是他诊察伤寒的要义所在，经验所钟；论治部分，古方与新方随宜而施，本书后篇文章详析“治例”九类，则是张氏“论古法通变”的具体化。其说理多参照陶节庵，折衷己意，成一家言。吴中戈存稿之《伤寒补天石》，张路玉之《伤寒绪论》常采其说，并为清初绍兴伤寒学派所宗。

绍派伤寒之成长壮大并见于记载的，为清乾隆、嘉庆年间之俞根初氏。据《通俗伤寒论》何秀山前序记载：“俞根初先任沨波而负盛名，日诊百数十人，一时大名鼎鼎，妇孺咸知。其学术折衷仲景，参证朱南阳、方中行、陶节庵、吴又可、张景岳诸家；其立方，出入于辛散、透发、和解、凉泻、温补五法；其断病，若者七日愈，若者十四日愈，若者二十一日愈，十有九验，就诊者奉之为神明。”《通俗伤寒论》初稿原为七章：①勘伤寒要诀；②伤寒本证；③伤寒兼证；④伤寒夹证；⑤伤寒坏证；⑥伤寒复证；⑦瘥后调理法。内容都是诊疗伤寒的临床经验，简明切要，完全系当时传道授业之口诀，浮泛语少，实用价值高。其六经方药，共101方，每方都有立法，每法又各有涵义，都是俞氏随证制订的经验方。张山雷先生称其：“取之不尽，用之不竭。老医宿学，得此而扩充见闻；即后生小子，又何往而不一览了然，心领神悟。”我认为俞氏之论伤寒，究心仲景之法，变通仲景之方，在绍言绍，出自心裁。六经三焦，必勘其证；寒热虚实，必剂其平。或辨或析，有因有革，独成一家言，由是而绍派伤寒以著。

稍后于俞氏有任沨波，绍兴、山阴人。沨波为任越安之裔孙，得历祖乃文之传，精于伤寒，在嘉庆、道光、咸丰、同治年间颇负盛名，诊病具有胆识，常起沉疴，远近就治者日六七十人。越安精究柯韵伯之书，视柯氏《伤寒论翼》有错讹处，去繁就简，成《伤寒法祖》二卷（裘吉生氏辑入《珍本医书集成》中）。沨波著有《医学心源》四卷（何廉臣先生为之刊行）、《任氏简易方》一卷。沨波子广生，继承父业，光绪间亦有盛名。四世医家代精伤寒，足为绍兴伤寒学派增色。

俞、任二氏的学术造诣，俞博采而任守约。俞能从伤寒中析出温病证治，法古宜今，为绍派伤寒放一异彩，其学说集众善而成家，具卓然自立风格；任则绳祖武为医学世家，以《伤寒论翼》作《伤寒法祖》，传绍兴伤寒学派之一脉，著述立言逊于俞氏，然亦有可传。

后于任沨波约半个世纪，绍兴会稽章虚谷崛起，以其学验，独树一帜地著《伤寒论本旨》。对张仲景原文条分缕析，按六经浅深层次，根据脉证，重为编订，详加解释；其有伤寒温病搀杂者，一皆选辨订正，申明义理而排定之。书中还以临床所得，撰《伤寒热病辨》，提出先分病类后辨病证，其中“辨谵语”、“辨舌苔”，详析伤寒温热，句句从经验实践而来；在《暑病源流》篇中，问答详明，足资临床取法。值得传诵和有一定实际意义的，是对叶氏《温热论》、薛氏《湿热条辨》的加释，则是卓有成效的首创。他无疑为绍兴伤寒学派中与俞根初各有所长的杰出医家。

绍派伤寒，以俞根初氏而得名，当然不始于俞氏。俞生活在乾隆、嘉庆年间，这以前，绍兴有没有伤寒名家和述作呢？据曹炳章先生《历代伤寒书目考》所载，有明代会稽龚太宇的《伤寒心法大成》，有清代山阴陈士铎的《伤寒辨证录》，有会稽车宗辂的《伤寒第一书》、孙桢的《伤寒杂病论正义》，有绍兴俞文起的《伤寒说约》等。但这些书均未得见，其中的学说特点也无考。还是高学山的《伤寒尚论辨似》，书虽近出，知高氏为清初会稽人，无论其早于俞根初或晚于俞根初，从其述作来看，他对伤寒学是研究有得的，既能辨正喻嘉言之似是而非处，其造诣自是精卓。兹举其辨伤寒证候一则，以见高氏在绍派伤寒中的实际地位。“人身内外作两层，上下作两截，而内外上下每如呼吸而动相牵引。比如攻下而利，是泄其在内之下截，而上截之气即陷，内上既空，其外层之表气连邪内入，此结胸之根也。比如发表而汗，是疏其在外之上截，而在内之气跟出，内上既空，其内下之阴气上塞，此痞闷之根也。识此，在上禁过汗、在内慎攻下之法，后读结胸及痞塞诸论，则冰消雪化矣。”（引自《伤寒尚论辨似》凡例。我太夫子赵晴初《存存斋医话稿》亦引此条）

绍派伤寒从明末到清初，有张、俞、任、章、高五家互相争鸣，随之阐述者亦大有其人。

何秀山在俞氏《通俗伤寒论》的三卷抄本上，每条每段各加按语，或作阐发，或作补正，使“俞氏一生辨证用药之卓识雄心，昭然若发蒙”（何秀山前序）。何氏的学术经验，据廉臣先生称其由博返约，服膺于“四张”（张仲景、张子和、张景岳、张路玉）。他自己在《通俗伤寒论》按语中也提到：“余临证时，凡遇纯实证，每参以张子和法；纯虚证，每参以张景岳法；实中夹虚，虚中夹实证，每参以张路玉法。庶几博采众法，法法不离古人，而实未尝执古人之成法也。”我曾反复研读《通俗伤寒论》的每条按语，体会出何氏运用仲景学说，确臻神妙，不拘迹象，已入化境；对张景岳之《伤寒典》及张路玉之《伤寒缵论》、《伤寒绪论》二论，亦多揣摩有得，其出自心裁处，真如天女散花，缤纷夺目。如果把《通俗伤寒论》按语部分，辑成“何秀山医话”，我知其学术评价肯定极高，不仅仅以限于一隅之“绍派伤寒”见称。原著俱在，这里不作繁复引证。

于此，绍派伤寒由张景岳而俞根初而高学山而任沨波而何秀山而章虚谷，渊源有自；学派由形成而底定而巩固而加深加广，流泽方长。

（二）析流

绍派伤寒的奠基，已为上述。但任何一个学说或学派，总是“莫为之前，虽美弗彰；莫为之后，虽咸弗传”的，绍兴伤寒学派也是如此。由于渊源有自，因而后继的人是比较多的。

绍述这一学派的有：

第一当推何廉臣。廉老的医学造诣，乡先辈杜同甲称其“究心岐黄四十余载，其治伤寒，尤为专门名家，平日于古今中西医籍，靡不浏览而伸以己见”，可谓恰如其分。关于廉老在医学上的贡献，我曾撰专文发表于本刊 1963 年 3 期，不复述。这里仅叙其对绍兴伤寒学派发扬光大的业绩。他本其丰富之学验，先是有《重订广温热论》、《感症宝筏》，皆注重于当时之病态变迁（即现在所谓常见病和多发病），究其原因，详其现证，不拘于《伤寒论》成法，变化纵横，无往不合仲景矩矱，可以想见廉老识力之专，经验之富。张山雷氏称其“堪与孟英、九芝两家相颉颃，鼎峙成三而无愧色”。推崇之殷，主要颂其擅长温热病及伤寒阳明病的治疗。此后，廉老还急起直追，继乃祖秀山公之绪余，给《通俗伤寒论》逐条勘证，并加发挥，其全部勘语，即廉老对于诊疗伤寒温病（包括内科某些杂症）的临床结晶，使《通俗伤寒论》内容大增，从三卷到十二卷，可以说是对绍派伤寒的第一次集成。与此同时，廉老还贾其余勇，编《湿温时疫治疗法》、《增订时病论》及《全国当代名医验案类编》，各以其诊治温热时病的手眼，为绍派伤寒鸣鼓进军。特别在《湿温时疫治疗法》中，注重辨证施治，所选诸方，文献上可征，临证时俱有特效，用于江浙两省，堪作湿温治疗手册。裘吉生前辈将此书收入《珍本医书集成》，可以想见其实用价值。他校刊伤寒古籍，有许叔微《伤寒百证歌注》，日本丹波氏的《伤寒广要》、《伤寒述义》及浅田栗园的《伤寒论识》；有的补以长论，有的加以批注。以上一系列对伤寒学的贡献，不但在绍兴是空前，即在全国来说也是不多见的。

据廉老自述，他师事樊开周。樊氏的生卒年未详，约为道光、咸丰时人，医学宗叶天士。尝谓：“江浙滨海临江，地土原湿，先贤发明温暑湿燥诸法，不可偏废”（见周小农撰何廉臣先生事略）。樊开周氏治疗温热的经验方，见于《重订广温热论》及《湿温时疫治疗法》中者计13方：①新定达原饮；②加味栀豉汤；③藿朴二陈汤；④藿朴胃苓汤；⑤加味犀羚白虎汤；⑥雪羹加味煎；⑦童便四草汤；⑧加减甘露饮；⑨犀角大青汤；⑩凉血解毒汤；⑪犀地桑丹汤；⑫人参芍药汤；⑬三参冬燕汤。这些方，对绍派伤寒来说，是锦上添花，使之绚丽多彩。

再有张畹香，与樊开周同时，世居绍兴洗马池头。壮岁博览医书，治伤寒学以柯氏《伤寒来苏集》为基本功，益以叶天士、戴麟郊之说，诊疗伤寒、温病极有经验，医名卓著。著有《暑温医旨》，书中如“舌苔辨”、“伤寒治论”，都反映他的独特临床见解；不少重笃伤寒病例及温热、暑湿、疟、痢、伏暑、热入血室等治疗，也有心得实验。其书被曹炳章先生辑入《中国医学大成》中，并有医案一册。他是一位绍派伤寒的守成者。

再有周伯度，同治、光绪间人，世居绍兴穆联巷。以儒而医，精究伤寒时病，方与药亦研几极深。学宗《伤寒论》，参以叶天士、徐洄溪、尤在泾三家。六十七岁时，著《六气感症要义》，阐述六气为病，先论后方，方必有解，期于实用而必效。他认为：“外感之证，不出风寒暑湿燥火六气，曰伤寒者，对杂病而言之；若对内伤而言，则伤寒亦同为外感。伤寒之方，多可施于六气，六气之病，亦可统于伤寒。是故欲明伤寒，当先详六气，六气者，伤寒之先河也。”这类明朗的议论，在《六气感症要义》中，在所多见，可称绍兴伤寒学派的佼佼者。

还有邵兰荪，邵系绍兴近代名医，世居杨汛桥，尝从钱清王馥原游，生平心究叶氏《临证指南医案》及程钟龄《医学心悟》，其于湿暑时感及虚劳、妇科俱有心得经验，方案多从二书中来。他名高望重，全浙皆知，每日应诊从朝至晚，户限为穿，以绍兴医生而名播全浙，不以著述行世而名闻遐迩，确是伤寒专家。其医案多系后人所辑，曹炳章先生辑四卷于《中国医学大成》，裘吉生先生辑二卷于《珍本医书集成》，我院潘国贤教授辑一册，不分卷，约 300 多例，都为六淫感症，细味案语方意，确从叶派移植过来。

还有胡宝书。胡氏为近代绍兴伤寒专科，名闻浙东，学宗叶、吴、王、雷，对《温病条辨》及《时病论》更有心得。我在青年时一度参证胡氏门诊，钦佩其对望诊有独特经验，一见病人的形态、神色、舌苔，即能辨证知因，非常熟练，并对患者的预后及医嘱，都能要言不烦地指出，极中肯綮。因此博得远近病家信仰，起危疴，决死生，成为一代伤寒名家。由于诊务忙，日不暇给，继之以夜，有时出诊至夜半才回家，故无著述，仅有子侄及门生抄存部分方案。最近在绍兴《医药卫生·中医专辑》1980 年第 2 期中，得见胡氏《伤寒十八方》，则又为绍派伤寒增加一份可以传世的宝贵资料。

析流至此，暂可告一段落，因绍派伤寒，源虽不远而流方长。时代消息告诉我，绍兴伤寒学派，已有新的一代在兴起，目前看虽不一定后来居上，但可以相信是后继有人的。企予望之！

（1981 年春　写于浙江中医学院）

临症经验

《伤寒论》方的新应用

张仲景《伤寒论》方，是理、法、方、药俱备的典范。它不仅体现在方制的建立，配伍的整齐，特别对病邪轻重、病体强弱，也都考虑到，一个方剂，可以当作一份病历探索。同时，还昭示我们以随证加减法，煎药、服药法，药后将息和禁忌法等。举例来说，小柴胡汤的加减，何等周密；桂枝汤的药后将息和禁忌，何等精心；大陷胸汤、十枣汤的煎药服药法，何等审慎而细致。诸如此类，都是为每个读《伤寒论》者所熟悉的。

关于伤寒方的应用，自唐迄今，治例不胜枚举，东瀛医家，研究仲景方亦多创获，临床应用，颇具经验，可与我国经方家媲美。据近代文献报道，仲景方的治验，更丰富多彩，一个伤寒方能治多种病，几个伤寒方合治急腹症，疗效都很满意。真是古方今用中之值得介绍和探索的。例如：

1. 桂枝汤

本方原治“太阳中风”。现多用于斑疹伤寒之初发期，或感寒腹痛、神经痛、风湿痛；尤其如体弱之感冒患者，怕风寒、发热、头痛，骨节痠疼而有汗的。应用适当，效果则可靠。

2. 麻黄汤

本方原治“太阳伤寒”。现多用于流行性感冒，喘息咳嗽，身热无汗；风湿性关节痛，腰疼；猩红热之初期；尤其用于感冒性支气管炎、喘嗽、百日咳等有卓效。

3. 小青龙汤

本方原治“伤寒表不解，心下有水气，干呕发热而咳，或渴，或利，或噎，或小便不利，少腹满，或喘者”。现在多用于支气管炎及喘息、肺炎、急性肾脏炎、关节炎、百日咳、湿性胸膜炎等。

4. 大黄黄连泻心汤

本方原治“伤寒心下痞满”。现多用于急性胃肠炎；十二指肠及胆道炎，黄疸；急性眼结膜炎，眼目赤肿；齿龈炎，口腔炎，口舌生疮，大便秘结，小便色赤而热涩；咳血，吐血，衄血，血压增高而便秘有热者。

5. 桃仁承气汤

本方原治“热结膀胱蓄血如狂”。现常多用于高血压，脑充血，便秘头痛，龈肿齿痛，鼻衄，目赤咽肿，丹毒，肛门周围炎，及妇女月经困难而致之腹胀痛、头痛、齿疼、倒经；或精神异常兴奋，烦躁癫狂；产后胎盘残留，胎死腹中不下等。一般认为本方降冲逆、平血压、通经等作用非常显著。

6. 抵当汤

本方原治“伤寒瘀热在里蓄血发狂”。现用于肝脏病门脉郁血，小腹硬满，及肥厚性子宫内膜炎，经闭，子宫肌瘤，下腹部有癥块者（方中之虻虫、水蛭，用量必须同等，效果更好）。

7. 炙甘草汤

本方原治“伤寒脉结代心动悸”。现常用于心脏瓣膜病，心悸亢进，脉搏有歇止；肺病咳嗽之属于虚劳，及心脏性喘息而咳；老人及虚弱者津液不足，大便秘结，喘息，气迫咽喉者，效果良好。

8. 四逆汤

本方原治“少阴病，脉沉”。现在除用于急性热病、体温低落、脉沉微、手足厥冷、大汗出，心力猝衰的休克症以外，还广泛应用于心气不足，心阳不宣的心肌梗阻及心绞痛，已制成片剂成药。

至于《伤寒论》方治疗急腹症，天津南开医院及遵义医学院先后以三承气汤、茵陈蒿汤、大黄黄连泻心汤，随症取用，精心裁剪，对某些急腹症之适用于攻下或清下法者，各取得突出疗效。这又是古方今用之另辟蹊径，使汉以前的古方发挥出蕴藏着的新生命。

浙江中医学院附属医院副院长魏长春老中医，在临床中常用《伤寒论》方治愈不少重病，积有医案几百例，辨证选方，手眼独到，或一方专用，或两方合用，往往药进病除，使我心服。下面选录其治验四例，以作楷模，而见一斑。

1. 麻黄附子细辛汤合景岳贞元饮治老年人内伤外感咳喘上闭下脱症

病人男性，年八十一岁。

症状：面容苍白，咳嗽气喘，痰不爽豁，胃呆不进食，舌苔白腐厚裂纹，脉象沉细。

诊断：视面容苍白，气喘急，大便溏，是阳气衰弱，感受风寒，上闭下脱危症。上闭宜用透达开闭药，下脱宜用纳气固脱药。

治方：麻黄附子细辛汤合贞元饮治之。

生麻黄 3 克　熟附子 3 克　北细辛 1 克　大熟地 15 克　当归 9 克　炙甘草 3 克　服一剂

复诊：服药后，汗出气平，面容微黄，有神，左手脉象弦细，右手脉象弦滑，舌苔转薄黄白，舌质淡裂纹，能吃面包一只。处方用三子贞元饮（熟地，当归，炙甘草，苏子，白芥子，莱菔子，地骷髅），加沙参宣肺气，芡实纳肾气，服三剂。

三诊：舌苔退尽，两手脉象软弱，能吃粥一碗，用第二方去白芥子、莱菔子，加五味子、刀豆子，培本纳气，服五剂，病愈。

2. 小青龙加石膏汤治痰饮挟外感咳喘

病人孙某，男性，年四十七岁。

症状：寒热咳喘，痰白胶粘甚多，体温 38.6℃，脉象弦数，舌苔黄白厚粘。

诊断：体虚多寒，引动宿疾痰饮，是标本同病。

治方：小青龙加石膏及化痰药。

炙麻黄 3 克　桂枝 3 克　炙甘草 3 克　干姜 1.5 克　五味子 1.5 克　细辛 1 克　生石膏 24 克　苦杏仁 9 克　茯苓 12 克

复诊：服药后，汗出颇多，吐出胶痰盈碗，气喘已平，心悸，大便解过一次，脉滑，舌淡红，苔薄黄，体温下降，37.2℃，用镇逆化饮法。

旋覆花（布包）9 克　代赭石 12 克　西党参 9 克　炙甘草 3 克　姜半夏 9 克　生姜 3 克　红枣 4 枚　茯苓 12 克　橘皮 3 克　生米仁 24 克

说明：服上方热退，大便畅通，再服原方五剂，咳瘥气平而停药。

3. 当归四逆汤合排脓散法治肠粘连腹痛

病人方某，女性，年二十五岁。

症状：六年前，曾因阑尾炎穿孔引起腹膜炎，用手术治疗，但常有腹痛，今因感寒邪，腹痛又作，恶心呕吐，脉濡，舌淡苔白。

诊断：此乃手术后留瘀为患，西医诊为肠粘连，活血疏治为治此症方法。

治方：当归 6 克　桂枝 3 克　白芍 9 克　炙甘草 3 克　红枣 6 只　细辛 1 克　通草 3 克　枳实 3 克　桔梗 3 克　二剂

二诊：腹痛未止，脉迟，舌淡苔白。

当归 9 克　桂枝 3 克　生白芍 9 克　炙甘草 3 克　生姜 3 克　红枣 6 枚　细辛 1.5 克　吴茱萸 1.5 克　桔梗 1.5 克　二剂

三诊：腹痛减轻，精神好转。脉濡，舌质淡红，苔薄白。

四诊：腹痛大减。脉弦，舌红苔黄，上方加枳实 3 克，服四剂。

五诊：腹痛止，胃纳与睡眠正常，微有腹胀，脉缓。舌润苔退，前方再进，巩固疗效。

4. 半夏泻心汤合栀豉汤加减治伏暑昏厥

病人杨某，男，五十二岁，药商。

症状：始起寒热似疟，曾服辛温截疟药，汗出甚多，今晨发生下利，便溏不爽，耳聋头痛，音低，四肢厥冷沉重，干呕，汗出遍体未止。诊脉沉迟细小，察舌绛而苔中黄。是伏暑误用辛温药，以致邪热内迫，挟痰上蒙清窍，因而转变昏厥。

诊断：病证是热深厥深，脉沉为邪在里，迟为热内结，细小为暑热伤气之状；舌绛苔黄，是热证夹痰；幸有泄泻，是热的出路。病为阳厥，热极似阴证也。

治方：用半夏泻心汤合栀豉汤加减，清透伏暑痰热为主以开闭药佐之。先用活水芦根捣汁灌服，服后吐出胶韧痰涎，神识转清。服汤方：

姜半夏　黄连　黄芩　六一散　淡豆豉　焦山栀　浙贝母　竹茹　淡竹叶　石菖蒲

复诊：服药后暑邪外达，身热，渴饮，头痛，便利不爽，脉右洪数左略小，舌绛苔微黄。痰已转机，用葛根黄连黄芩生甘草治之，服药热退，大小便正常，胃苏思食，给以炒米汤。病者家在农村，嘱取鲜芦根、鲜茅根二味，煎汁饮，以退余热，以清肺胃。旬日后，体健起床。

中风的防治

中风这类病，历来医书都各有专题讨论，且都把它放在首位，显见得自古至今都把这病当成大病、重病来看待。汉·张仲景《金匮要略》载有“侯氏黑散”，为我们从文献上所见到治疗中风的第一张方，其作用是扶正祛邪，散风蠲痹，补气血，通阳气；其适应证据《金匮》原书所载，“治大风四肢烦重，心中恶寒不足者”。好像浑无边际，不着实。据我和医友们临床应用，认为侯氏黑散治半身不遂有良效。后来的“再造丸”、“活络丹”，都是从此方衍化而来的。还有一“风引汤”，功能清热祛风，兼有镇静作用，可以治虚风内动及癫痫病。这两张《金匮》方，治疗虽如上述，但后人照方应用的不多。自从宋代许叔微创立治肝阳化风的“真珠母丸”；金代刘完素发明心火暴甚，肾水虚衰，主以地黄饮子；明末喻嘉言提出“池中有龟鳖，虽天地晦暝而鱼不飞跃”的见解和治法，医风为之一变。至山东蓬莱张士骧《雪雅堂医案》出，援引中风即西医所谓“血冲脑”，并以刀针刺兔的前后脑作为试验。而江苏嘉定张山雷氏又以士骧之说为依据，在《中风斠诠》里诠释而发明之。遥指数千年前《内经》“诸逆冲上，皆属于火”、“血菀于上，使人薄厥”及“气血并走于上则为大厥”等一系列经文，使我们得以从实践印证到理论，并以这些医学理论来指导临床实践。

我在临床观察所得，中风患者，多数是肝阳偏亢，精神张而不弛，日积月累而导致。凡年过五十，血压偏高，再加上饮酒食肉，积而生热，精液暗耗，形成水不涵木，木火内燃，肾阴一耗再耗，肝阳飞扬跋扈而上亢，气血被激，直走巅顶，亢阳窜于脑部，达于高峰，当然具一触即发之势，故多于大怒或醉饱之后，突然发作。

中风有“预见证”、“已成证”和“垂危证”。预见证王清任《医林改错》中言之较详。当气血并走于上，内风始萌，患者感觉头目眩晕，步履浮松不实，有时筋惕肉瞤（特别是眼上下胞及颧颊部肌肉跳动），口常干燥，耳鸣或重听，指麻，记忆力大减，上盛下虚的证象从各方面呈露出来。若头痛剧烈，则中风证急发，这时患者口眼歪斜，舌蹇语涩，甚或痰涎壅盛，古人谓之类中风，也即现代医学之“脑冲血”或“脑血管意外”。轻者肢体痿废，陷于瘫痪；重则患者立即口吐沫，目直视，面赤头摇，汗出如珠，或口开、手撒、眼合、鼻鼾、遗尿，五绝证俱，不语不动，这是中风“脑溢血”的证候，抢救也来不及。因此必须在预见证出现时早为防治。防治之方，我常用清人陆九芝所传的“延寿丹方”，随证加减，多收到防患未然之效益。其药物组成为：何首乌（制）、豨莶草、菟丝子、杜仲、牛膝、女贞子、旱莲草、霜桑叶、忍冬藤、生地、桑椹、金樱子、黑芝麻。药用量可按证情决定，但须以制首乌为主。制剂及服法：可以作煎剂，隔日服一剂，半个月后（即七剂），停五天，再服七剂（亦即半个月）；两个月为一治程。也可以作丸剂服，但须嚼碎后用温开水分送，或布包捣碎，既便于消化，更能发挥药效。在冬春季，可以加白砂糖、龟板胶适量，作膏滋药服，效益更好。原方及方解见《世补斋医书》卷八。陆氏还认为其方有滋阴退热之功，法本于《素问·生气通天论》“阴平阳秘，精神乃治”之旨。我亦云然。

至于治疗已成证，如患者猝然仆倒，牙关紧闭，可急用乌梅擦牙关，俟口开，如有痰涎上潮，酌用程钟龄法，煎半夏、橘红各 30 克，灌服药汁，降其痰涎（无痰涎壅盛者不用）。接着用《医学衷中参西录》之建瓴汤（生地、生山药、柏子仁、生白芍、生牛膝、生赭石、生龙骨、生牡蛎，磨取铁锈水煎药）。本方潜阳养血，滋阴降火，有一定疗效。此外，潜阳摄纳清泄化痰之药如：真珠母、石决明、磁石、铁落、芩、连、菖蒲、郁金、胆星、紫草、麦冬、钩藤、桑叶、菊花、夏枯草、四竹（竹沥、竹叶、竹茹、竹黄）、二甲（鳖甲、龟板）等药，均可选用。如肝阳上亢明显，可再加龙胆草少许，直折逆上之火，或酌用大黄开水泡绞汁服，能抑气回血，暂降暴冲。至于冰、麝、安息香等辛散走窜之药，此时固然不能用；即王清任之补阳还五汤，也不宜早用。必待气火平，血压降，才可用补阳还五汤加桃仁、红花、当归、三七、丹参等活血流动之品，治中风后的偏瘫，确有一定疗效。并常服生地、首乌、玉竹、驴皮胶、胡麻、桑、菊；胃纳健，用大小定风珠调理（吴鞠通《温病条辨》方）；胃纳呆，药也难用，我采取以食饵代药饵的方法，教以黑木耳加白砂糖适量炖服，当点心，宁稀薄，勿稠厚，每日服一小杯，有滋水涵木之功。另教患者常服鸡蛋粥（鸡蛋一至二只，视胃纳而定，冲入热滚粥一小杯，咸甜随意加盐糖），有大小定风珠之功，无腥腻伤胃之弊，用作调理中风后的食养疗法，既配病人口味，又可常服无患。不药之药，附介于此。

六淫在肌肉筋骨间的病象和治法

最早的六淫病变，见于《左传》：“阴淫寒疾，阳淫热疾，风淫末疾，雨淫湿疾，明淫心疾，晦淫惑疾”。开《内经》风、寒、暑、湿、燥、火六淫病的先河。通过历代医家不断阐发，才使对六淫病的辨证施治大有进展，加上近人治案报道，可以取法的更多。不过，关于六淫在肌肉筋骨的病变，论者较少。清人王燕昌所述由表及里，颇有理致，且觉新鲜。我常辑其语意，并益以用之有效的经验方治，作为详人所略，略人所详的一则医语。

（1）风在皮肤发疹，在肌肉作痒（风疹在皮肤肌肉间，有瘙痒感，治从四物消风散——生地、当归、赤芍、川芎、荆芥、防风、白鲜皮、蝉衣、薄荷、独活、柴胡、红枣，去独活，加桑叶。禁用寒凉及辛热药）；在筋作搐（风胜则动，风在筋则抽搐，是病理变化的必然现象。有风寒、风热二型，风寒的搐以拘急为主，风热的搐以抽动为主，两者均可用天麻钩藤饮——天麻、钩藤、栀子、黄芩、石决明、杜仲、牛膝、桑寄生、夏枯草、夜交藤、茯苓。风寒去栀子、黄芩、牛膝，加桂枝、羌活，风热去杜仲、牛膝，加羚羊角、桑枝）；在骨作响（风在骨关节间，能使关节活动时作响，医书中有提到，据说白附子可疗。我无经验，不妄议）。

（2）寒在皮肤作慄（慄，寒战有冷感，寒和慄往往同见。轻则苏叶、防风，重则麻黄、羌活，颇有顿挫之效，如不除，当考虑其它）；在肌肉作木（寒在肌肉间，觉局部肌肉发木，常用麻黄、附子、细辛，驱除寒邪，温通气血，日久不愈，用大活络丸。但局部肌肉作木，也有属于顽痰及死血者，须辨)；在筋作痠（痠在筋肉间，用桂枝、羌活、防风、秦艽、白芷、络石藤、西河柳，一般有效，能结合自我按摩，疗效更好)；在骨作痛（寒邪为患的痛痹，常用小活络丸镇痛散寒，效果极佳，后以史国公药酒调治，作为不药之药)。

(3) 暑在皮肤则灼热无汗（鸡苏散加青蒿、香薷、连翘壳、竹叶、荷叶)；在肌肉则烦热有汗（白虎汤加北沙参、芦根、西瓜汁、绿豆衣)；在筋则缓（暑必挟湿，此证是痿之渐，用吴氏清络饮——银花、扁豆花、丝瓜络、竹叶、荷叶、西瓜翠衣加钩藤、桑枝)；在骨则软弱无力（本证为上证之由浅入深，由渐而甚，治分二步，先用苍术白虎汤加黄柏，继用虎潜丸作汤服，但须加陈皮以疏化)。

(4) 湿在皮肤则发黄（阳黄，用茵陈蒿汤；阴黄，用茵陈术附汤或茵陈五苓散。按照临床治验，黄退后必须用归芍六君汤或补中益气汤调理)；在肌肉作肿（上半身肿，发汗以去湿，麻黄连翘赤小豆汤为主；下半身肿，利小便以去湿，胃苓汤为主)；在筋作痿（湿痿与暑痿病因不同，治法各异，本条属于湿滞筋络，常用独活寄生汤——独活、桑寄生、防风、秦艽、细辛、川芎、甘草、肉桂、当归、熟地、白芍、茯苓、杜仲、牛膝、党参，去肉桂、熟地，适当加入二妙丸)；在骨作重（重，主要指动作重滞，不轻便，是湿邪内着的特征。一般用平胃散合术附汤，日久不愈，加川续断、狗脊、豨莶草)。

(5) 燥在皮肤作干，在肌肉则柴（秋燥症一般先伤肺津，次伤胃液，最后伤及肝血、肾阴。肺津伤则皮肤发干，胃液耗则肌肉瘦削如柴；前者用生血润肤饮——二地、二冬、归、芪、桃仁、红花、黄芩、栝蒌、五味子，去黄芩、五味子，加柏子仁、麻子仁，后者除参照上药外，每晨饮牛乳一杯加白蜜一汤匙)；在筋则拘急（湿缓纵，燥拘急，病变之常，本症当用滋燥养荣汤——生熟地、归、芍、黄芩、甘草、秦艽、防风，加桑枝、瓜蒌根，清和濡润，以柔化刚，颇有疗效。如发展为痉挛，用阿胶鸡子黄汤为主方，酌加杞子、苁蓉、熟地、鹿角胶）；在骨则楚（楚，痠疼感，宜养血益精。养血如生地、归、芍、鸡血藤胶；益精如熟地、杞子、龟版、鱼膘、猪羊脊髓）。

（6）火在皮肤作燎（燎，干燥灼热，有毛发枯焦的感觉，治从清心汤意——连翘、栀子、生甘草、薄荷、黄芩、黄连、竹叶、大黄、芒硝，去硝、黄，加鲜生地、石膏）；在肌肉作痛（此痛应从局部和全身肌腱部观察，如局部作痛，考虑疮疡热疖的初萌，治予《医宗金鉴》五味消毒饮——银花、野菊花、蒲公英、紫花地丁、紫背天葵；如全身肌腱部作痛，考虑热痹发作，治予生地、膏、知、芩、芍、虎杖根、西河柳、大青叶、寻骨风）；在筋作疼（疼，痠痛感，治从热痹法，日久防病情由实转虚，治用清养通络——生地、白芍、玉竹、天麦冬、桑寄生、伸筋草、钩藤、竹沥）；在骨作蒸（火在骨间，多属虚火或伏热，热从里发，名之曰“蒸”，极切症状，治以五蒸丸——青蒿、地骨皮、生地、当归、石膏、胡连、鳖甲，或大补阴丸——知母、黄柏、熟地、龟版、猪脊髓。随宜选用，作汤服。本症已由六淫而转属内伤，用药宜以渐取效）。

妇科脉诊的温故知新和实事求是

前些年，我写了《妇科望诊》和《妇科问诊》两篇，先后发表于广东《新中医》，并辑入拙编《妇科知要》，颇能裨益读者。关于闻诊，其内容不能如望、问二诊的丰富多彩，无从阐发，故不论述。脉诊，则是切诊中的一个重要部分。一般地说，脉诊内妇科是相同的，但大同中有小异。比如，妇科有几种常见脉，如弦、数、濡、细等脉象，因与妇女生理和病态有关，其中滑、数脉象，见于妇科某一阶段为平脉，而见于内科则为病脉。那就所谓男女异诊。据我读书与临症所得，有两个方面值得一谈：①古代医学家确有不少关于妇科脉诊的经验流传下来，我们应该学习和探索；②个人在几十年临症中对脉诊的体会，也应与读者交流。

（一）文献温习

1.《内经》的论脉和妇人妊娠脉

从《内经》里所论述的脉法来看，可以知道古人在实践中积累起来的经验是够丰富的。《脉要精微论》首先指出："夫脉者血之府也"。《五脏生成》篇接着说："脉之大、小、滑、涩、浮、沉，可以指别；五脏之象，可以类推。"说明脉的现实意义和脉诊的概要。在《平人气象论》、《脉要精微论》、《疟论》、《邪气脏腑病形》篇里，还列举脉的主病。如"浮而动数，病在阳"；"扣脉浮而盛者，病在外"；"浮而散者，为眴仆"；"沉而坚者，曰病在中……沉而弱，曰寒热及疝瘕、少腹痛……沉而喘，曰寒热。"这一系列凭脉辨证，从《内经》到现在，仍然继续发挥它的指导临床的作用。特别关于孕脉，更反复示意。《平人气象论》指出："妇人手少阴动甚者，妊子也。"《阴阳别论》指出："阴搏阳别，谓之有子。"《腹中论》还补出妊娠是"身有病而无邪脉"，意味着经停后而出现厌食、恶阻，甚或形寒等象。如果是病，当见病脉；今脉来无邪，亦可知是有孕。通过上述三处经文，使我们可以体会到，怀孕之脉，多滑动流利而带数，应指圆滑。结合向就诊者问得末次月经及饮食起居等情况，是有助于诊断的。这是《内经》论孕脉对我们的启示。

2.张仲景的脉法及论妇人脉

全部《伤寒论》中有"辨脉法"、"平脉法"两个专篇，论述脉法共79条，我们可以体会张仲景对凭脉辨证的经验。他首先把主要脉象分阴阳两大类："凡脉浮、大、数、动、滑，此名阳也；脉沉、迟、弦、微、涩，此名阴也。阴病见阳脉者生，阳病见阴脉死。"以此为纲，随证反复推论，极大部分是精切的，一小部分属于概念性的，难以征验，但只要我们善于学习，善于取舍，当然可以古为今用。例如："寸口脉微而涩，微为卫气衰，涩为营不足（卫气衰，面色黄；营不足，面色青）。营为根，卫为叶，营卫俱微，则根叶枯槁，而寒慄咳逆，唾腥，吐涎沫也。”这说明气虚则脉微，血虚则脉涩，气血俱不足而成虚劳病。

论述妇科方面的有：“脉弦而大，弦则为减，大则为芤，减则为寒，芤则为虚，虚寒相搏，其名为革。妇人则半产漏下，男子则亡血失精。”这一条，对妇人病的凭脉辨证，其分析是层层深入的。在《金匮要略·妇人妊娠病脉证并治》中，以阴脉小弱为妊娠，说明初孕（六十日）胎气未盛，而阳方受耗，故阴脉较阳脉为小弱；至三、四月，经血久蓄，阴脉始盛，即《内经》所谓“手少阴脉动甚者，妊子也”的互为阐述。

3.《脉经》论妇人脉证

王叔和《脉经》论妇人脉，是在《内经》的基础上有所阐述，有所发展。他论孕脉，与《内经》所说是一致的。他认为：“三部浮沉正等，按之无绝者，有妊也。”又说：“妊娠初时……脉滑疾，重以手按之散者，胎已三月也；脉重手按之不散，但疾不滑者，五月也。”这些说法，无疑是渊源于《内经》的。

在《平妊娠胎动血分水分吐下腹痛证》篇中，不少条文具有临床指导意义，后人脉书中都引用它，临床应用也对得上。如：“妇人怀孕三月而渴，其脉反迟者，欲为水分，复腹痛者，必堕胎”。“少阴脉沉而滑，沉则为在里，滑则为实；沉滑相搏，血结胞门，其脏不泻，经络不通，名曰血分。”“妇人经自断而有躯，其脉反弦，恐其后必大下，不成躯也。”这些条文，都能征验于临床，特别是后一条，我在中西医结合治疗宫外孕临床中验证过许多次。

此外，《脉经》第三十五、三十八两篇中，对带下绝产无子亡血居经脉证及妇人病生死脉证等的论述，都有一定的临床经验，足供我们探索。

4. 明代医家论妇人脉

明代医家研究脉学有造诣的，要推三李。第一个是《医学入门》的作者李梴；第二个是《本草纲目》及《濒湖脉学》的作者李时珍；第三个是《医宗必读》和《诊家正眼》的作者李士材。这三位医家，对脉学都有深入的研究和实事求是的阐发。对整个脉学的阐明说教，以李时珍、李士材为优；对妇人脉法的论述，以李梴为详。这里介绍李梴“妇人脉法”中几段名言，以见一斑。

先从月经病说起：“经病前后，脉软为常；寸关虽调，尺绝痛肠。沉缓下弱，来多要防。……带下崩中，脉多浮动；虚迟者生，实数者重。少阴滑数，气淋阴疮；弦则阴痛，或挺出肠。”

接着说到妊娠脉：“妊孕初时，寸微五至，三部平匀，久按不替。妊孕三月，阴搏于阳；气衰（弱）血旺，脉正相当。……但疾不散，五月怀耽，太急太缓，胎漏为殃。六七月孕，脉喜实长；沉迟而涩，堕胎当防。”

最后谈临产与产后脉：“临产六至，脉号离经；或沉细滑，若无即生。浮大难产，寒热又频，此是凶候，急与色征。面颊唇舌，忌黑与青，若胎在腹，子母归冥。产后缓滑，沉细亦宜；实大弦牢，涩疾皆危。”

上面以李梴之说为代表，可以说是明医论妇人脉的结晶。

5. 清代医家论妇人脉

脉学到了清代，人才辈出，著作亦多。各种妇科书及脉学书里，都有论述妇人脉的专篇。其最著者，如沈金鳌之《妇科玉尺》、黄宫绣之《脉理求真》、张路玉之《诊宗三昧》等，都有妇人脉专篇，并有独特的见解和经验。其中以张路玉为代表，祖述王叔和，更有所发挥。他对月经病的脉诊，指出：“肾脉微涩，或左手关后尺内脉浮，或肝脉沉而急，或尺脉虽滑而断续不匀，皆经闭不调之候。”他诊孕脉，认为“体弱之妇，脉带微弱，但尺内按之不绝，便是有子；月断，呕逆不食，六脉不病，亦为有子。所以然者，体弱而脉难显也。”他还认为：“妊娠脉弱，防其胎堕，以气血无养也；若弦急亦堕，是火盛也。”最后，概括出：“凡妊娠之脉，宜实大有力，忌沉细弦急虚涩；半产漏下，宜细小留连，忌急实断续不匀；临产宜滑数离经，忌虚迟弦细或涩。产后宜沉小微弱，忌急实洪数不调。崩漏不止，脉宜细小芤迟，忌虚涩数实。”这些都是妇科产后及崩漏症见脉的宜忌，是他几十年临床诊察经验的总结。

以上从古医名著中酌录几家，以作范例，下面谈谈十二种常见脉。

（二）实践验证

1. 浮脉

脉象：浮脉是轻按而得，非必中沉俱无，特点显现部位浅。

主病：表证。有力为表实，无力为表虚。

临床体会：表证见浮脉，属身体自然机能集于体表，抵抗外邪的现象。感冒初期，恶寒严重的，脉象未必能浮，惟发热至一定时候，或热甚烦躁出汗之际，脉象必浮。表证脉浮为顺，新产后及暴崩，亦可暂见浮大脉，第二三天必逐渐转为弦细脉或虚数无力，这是气血在大量伤失后机体力图维持平衡而反映于脉搏的一种现象。如果久崩久漏而见浮大脉，则为气血衰竭，不能恢复的脉象，预后多不乐观。

2. 沉脉

脉象：轻按不应指，重按始得，特点是显现部位深。

主病：里证。有力为里实，无力为里虚。

临床体会：邪郁在里，或气血结滞，脉多见沉象。沉而有力，多为瘀血痰食内积；沉而无力，多因气滞不舒，或阳气虚陷。孕妇脉见沉细，胎气必弱；妇女腹腔内有陈旧性血癥包块，脉必沉涩。肾着及肾萎缩症，常见两尺沉而有力，可能由于肾病变型而影响动脉壁硬化所致。

3. 迟脉

脉象：一呼一吸的脉搏不到四至。特点是每分钟脉搏不到60次。

主病：寒证着重在于兼脉。迟而兼细小为气血虚寒，迟而有力为气血郁滞，迟而兼涩为虚寒性血瘀，中年妇女见迟脉，多患月经后期，或痛经及不孕症。

临床体会：体温降低，心搏缓慢，必见迟脉；古称阳气不足，胸中大气不能敷布，实际是指心力衰弱而言。迟脉虽属寒，但临床上也有遇到邪聚热结，腹满便秘，而见沉迟有力的脉象；又有湿浊内壅，脘腹满闷，脉象模糊，即所谓迟滞脉，不能误认为寒证，必须参合全身症状诊断。新产妇见迟脉而无其它症状的，不能作为病脉，一两天后自能趋于正常。运动员的脉搏多迟缓，这是生理上的特殊，也不能认作病脉。

4. 数脉

脉象：一呼一吸的脉搏在五至以上。特点是每分钟脉搏超过90次。

主病：热证着重在于兼脉。有力为实热，无力为虚热。浮数表热，沉数里热。

临床体会：热邪鼓动，心搏加速，故见数脉。实热内盛，必数而有力；久病阴虚生内热，脉必细数，如数而无力，又多见于血虚证。妇女妊娠初期，多见数脉（滑数）；子宫出血多而引起贫血的，脉必虚数。血崩证，脉见虚数的为顺，如脉数而实大弦劲，伴有腹胀或发热，必会有更多的出血。

5. 滑脉

脉象：搏动流利，偏浮，偏实，偏数，脉体有圆滑感。

主病：痰、食、实热。

临床体会：滑脉以流利有神为准，为血实气壅之脉，属有余之象。平人见滑脉为阳气盛，不能认作病脉。必验之于舌；如脉滑而舌苔为黄厚则为食滞，黄厚而燥则为实热，滑腻带薄黄则为热痰，滑腻而薄白则为寒痰。各家脉书，都说孕妇脉滑，根据临床诊得，凡妊娠在一两个月间，滑脉多不甚明显；妊娠至中后期，滑脉越明显。因此，与其说以滑脉来诊断早妊，还不如说，妊娠者脉必滑。反过来说，凡停经、经闭，脉必细涩无力，如经停脉不细涩而滑实的，多是孕象。

6. 涩脉

脉象：搏动不流利，无圆滑感，有涩滞感，三五不调，或时一止复来（脉搏至数不均匀而无力）。

主病：精气不足，或气滞血瘀。

临床体会：涩脉多因气虚、血少、精伤所致。肢体病为腰脊腿膝痠疼，内脏病为虚损劳伤及心脏疾患（心主血，涩脉多数为血病，不是血虚便是血瘀；气为血帅，凡见涩脉者气亦弱；脏气有权，脉亦匀整有序，故见涩脉者，又可以测知脏气之乱）。凡妇女见涩脉，必经血干少，或经闭，或患不孕症；即使有孕，胎气必不旺盛，甚则胎萎不长而堕胎。部分妇女，有因肝气郁结，或气血瘀滞而见涩脉；有因多服腻补药，或久坐久卧，气机失于流通，而见涩脉，这必须通过问诊来决定。妊娠呕吐甚者，也会见涩脉；但如呕吐日久而脉涩，则为中气大虚，应防流产。

7. 大脉（洪脉）

脉象：搏动大而有力，应指有满溢感，偏于浮（大而数为洪脉）。

主病：①热盛于内；②气壅于上（实大而数，为热盛于内，浮大而数，为气壅于上）。

临床体会：大脉为血管扩张的现象，有生理上脉管粗大，系特殊体质，与病情无关（习惯上叫做“六阳脉”）；若患病而脉大，是指实大而言。凡内伤久病，如噎膈、反胃、久嗽、久泻而脉见实大者，病多难愈；妇女血崩后或新产后脉见实大，也是反常。因气血已虚，而脉搏反盛实，是虚性兴奋见于脉象的表现，都不是好现象。只有妊娠子痫，脉见实大或弦大，却无妨；若产后痫而仍见实大或弦大脉，则为病势盛，亦当注意。

8. 小脉（细脉、微脉）

脉象：搏动细小，应指明显而无力，偏于沉。（细脉与小脉类同，微脉比小脉更细更软弱，可以理解为“特小脉”。）

主病：诸虚劳损，以气血虚为主。

临床体会：小脉为血管收缩的现象，原因是心房弛张力弱，有生理上之特殊脉管细小（习惯上叫做“六阴脉”），与病情无关。若患病而脉细小，在脉内为气血不足的表现，对外邪为病邪渐退的表现，妇女一般脉多细小，如细小而弦急，主少腹部有疝瘕疼痛，这一说法，书本上与临床所见相符。孕妇脉细小，胎气多不足，服补养药后，脉渐见滑大，这在门诊中常有遇到。血崩后脉宜细小，不宜实大；理由是：血虚脉细，为脉证相符，与妊娠子痫，脉多实大相对称。

9. 虚脉

脉象：举按无力，重按更软弱。脉搏之深度偏于浮，速度偏于迟，为无力脉之总称。

主病：气血不足，脉搏多虚；虚而浮象明显，为表虚自汗畏寒；虚而兼沉，为里虚（肝、脾、肾不足）崩中漏下；虚而兼迟为虚寒（阳虚），兼数为虚热（阴虚）；虚而兼涩为脱血，为心脏衰弱或心阳不振。总之，虚脉无实证。

临床体会：气不足以运其血，则脉搏无力；血不足以充其脉，则按之空虚。凡虚脉多是营气衰弱，见于血崩后、产后、病后的气血不复等症，常见妇女脉虚细，月经必不调，久崩久漏，八脉亏损，腰脊痠痛，多是由于精血衰弱，或产育频繁，精血损耗之故。青壮年妇女见虚脉，必体弱多病，亦即是“先天不足，后天失调”之人。

10. 实脉

脉象：轻按、重按都有力，脉形之体积偏于大。为有力脉的总称。

主病：多为瘀血实热积滞。上焦证则见烦热面赤，头胀头痛；中焦证则见脘腹胀，或胸胁满痛；下焦证为蓄血瘀结或膀胱积热，多见腹胀痛、大便闭等腑实证。总之，实脉无虚证。

临床体会：邪盛而正气不虚，邪正相搏（病邪与正气势力相当），脉多见应指有力。实脉的病理特征，为腑气壅滞，腑气壅则脏气亦滞，动脉血液充盈，血压亢进，脉象实大。但本脉对某些病症绝不相宜，凡血崩后，新产后，大汗后及久泻后一切虚弱症，若见实脉，为血管变硬，后果不良。

又脉象大小与虚实有所不同。大、小，以脉管之宽狭而言；虚、实，以脉搏之强弱而言；且有大而虚、小而实的脉象，临症时亦当详细辨别。

11. 弦脉

脉象：挺直而长，紧张有力；脉搏之强度偏于实。特点是，脉本身搏动力强，有绷急感。

主病：凡痉病、高血压病、动脉硬化症、疟疾、痰饮、癥瘕积块及脘胁胀满疼痛的肝胆病，多见弦脉。妇女痛经、乳房小叶增生及气血积聚、少腹瘀块等症，亦常见弦脉。

临床体会：弦脉在指下有紧张而不柔和的触觉，主要是气被血滞或血受气迫的一种脉象。古称弦脉为阳中伏阴，实际是血行虚性兴奋。这是弦脉从生理到病变的总的概念。凡肝气横逆，躁急忿怒，或气血受肝病影响时，脉多见弦象，妇女则以月经失调为第一步。由于肝气郁结，则脾胃不和，消化阻滞；同时肝病患者，往往精神紧张，易致失眠。眠食俱不足，气血的营周更受影响。所以病人见弦脉，其面色多枯燥暗滞而少红润，月经必不调，接着疝痛、带下、癥瘕或崩漏等一系列肝脾气滞血郁等症状，先后而来。这都是可以从临床中接触到的。另一方面，凡体虚而气血郁滞，多见弦细脉，其人必上盛下虚（肝旺于上，肾亏于下）；若脉见弦实或弦劲有力，则不是纯虚证候或轻浅证候，应注意有无痛证或疝瘕。近年来，诊得宫外孕病人多见弦脉，有的弦滑，有的弦数，其理由当亦是气血郁结之故，而且宫外孕见到弦脉，越弦劲越有破裂危险，必弦劲转缓和，始可无虑（拙作《治疗宫外孕的体会》，见《浙江中医药》1976年第1期)。

12. 濡脉

脉象：浮小而细软，特点是：脉位之深度浮浅，脉搏之强度虚软，脉形之体积细小。

主病：气血不足之候。上焦病表现为心肺气虚，胸闷心悸；在中焦为脾胃消化力弱，饮食不化精微；在下焦为崩中久漏，白淫白崩或泄泻。

临床体会：濡脉是虚软少力，应指虚细，不象虚脉之虚大无力，也不同于微细脉和沉细脉，而是浮小细软。濡脉为中气不足之候，故证见内伤虚弱，崩漏带多，自汗乏力，食少便溏；中气虽不足，气血犹未败，更不到气血衰惫的严重情况。所以脉见濡象，是体虚之渐，不是体虚之极。

上述十二种脉象，为临床上经常接触到的。至于古代脉学书的二十八脉、二十九脉或三十二脉，其实即是上述十二种脉的衍化而已。繁琐诡诞，眩人心意则有余，实际应用却谈不到，都从略。

带下病辨证施治

带下为妇女常见病之一，虚实寒热均能导致，发病机理多在肝、脾、肾，内生殖器有异常变化时，往往发生带下。其主要原因，有的是湿热下注，多与炎症成正比例；有的属肝肾不足而影响带脉失固。在持续带下的时候，多兼下腹部疼痛，外阴部受分泌物的浸润和刺激，常有痒感。凡是宫颈炎或阴道炎，都有不同程度的带下，因此，这里所述的带下病，包括一部分现代医学的生殖系统炎症。

诊察带下病，须注意询问带下的颜色、质的稀稠、量的多少和有无臭气。要与一般妇女有少量白色或淡黄色阴道分泌物，以及在青春期、月经期前、月经周期中间或妊娠期分泌物量稍增多的正常现象相区别。

无论少女或绝经期以后的妇女，都可以发生白带，未婚女子除不洁外，以阴道炎及宫颈炎为多见，老年妇女须注意有无癌变。

下面分三项叙述辨证施治。

（一）审察病情

1. 颜色和液质

白带呈蛋清样，质粘稠，量不多，属轻证。如带下色乳白，呈豆腐渣状，量多，伴外阴部及阴道瘙痒或刺痛感，是肝热或湿热下注，需考虑霉菌性阴道炎。如带下黄绿色呈泡沫状，量多，有臭气，稠度较弱，那是湿毒，炎症较重。如伴有外阴部及阴道瘙痒或刺痛，则湿毒蕴结，应考虑滴虫性阴道炎。如带下夹红（血性的），应考虑宫颈炎或宫颈息肉。

2. 时间长短

白带偶有的，非病态；劳动后或长途跋涉后才有，属脾虚；长期绵延不绝，应考虑脾虚湿滞、脾肾两亏或内生殖器病变。

3. 臭气重轻

带下黄白有臭气，属湿热或湿毒，为宫颈炎或阴道炎之较重者；有严重恶臭而赤白伴发，为有瘀积，应考虑宫颈癌。

4. 腹痛状况

①胀痛、痠痛，属气血郁结；②下坠痛，属瘀血或湿滞；③刺痛，属瘀血化热；④痛处有灼热感，系热郁血瘀，将化脓；⑤跳痛，瘀血形成炎性包块，按之作反跳痛；⑥掣痛（即随着腹壁肌痉挛而作痛），多属寒气夹气血郁结，大半为慢性炎症。

5. 腹痛部位

根据痛的部位，可以测知带下病是属于哪一器质的病变。如下腹痛，考虑为盆腔炎；两少腹下侧痛，考虑为输卵管或输尿管炎；腹痛串腰，考虑为子宫内膜或附件炎。结合腹痛状况、带下颜色和质样，有助于辨证施治。

（二）辨证施治

1. 黄白带

带下黄白相兼，两少腹痛，主要是湿热，也有属于肝热下迫的。常从侧柏樗皮汤、小蓟饮子、清带汤，随证选用。前二方适用于湿热带下，后一方适用于脾虚夹湿带下。

2. 黄带如脓

带下如脓，有腥臭，下腹痛，多数是湿热或肝热。初起用龙胆泻肝汤加黄柏、败酱草、连蒂菱壳、生甘草梢，以清热解毒；下腹痛甚加醒消丸；腹痛而带多如脓，再加白头翁、蕺菜、槐实。如确诊为肿瘤，照肿瘤治。

3. 赤带

赤带兼褐色，多属郁热，用丹栀逍遥散加侧柏叶炭、地榆炭、墓头回、白英。血性分泌物多的，用棕炭 10 克、鸡冠花 20 克，炒槐花、炒红花、生三七各 10 克，研末，每服 5 克，温开水送下，一日两次，连服三日，临床效果可靠。

4. 青黑带

带下青黑色，除湿热或郁热外，亦有肾阴或肾阳不足者，须细察脉舌及辨证施治。湿热、郁热前已有治法，这里常用野菊花、生百部、土槿皮、韭菜等煎汤外洗。肾阴不足的，用六味地黄丸法；肾阳不足的，用金匮肾气丸加狗脊、菟丝子。

5. 白带清稀

带下色白而清稀，阴道无痒感，多属脾虚，参苓白术散合补中益气汤加五倍子 3 克（研末分吞），往往在三至五剂见效。白带清稀，淋漓不断，腰痠疼，下腹隐痛，属下焦虚寒；用斑龙丸加萸肉、山药、附子、肉桂、龙骨、牡蛎，久服有效。

6. 崩漏后带下

先有崩漏，崩漏愈后带下白腻如脂，无臭气，常感倦怠乏力，腰痠，尿频，作督任虚亏、不能固摄治。用斑龙丸合金匮肾气丸作汤服以外；再以海螵蛸为细末，龟版胶炖烊和丸分服。对崩后带下之属于督任不摄的，疗效颇佳。

(三) 区别类症

1. 白浊

尿道流出白液，浑浊如米泔水，时觉尿道有胀滞感，此属湿热为患，治用五苓散合程氏萆薢分清饮加减。

2. 白淫

外阴部时流白液，常在小便之后淋漓而出，此属肝热挟脾湿，治用丹栀逍遥散合参苓白术散加减。

3. 白崩

外阴部流出白物，稠粘如薄浆，或如粘糊，量极多，日久不止。此症应分虚实两型：属虚的是心脾气虚或肾精滑泄，治用景岳秘元煎或固阴煎，肾阳虚的加鹿角霜、狗脊、杜仲、山药、五味子、陈艾叶炭；属实的是湿浊下注，治同白浊。

(四) 验案举例

个性疏嫩，门诊不留底方，方亦平庸无足观，辄弃去。承76年级陈天祥同志从我实习时抄存一部分，整理出带下案若干例，兹选录三例以征验。

1. 肝热脾湿型

黄某，女，27岁，农大学生，1976年4月17日初诊。

患者近年来带下绵绵，色白质稠如涕；月经量多，色红有小块，经期提前。平时腰痠腹胀，纳食无味，白天心情易烦，夜卧乱梦纷纭。观其面色黯黄，口唇深红，诊脉弦细，舌红苔薄腻。证为肝热脾湿，治宜清肝健脾，佐以安神止带。处方：桑叶4.5克，杭菊花6克，甘杞子、女贞子、樗白皮各9克，白茯苓、炒米仁、夜交藤各15克，党参9克，淡黄芩9克，海螵蛸12克。5剂。

二诊（4月24日）：五进清肝健脾之剂，带下明显减少，心烦夜寐均好转，食欲也有增进，腹胀未已，脉舌同前，治仍原法出入。原方去夜交藤、淡黄芩，加陈皮3克、谷麦芽各9克。5剂。

三诊（5月8日）：据诉连服前方十剂后，带下已除，眠食正常，月事先期及量多现象也有好转（经期：3 月 10～14 日，4 月 4～9 日，5 月 1～5 日）。拟两地汤加减续调月经。

2. 脾虚湿滞型

陈某，女，29 岁，职工，1976 年 6 月 12 日初诊。

患者带下日久，量多质稠，色白如涕，绵绵不绝。平素四肢无力，纳少乏味，多食则脘胀不舒。经来量多，色淡红，淋漓难净，常迁延旬日间。察其面色萎黄，脉细弱，舌苔薄。证属脾虚湿滞，治宜健脾益气，升阳化湿。处方：党参、炒山药各 15 克，车前子、樗白皮各 9 克，苍术、白术、白芍各 6 克，柴胡 5 克，升麻、荆芥炭各 3 克，广陈皮 4.5 克，五倍子（研末分吞）3 克。5 剂。

6 月 26 日来复诊，述前药服完，带下由减少而痊愈，今因经来量多，就治（方案不具录）。

3. 肾阳亏虚型

张某，女，41 岁，住杭州市南星桥，初诊日期：1976 年 3 月 6 日。

患者带下已久，量多，质清稀如水，绵绵无已时。神倦畏冷，腰腿痠软无力，尿频数而多，大便溏薄。月经常数月一行，量少色淡。观其面色㿠白，触其肢腕少温，脉沉细，舌淡质胖，苔薄滑。诊为肾阳亏虚，督带不固，治宜温煦肾阳。处方：鹿角胶（烊冲）、鹿角霜、菟丝子、补骨脂、仙灵脾、炒白术、海螵蛸各 9 克，党参 15 克，茯苓、乌药各 6 克，乌附块 3 克。5 剂。

二诊（3 月 13 日）：服前方后，肢温、带减，精神面色随着开朗，脉舌同前。处方：前方去补骨脂，加覆盆子 9 克。五剂调理。

这几个治例，实际上不能称为验案，只能作为我对治带下病的一些常用方和专用药的实践举例而已。

文中所举 15 个成方，考虑都是习见的，故不具列药物及主治。

崩漏的五法和十方

大概由于编书的方便吧，常见到不少中医妇科书，多数把崩漏列入月经病类，实际是不大恰当的。因为崩和漏都属于子宫出血，所出的血根本不是月经；再一方面，崩和漏也不是月经的变态，治法和调经的方药亦有所不同。我在编写《妇科知要》时，也把崩漏列入月经病闭经之后，并认为闭经与崩漏是月经病态中的两个极端，现在看来，也都不够恰当。崩漏应与带下一样，作为一门独立的妇科病类为妥。

（一）崩与漏的辨别

崩与漏，同属不规则的子宫出血，量多而阵下，大下的为崩，量少而持续不止或止而又来的为漏。崩漏与月经，虽同属子宫出血，但有明显的不同点：崩漏的血色鲜红，夹有凝血血块，不时漏下或大下，血质有凝固性；月经的血色黯赤，有子宫粘膜碎片，时间为月经周期性出血，血质不凝固。这是崩与漏、崩漏与月经的辨别。

（二）崩漏的病因

崩漏的致病因素，多数由于血热或血瘀，引起子宫内膜肥厚或充血，或发炎，或宫颈肌瘤，或子宫后屈而致出血；也有由于肝肾虚热或心脾气虚，导致冲任不固而经常出血；少数也由于肾阳虚的。大致崩为暴病，有属实者；漏为转病，多属虚者。

（三）辨证分型

根据临床所见，崩漏的辨证分型，约为下列五种：

1. 实热型

①症状：出血量多的崩，或量少而淋漓日久不止的漏，色深红；有烦热感，口干燥，夜卧不安或少寐，伴胸胁胀，大便秘结。②脉舌：脉象多弦数，或滑数有力；舌质红，或黄燥(此型即血分有热或肝经有热的实证)。

2. 虚热型

①症状：出血持续，时间长，色鲜红，量时多时少，午有低热，颜面潮红，晕弦耳鸣，有时心悸，口干、唇红。②脉舌：脉搏细数，舌质红，少苔（此型即肝肾虚热的崩漏，临床比较多见）。

3. 气虚型

①症状：出血量时多时少，色淡红；面色少神采或萎黄，时觉头晕、心悸、四肢乏力、食欲不振。②脉舌：脉虚弱无力，舌质淡红浮胖，有薄苔（此属心脾气虚的崩漏，常见于崩漏日久或更年期妇女之气血不足者）。

4. 阳虚型

①症状：出血淋漓，日久不止，血色清稀淡薄，腹部隐痛，喜热按，腰痠腿软，四肢及腰背部觉凉，面浮或腿肿，大便溏薄。②脉舌：脉搏沉微无力，或濡弱；舌质淡，面色㿠白或晦黯。

5. 瘀血型

①症状：出血紫黯有小块，下腹部疼痛拒按（按之有包块），血块排出后腹痛暂时缓解，但仍胀痛。②脉舌：脉搏沉弦或有涩象（偶有歇止脉）；舌边有紫斑点，唇色黯红。

（四）治疗方法

1. 实热崩漏

一般用清热固经汤加知母、元参；如兼胁胀、便秘，改用逍遥散去白术加丹皮、栀子、炒蒲黄、血余炭、制大黄、醋炒香附。

2. 虚热崩漏

六味地黄汤加龟版、牡蛎、龙骨、白芍、女贞子、旱莲草、杞子、白菊花；或六味地黄汤合左归饮加减。

3. 气虚崩漏

先用固本止崩汤，或举元煎加驴皮胶、艾叶炭、海螵蛸；血止后用归脾汤或补中益气汤加减调理。

4. 阳虚崩漏

一般用金匮肾气丸（作汤）去泽泻、丹皮、牛膝，加巴戟天、菟丝子、仙灵脾；如伴有食欲不振，大便稀薄的脾阳虚现象，再加党参、白术、炮姜。

5. 血瘀崩漏

通用逐瘀止崩汤加三七末（分吞，药汁送）1.5克。另有积瘀生热，血热妄行而崩漏不止的，用功血汤颇有疗效。

(五) 成方运用

(1) 清热固经汤：生地、地骨皮、龟版、牡蛎、驴皮胶、地榆、炒山栀、黄芩、藕节、陈棕炭、生甘草。本方有清热凉血止血作用，为两地汤（熟地、地骨皮、青蒿、炙鳖甲、丹皮、麦冬、白芍、玄参、驴皮胶）和固经丸（龟版、黄柏、樗白皮、制香附、黄芩、白芍、芡实）的加减剂。两方配合使用，更能对证有效。我常用作实热崩漏的主要方。

(2) 逍遥散：当归、白芍、白术、柴胡、茯苓、炙甘草、薄荷、生姜。本方有疏肝和血调经散郁之效，用于崩漏兼见胸胁胀的，薄荷宜少用，生姜可不用。随症加药，作为辅助方。

(3) 六味地黄汤：熟地、山萸肉、山药、泽泻、茯苓、丹皮。本方为平补肝肾的调理方，原系丸方，在治疗崩漏时，改作汤剂，加重药量，以增强疗效。熟地应改为生地，并应加入龟版、牡蛎等要药。（左归饮即六味地黄丸去泽泻、丹皮，加枸杞子、炙甘草。功能滋阴降火，为辅助方）

(4) 固本止崩汤：红参、熟地、白术、黄芪、炒当归、炮姜。本方补气以治崩漏，药力比较集中，用方时加驴皮胶、艾叶炭或三七粉1.5克，疗效更可靠。

(5) 举元煎：熟地、党参、白术、生黄芪、当归、炮姜。本方能补气摄血，常用于气虚崩漏，如虚象显著，党参应改红参。

(6) 归脾汤：党参、黄芪、白术、当归、炙甘草、茯神、远志、酸枣仁、广木香、龙眼肉、红枣、生姜。本方为补益心脾及补血养血之专剂，熟地、白芍可适当加入。

(7) 补中益气汤：党参、黄芪、白术、炙甘草、当归、升麻、柴胡、陈皮、生姜、红枣。本方是一张著名的开补方。具有补气健脾、升举阳气的效用。如气虚明显，党参应改用红参。

(8) 金匮肾气丸：即六味地黄丸加附子、肉桂。适用于肾阳不足的月经紊乱，崩中漏下，或经闭不行，伴腰痠畏寒。一般都加重药量，作汤剂服，随证加减，疗效更好。

(9) 逐瘀止崩汤：当归、川芎、三七、没药、炒蒲黄、炒五灵脂、丹皮、驴皮胶、艾叶炭、丹参、海蛸、龙骨、牡蛎。本方有祛瘀止血镇痛之效，特别是三七、没药、海蛸的加入，疗效更可靠，我常用它。

(10) 功血方：生地、旱莲草、大小蓟、炒槐花、炒蒲黄、乌贼骨、女贞子、白芍、茜草、刘寄奴、枳壳。本方为上海第一医学院经验，凡是有排卵性功血，用之多有疗效。服法，月经前一星期开始服，至经净后为止。

以上 10 个常用方的药量，都是一般用量，故不一一注明。

(六) 防治要点

血崩皆从经漏开始（其实不是经漏，而是子宫少量出血），所以防崩应先治漏，同时根据崩漏的成因（即上述五个证型的致病因素）进行防治，亦有必要。

崩漏成因，除前面所提到五种外，尚有由于长期忧郁，突然大怒（伤肝，肝为藏血之脏，且与冲脉有直接关系）而引起的；有由于恐怖焦虑（劳伤心神）而引起的；有因性生活不节（伤肾、伤冲任，触动血海）而引起的；有因多食辛辣（血热妄行）而引起的。这些情志及生活方面的因素，都可以导致崩或漏，必须使患者自己注意，这也是医生的原因疗法之一。

还有，在漏下时长途骑车，腰腹部过分着力，子宫受腹壁紧张的压迫，容易使漏下不止或转甚，亦宜注意。

治疗大法，初起有热则清热，有瘀则消瘀，都须佐以止血，待血止热除瘀消，然后补其虚；血崩出血量多，有气血两虚现象者，则先补气血。

此外，有两个用之有效的方法，也介绍给读者。凡崩漏日久，屡治不愈，既无热象，也无瘀征，崩漏常时愈时作，不能根治者，我常用两张方：一为斑龙丸（鹿角胶、鹿角霜、补骨脂、熟地、柏子仁、茯神、菟丝子）作汤服，一日一剂，往往五剂有效。但须注意无热象，无瘀征。二为炒五倍子，去杂质，净，研细末，每服 1 克，日二次，温开水送下，连服三日，见效后随证用药调理。不过五倍子味酸劣，多服伤胃，注意剂量，药后最好吃些饼干糕点。胃酸过多者不宜用。

（1975 年春初稿，1980 年 12 月改作）

对宫外孕的认识及临床体会

(一)宫外孕与祖国医学的癥瘕

往昔中医文献,从无宫外孕的病名记述，这由于社会条件限制，缺乏可靠的检查器械，仅凭望问闻切，当然诊断不出异位妊娠和腹腔内出血的病理变化，只知道病人有停经、腹痛，有的还出现漏下。根据目前所掌握宫外孕的病情，的确与古医书所述的“癥瘕”及“坠胎”有相似处。常对照《诸病源候论》所述“八瘕”的病因与症状，尤其是“血瘕”、“狐瘕”和“鳖瘕”，与宫外孕的症状更近似。《诸病源候论》中认为“八瘕”的成因，都在“经后或产后”。它述“血瘕”的病因：“血下未定，左右走肠胃间，留络不去，与月水会合。”“狐瘕”的病因：“邪气入于阴里，胞门子户不受男精。”“鳖瘕”的病因：“水精与邪气俱入……留络不去。”以上各条所述病因和病理，有的虽属于抽象，但概括起来，总体上认为：男精不入胞门子户，留着宫外，与血相结，是瘕非孕。这一认识，在当时来说，是不失其诊断意义的。至于症状，根据该书记载，我把它从四个方面分析。

（1）月经情况：①月水闭不通；②月水不时，乍来乍不来。

（2）腹痛情况：①小腹里急苦痛，背膂痛深达腰腹下部；②小腹内切痛，腰背如刺状。

（3）癥瘕情况：①少腹瘀滞，恶气左右走；②横骨下有积气，牢如石；③大如小拌（盘），持之跃手；④其瘕有手足成形者杀人。

（4）全身情况：①罢（疲）倦少气，四肢懈惰；②苦寒恶风，面目黄黑；③嗜食欲呕，喜睡，多所思，如有身状。以上症状的描述，与宫外孕确有共同点。在不可能有宫外孕决诊的公元6世纪，把这些病认作癥瘕；当看出全身症状有妊娠反应时，感到迷惑不解；结果在是癥非孕的决诊下，提出："刺以长针，行以毒药"（破瘀血、消癥瘕）的治法，初步认为是合乎临床实际的。

以后，宋代陈自明在《妇人大全》中说："妇人疝瘕，由寒温不调，气血劳伤，风冷入腹，与血相结而生。或因产后血虚受寒，或因经水往来取冷过度，多挟血气以成。冷入子脏则不孕，入胞络则脉不通"。又说："痃癖癥瘕，血气硬坏，发作则痛，甚则欲死。"这里的证因是祖述巢氏，但点出"入包络"三字，比巢氏所说的"留络"更为接近实际，指出病位在胞宫之外的胞络（即输卵管）。

清代《医宗金鉴·妇科心法要诀》提到："妊娠堕胎后，血暴下不止，面黄唇白者，……恶血瘀滞不行，腹胁胀痛。"从这一症状记录，我认为其中一部分当然是妊娠流产，但也包含输卵管妊娠流产的突然出血。

以上所举三例古医文献，初步认为可以与宫外孕相印证，但绝不意味着古人已知道子宫外孕。客观地说，古人对宫外孕病因病理的认识是无知的，可是从癥瘕积瘀方面辨证施治是有效的。古人把病证归属于癥瘕，病因只认识到寒气和瘀血，病位在胞络部分；见到有妊娠反应，也加以注意，然终不得其解。看到病人停经后突然腹痛伴阴道出血而死亡，多认为死于胎漏或坠胎血崩；其有阴道出血不多，而由于严重内出血而引起死亡，则认作“坠胎后血结不出，抢上攻心”而致死的。基于上述认识，采用理气行滞、活血祛瘀、消癥软坚及止痛等法，各取得不同疗效。

喜看今日，由于医学科学的发展，中西医结合方针的正确，宫外孕的病理原因已明了，疗效大大提高。山西医学院附属一院和山西中医研究所把活络效灵丹加减定为宫外孕不稳定型主方；遵义医学院以胶艾四物汤治疗出血期内崩型，以祛瘀1号、2号治疗瘀结期瘀结型；我省永嘉人民医院则以凤阳方为主方。方法各具，疗效愈高。

（二）山西经验的运用与探讨

先秦时期韩非有说：“世异则事异，事异则备变”（见《韩非子·五蠹》），说明时代不同，社会情况就随之变化；客观的情况变了，处理的办法也应随之而改变。中西医结合治疗宫外孕，中医对宫外孕的认识，从模糊到明确；治疗方法，从相对到切合。充分说明中医学术今胜于昔许多事例中的一例。

1964年前后，我在门诊部常以少腹逐瘀汤及桃红四物汤治疗宫外孕包块型，其时尚不知应用山西遵义及永嘉的经验方法；1972年3～7月，在妇女保健院宫外孕病房接触到28例宫外孕住院病人，多数为不稳定型（其中有3例休克型，4例陈旧性包块型）；从发病到治愈，临床观察比较全面，且都是中西医结合治疗。在辨证分型、按病施治过程中，主要是采用山西经验。山西治疗宫外孕主方，是从张锡纯《医学衷中参西录》的活络效灵丹出新过来的。张氏原方的主治为：“气血凝滞，痃癖癥瘕，心腹疼痛，腿疼臂疼，内外疮疡，一切脏腑结聚，经络湮淤。”在加减法中还提出：“妇女瘀血腹疼加生桃仁、生五灵脂。”山西在张氏原方中去当归加赤芍，对包块型再加三棱、莪术。当被认定为宫外孕主方时，治例之多，疗效之高，确是古方新用中出经验、出成果的范例。所以各地对宫外孕的治疗，多采用山西经验，有的还辑入教材或书本中推广；它和遵义医学院及永嘉人民医院的经验，后先映辉，各有所长，为中医治疗宫外孕填补了空白，谱出了新篇章。

考张氏活络效灵丹原方，有当归，无赤芍；山西移治包块型宫外孕，增芍去归，当然有其一定的临床经验。我在应用时，认为当归的性味功能比赤芍优良，对宫外孕的治疗比赤芍适应；一般是归芍同用，而且当归的用量倍赤芍，取其有温运血液的疗效。同时还认为桃仁的性能劣于红花，久服有滑肠致泻之弊。张惠民氏《中西医结合治疗宫外孕一例》的报道（见《新中医》1973年第4期），可能与久服桃仁有关，也可能与“病仍实而体已虚”有关。我用山西宫外孕主方，有时桃红并用，有时用红花不用桃仁，但见大便闭结的患者，则桃仁照加，药量倍红花、赤芍，与当归等量；使当归与桃红配伍，发挥活血祛瘀润肠的功能，作为用大黄的前趋药物。这是我在妇院宫外孕病房时应用山西经验的实践过程。由于新经验的汲取和运用，感性认识多于理性认识；加以时间不长，病例不多，经验不足，因而临床疗效不能如山西所介绍的得心应手。在28例病人中，有陈某病例，入院时为宫外孕不稳定型，通过按照山西方法治疗病情已由不稳定型转为包块型，先后用宫外孕主方加棱、莪，有时加参、归，过了20多天，包块不但不缩小，反而增大、加硬，胃纳欠振，气血日耗，并伴有反复感染。考虑到包块过大，稀释吸收有困难，元气及胃气已虚，消癥药不宜再服，经讨论决定用手术治疗。术中挖出血肿内血块600毫升，陈旧游离血400毫升左右。以后用中药调理出院。

从这一病例，可以体会到：①山西经验介绍所提出六个问题中的第三项《关于腹腔内出血的吸收问题》第二段曾说：“内出血吸收快慢与病人身体健康状况、体内血肿包块大小和软硬有关。病人身体健壮，食欲好，腹内血肿包块小而软者，吸收快，疗效好；反之，病人身体衰弱，食欲不振，腹内血肿包块大而硬者，吸收慢，疗效差”。这已把疗效的高低告诉我们，指出病人正气的强弱是关键。②山西经验介绍中，虽把祛瘀活血消癥法作为治疗宫外孕主方，且作为“治本”项目；但也提到“要注意攻坚药久用易伤正气，使用时应根据病人脉证酌加少量补气之药”。强调祛瘀不碍虚，补虚不碍瘀的标本兼顾法则。可是同遵义、永嘉两组经验方法比较，毕竟山西治法是偏于攻削，如遇体虚患者，必须“注意攻坚药久用易伤正气”的提示，以符合“治本”的治则。

通过治疗实践和回顾，并把山西、遵义、永嘉三组经验方法作了初步探索及比较，认为：山西一、二两方，用于体实瘀结、任受攻者，极为适宜；遵义的三方，用于体虚而瘀结不甚者为宜；永嘉的凤阳方，用于体不甚虚、瘀不甚结者为宜。这一认识，当然会失之主观片面，有待于今后在临床中不断实践来证实。

三组经验方都强调灵活这一点。他们以五个成方（参附汤、活络效灵丹、凤阳方、胶艾四物汤、九种心痛丸）加减应用于宫外孕休克型、不稳定型及包块型，各取得满意的疗效。一方面固然由于他们对祖国医药学通过发掘整理，在原有的基础上已向前推进一大步；另一方面，也由于他们对古方的灵活运用的确已达到“妙”的境界。这种善于运用，善于实践的经验，是最可宝贵的一点。

（三）宫外孕多见弦脉和腻苔的体会

通过28例宫外孕临床观察，关于脉象和舌苔，也有一些不成熟的体会。开始是不经的发现，后来因为经常接触到，便把它留意，并反复查阅底方脉案，再与病因病机相印证，初步认为是值得提出的。

首先在脉象方面，诊得28例宫外孕的脉象，多数是紧张有余，无缓和现象的弦脉。除了三例休克型病人是“沉微脉”和“细弱脉”外，其余25例病人，凡是包块掣痛的，脉多弦紧带数；孕卵存活的（尿试阳性），脉见弦滑有力，伴感染发热的，脉见弦大滑数。总之是弦脉贯串着多数病例。考《脉经》有“妇人癥瘕积聚，脉弦急者生，虚弱者死”及“脉浮而紧（紧有弦象），紧则疝瘕，腹中痛，半产而坠伤”等提出。特别张石顽《诊宗三昧》中说：“妇人经断有躯（即有娠），其脉弦者，后必大下，不成胎也。”说明早妊不宜见弦脉，见弦脉的不是好胎孕，而且必大出血而坠胎。这一指出，是石顽老人在多年临床实践中对初孕妇人见弦脉认为不是好胎的预诊和决诊，我在40年前读其书时没注意到，现在通过临床印证，感觉石顽老人的提出，值得珍视。为了研究宫外孕多见弦脉的所以然，初步认为：①宫外孕病位在胞宫外侧，与肝肾两脏有密切关系，容易导致肝经血气郁滞，更何况原是血气郁滞的病变。中医书以弦脉为肝经病变的反映，宫外孕血瘀部位，都在脐下两少腹，直接与肝经有关，所以多见弦脉。②弦脉为气血郁滞的表现，过去有人认为是“脉管壁纤维神经拘急”之故。我则认为弦脉是气滞血阻，从病变影响到脉搏，所以凡见各种痛症，癥块、痃癖、疝瘕，都会出现弦脉。③弦脉为“阳中伏阴”的脉象，在病证上体现着“虚中夹实”。宫外孕主要症状是“血癥”，而导致血癥的因素是由于轻重不同的内出血，由内出血后而血瘀成癥；病是虚中夹实，因此脉象也出现既虚又实的弦脉。

其次，在舌苔方面，从门诊及住院病例中观察，舌苔以白腻或薄白而腻的为多，黄腻苔也不少。无苔的没见过。说明宫外孕都是先由气血瘀阻而影响胃肠积滞，所以舌苔多腻而不化。由于气血瘀阻，引起腹痛，痛则伤胃，使胃的消化失常，食欲不振，舌呈腻苔；再由于气血瘀积，胃化停滞，影响大肠传导功能也不正常，出现大便秘结，便秘则舌苔更厚腻。开始因下焦血瘀作痛而影响中焦胃，接着因中焦胃化迟滞而影响下焦肠；再由于大肠传导阻滞更影响胃化。这样，中下两焦胃肠间的矛盾，因气血瘀积而变得非常突出，消化出入等功能都发生障碍，形成腑气不通的局面。除了原来因血瘀而引起腹痛以外，腹部因腑气不通而疼痛加剧，舌苔因腑气不通而厚腻难褪。所以宫外孕的舌苔，不是白腻，便是黄腻，甚则厚腻，其机理就在于此。如何使厚腻的舌苔褪去？先决问题是疏通胃肠。在血瘀未化热之前，多属寒积血瘀，证见少腹部胀痛阵作，大便秘结，舌苔白腻，山西用温通法的九种心痛丸，治寒积夹瘀的腹痛便秘。在住院病人中，凡遇这类证候而舌苔白腻的，一般用九种心痛丸六粒，两至三小时后即能放屁通便，大便通后，腹痛随着减轻，舌苔的白腻于第二天即转薄。另一种黄腻苔，多出现于积瘀化热或伴发感染阶段，属胃肠瘀热里结，证见脘满、腹胀痛拒按，大便秘结，即所谓腑实证。山西采用清热荡积的大小承气法，我在临床中常用小承气，生军一般用 9 克，一两剂后，病人多有轻度腹泻伴腹痛，所以芒硝未加入。大便通畅之后，腹痛及黄腻苔也先后好转。可见大便秘、腹部痛、舌苔厚，是联在一起的，其基本原因，是腹部癥瘕、气血瘀滞所导致的。

总地说来，宫外孕除休克型以外，是实证多于虚证，但患者体弱，或过服攻消药，也可由实证转为虚证。在有关条件影响下，病情会转化，脉象和舌苔也会随着转化，这里不过举临床中所接触到的谈些体会，今后还需要继续观察，继续在临床实践中加以验证，并为提高临床疗效服务。

（发表于 1976 年《浙江中医药》第 1 期）

“经闭不闭”的病理、症状和治疗

“经闭”，是以症状而作病名。《内经》名“不月”，“月事不以时下”；《金匮要略》作“经水闭不利”。现在通称“经闭”，西医《妇科学》作闭经。

引起经闭的原因很多，归纳有虚实两大类。虚为气血不足，肝肾（或脾肾）两亏；实为气滞血瘀，寒湿凝滞。这四种病型是比较常见的。另有属虚一类的“血枯”，属实一类的“痰阻”和“热结”，虽不常见，但亦有一定比例，其中“热结经闭”较少见。

这里要讲的，并不是上述几个证型，也不是重危症，而是在历年诊疗中通过多次观察和总结，得出“经闭不闭”的特异现象和治疗方法，并把它分析讨论。

（一）临床实际

“经闭不闭”的提出，因其外证表现为“经闭”，根据病理分析是“不闭”的。近30年来，常遇到不知若干例或虚或实的经闭症，其中有一类型我名之为“有月经征的经闭”。患者都是已婚的中年妇女，经闭都在三个月以上到一年左右，症状除月经不潮外，身无寒热，腹无癥块，眠食起居无病态，脉舌也无殊。特异的是每月必有一次来就诊，主诉为：乳膺部发胀或疼，有的下腹部胀或痛，有的头额胀疼，有的皮肤肌肉间发红色斑点，情绪多郁闷感，起居眠食多不适……，总之有一系列的月经症状；脉象呈弦数或弦细。平时所谓“无殊”者，这时都起了变化。细审病情，有的是虚中夹实，有的实中见虚，相应的治法，无虚象的以疏调气血为主，有虚象的则亦补亦疏，虚象明显的则补中兼疏（方药详后）。往往服药三五剂，症状逐渐消失，但月经仍不潮。次月同时期，同样疾患又复作，又来就诊，又与原法加减治疗，三五剂又愈。如此每月作止，病人都以现证来就诊，现证的实际都是月经症状，而总的病证是经闭。这些病人，每天穿插在整个门诊中，不在少数。使我受之有愧的，患者都认为药有疗效，能解除疾苦，交相称誉，并辗转介绍同病患者来诊治。其实此类有月经症状的经闭症，药后之症状缓解，仅是初步见效的苗头，距真正治愈尚有时日。从生理上分析，可以说是月经症状的消长进退，药效仅为下一次月经作了一些催进工作。

治疗方法：“经闭”仍会出现月经症状，说明外闭而内行，名之以“有月经症状的经闭”，是从实际出发。对这些有月经症状的经闭症，“因势利导”是切要的。《内经》有“逸者行之”一法，我认为“经闭”也属于“逸者”一类，“行之”的治法，也是必要的。使有月经症状的经闭，转为有月经症状而经行。针对病因，治以疏调气血，以疏为主，以调为辅，见虚象则调理为主，疏导为辅。古今验方甚多，我常对证选用，随宜加药或减药，不固执成方，也不自拟新法。

选方一为膈下逐瘀汤（桃仁、红花、当归、川芎、赤芍、丹皮、延胡、五灵脂、乌药、香附、枳壳、甘草），常用于气滞血瘀，月经症状明显的经闭，脉舌神气无不足证象者。其方系王清任三逐瘀汤之一，近人用于妇科血瘀证多效。因其调气活血，化瘀止痛，专消中焦之瘀，与少腹逐瘀汤消下焦的瘀积，病位不同，药性的温清也有别，取上下交病治其中之意。我用此方时，取红花减去桃仁，以丹参代丹皮，以红枣代甘草；五灵脂用量不超过 9 克，炒用包煎，避免秽浊；食欲不振者以鸡血藤 15 克代之。一般服 5 至 7 剂，先服 5 剂，月经症状缓解有的消失，隔两天再服后两剂。其时患者月经症状的痛感已除，续服原方三至五剂，能使下次月经症状减轻，并促使月经的排泄。

选方二为参香八珍膏（作汤）丹参、制香附、熟地、炙黄芪、炒白芍、白术、炒当归、茯苓。用于气血失调、经闭，月经症状不重而见虚弱感者。其方为薛生白制订（见《膏丸档子》未刊稿，王秉衡《重庆堂随笔》及魏玉璜《续名医类案》）。他自记说："此女科调理方之首选，气味平和，功能相称，周行脏腑，灌注血脉，虚人可以久服。"方在八珍汤的基础上去甘草之甘缓，以丹参易人参入血导滞，协同归、芍以流通血行；加黄芪益气滋液，与当归合用，极能补血；加香附以承芪、术之宣化，能于血中导达气滞，并使熟地补而不腻。原方无川芎，据说嫌其温窜，我用此方时特加入，借其温行之性能以疏导气血。服法与膈下逐瘀汤同，并嘱使多服五七剂，以促进月经。

以上两方，前方侧重于疏导，后方侧重于调理，按照症情随宜而投，多数在两三个月中，各取得自然经行的疗效。

（二）病机的探索和治法的获得

事情还得从着意观察病情谈起。当每天接触部分病人，在月经乍闭的一二个月与发生乳膺部、下腹部或头额部胀痛的时间，往往是相对；而经闭后每月所患疾苦与来就诊的时间，也往往相对。从每个月就诊时间与以前经水来潮的时间多数相对中，初步得出病情能反映病机，即月经症状之所以发展为病态，都是从经闭而来的。由于乍闭的月经，往往随着生理上的惯性，能自己寻找出路，但因气滞、血瘀或寒凝等关系而不得出，于是下循故道而不得，则少腹部胀痛，上郁于肝经则乳膺部胀痛，郁于阳明经则头额部胀痛或肌肉局部见紫斑点。这些症状的发生，都属于月经乍闭自找出路的几种表现。治法采用因势利导，条达疏畅，使郁者舒，结者通，这是势所必然的。每月所出现的疾苦因服药而减轻，不等于月经病解决，亦不等于经闭即行。我所谓仅见效果的苗头，整个效果尚须再接再励者在此；然而，经闭之所以能通调者，其见机亦在于此。

膈下逐瘀汤虽是成方，而认识到“经闭不闭”的病机，则是从喻嘉言《寓意草》治杨季登女一案中悟出。杨女因经闭年余，发热食少，肌削多汗，而成劳怯；喻诊为“可疗处全在有汗”，因经血内闭，止有从皮毛间透出一路，以汗亦血也。于是用当归龙荟丸治愈。杨女经闭，从自汗中找得出路，喻氏认为即是可治处；我则从经闭病人中每月有月经症状，认为是月经向下找出路，就在出现月经症状时，用膈下逐瘀汤加减因势利导，还实验了治虚中夹实的调理方——参香八珍膏。

通过历年临症，进一步认清经闭之所以按月出现乳膺部胀痛等症，正是月经自己找出路的信号，过此则旋被吸收；次月经水再形成，经潮再起，再被阻郁，再找出路，月经症再现，再次被吸收。如此消长起伏，成为有月经症状的闭经。

“膈下逐瘀”在疏调气血中，能使留阻的经水加速吸收，能使欲行未行的经水得到排泄，这是取得疗效的基本方。“参香八珍”则寓疏于补，着重在调理，其疗效与张锡纯“资生通脉饮”各有所长。

最后，应得说明：经闭有自找出路的见证者，按照上法治之多效；无自找出路的见证而反见虚象或癥积者，疗效较慢。又，经闭有自找出路的见证者，多属气血瘀滞；无自找出路的见证者，多属气血亏虚。无论属虚属实，腹内无癥块者容易治愈，有癥块者治愈较慢；至于癥块的大小坚软，更与治愈率成正比例。

妇科调治奇经探要

中医妇科证治，在近三十年中，有两朵“古树新花”引人注视。一是妇科病侧重瘀血，二是妇科病注意奇经，但这古树上的两朵新花，蓓蕾大放，为医坛上重视。关于妇科病侧重瘀血，全国中医刊物已发表不少文章；妇科应重视奇经，十五年前曾有不少学者讨论研究，奇经八脉关系到中医理论问题，众所周知的缘故，在前一段时间内，片面强调实用，忽视理论，于是妇科治奇经，注意者少，转入到“细水长流、不绝如缕”的状态。最近则有不少人注意，思探其源而溯其流，穷其变而广其治，使这朵中医学古树上的新花，放得更鲜艳一些。

下面把妇科调治奇经的源和流，作四个方面探索。

（一）妇科重视奇经的理论根据

在不少医著里经常看到这样一句术语：“八脉隶于肝肾”。意味着奇经八脉附着于肝肾，它们之间各有直接或间接的关系。但从临床上观察病情，八脉中以冲、任、督、带四脉与肝肾关系较密切。即肝肾的盛衰，多影响于冲任督带；冲任督带的病变，也离不开肝肾。妇科中常见的月经病（包括崩漏）、带下病、不孕症以及某些内伤杂病，都与这四脉有关。大家已熟悉，冲任督带四脉，关系到体内的阴阳，前后纵横，与肝肾同盛衰，共休戚，特别是冲任二脉，《素问·上古天真论》指出它与天癸的开始与终绝，人身的长成与衰老，有不可分割的生理关系与病理影响。《灵枢·五音五味》还指出：“冲脉、任脉，皆起于胞中，上循背里，为经络之海，其浮而在外者，循腹右上行，会于咽喉，别而络唇口。血气盛则充肤热肉，血独盛则澹渗皮肤，生毫毛。今妇人之生，有余于气，不足于血，以其数脱血也，冲任之脉，不荣口唇，故须不生……”这说明冲任与月经，月经与髭须，甚而至于月经与环口部，都有一定的关系。恽铁樵氏对这方面的观察及诊断，有精切论述。近人有《人中与子宫关系》（见《浙江中医药》1979 年 10 月号）的报道，未尝不是受到《内经》冲任与天癸、冲任与月经、冲任与子宫，冲任脉绕环口与子处等理论的启发而获得证实。

由于冲任二脉，一为血海，一主胞胎；联系督脉，为先天精气之主，能上渗诸阳，下灌诸阴，所以有“督为阳脉之海，任为阴脉之海”的说法。张洁古认为：“督为阳脉之都纲，任为阴脉之妊养。”陈士铎更直截地说：“（任督）二脉为胞胎之主脉，无（病）则女子不受妊，男子难作强以射精。此脉宜补不宜泻，补则外肾壮大而阳旺，泻则外肾缩小而阳衰；补则子宫热而受胎，泻则子宫寒而难妊。”把冲、任、督三脉说成为阴阳气血（包括精气神）的总汇，生殖力有无的主宰，以事实作理论根据，可以说：信其言有征，验之事不忒（王冰《黄帝内经素问》序言）。至于带脉，在妇人生理方面，虽不如冲任督三脉的突出，但其功能也不容忽视。《难经》指出：“带脉起于季肋，围身一周。”滑伯仁则谓：“回身一周，犹束带然”。由此，杨氏认为：“带脉总束诸脉，使不妄行，妇人恶露随带脉而下，故谓之带下。”沈芊绿对带脉的功能更作了具体分析说：“一身上下，机关全在于带脉，带脉不能自持其气，其症皆陷下而不上。”这些都是前人对带脉功能的认识。我认为：带脉从横的方面，约束纵的方面的冲、任、督，还包括二维、二跻，对八脉的生理确起到加固作用。所以，后此医学家们都在这基础上审病情，辨症因，订出丰富多彩的关于治奇经的方和药。

（二）妇人奇经失调的常见病及其治法

不论五脏六腑、奇恒之府、十二经脉及奇经八脉，既有其生理功能，当然各有其病变现象。冲任督带的临床表现，《素问·骨空论》、《难经·二十九难》各有简要叙述；后人从临床实践中也有所发表。生理情况既愈来愈明晰，病理变化当然越观察越了解，而治疗方药亦相应地定下来。

关于证候方面，王叔和在《素问》、《难经》的基础上，增为“（冲脉）苦少腹痛，上抢心，有瘕疝，遗尿，胁支满烦，女子绝孕。”王氏所说“女子绝孕”，无疑是《素问》“太冲脉衰，天癸绝，地道不通，故形坏而无子”的落实。王氏还补出任脉的病象为：“少腹绕脐下引横骨，阴中切痛”。《黄帝明堂经》则增补带脉主病为“腰腹纵，溶溶如囊水之状，妇人少腹痛，里急后重，瘈疭，月事不调，赤白带下。”几乎把带脉的临床症状都列入。《诸病源候论》则把冲任的病候，又进一步的举出，把月水不利（经少）、月水来腹痛（痛经）、月水不断（淋漓）、月水不通（经闭）及各色带下、漏下、崩中等七类病症，分属于冲任损伤（风冷入侵）和冲任虚损（劳伤气血）的虚实两大纲。

到了唐代，孙思邈在《千金要方》和《千金翼方》里，提出不少关于奇经病崩漏带下的方治和药物，这里我们要感谢这位孙真人。录出几张，以资研索。

（1）小牛角䚡散：治带下五贲。一日热病下血；二日寒热下血；……四日经来举重，伤任脉下血；五日产后脏，开经利。牛角䚡、鹿茸、当归、禹余粮、干姜、续断、阿胶、乌贼骨、龙骨、赤小豆。

（2）治妇人漏下不止方：鹿茸、阿胶、乌贼骨、当归、蒲黄。

（3）治漏下去白方：鹿茸、白蔹、狗脊。

（4）治女人漏下……身体羸瘦，饮食减少，使人无子者方：牡蛎、伏龙肝、白龙骨、赤石脂、桂心、乌贼骨、禹余粮。

（5）治带下漏血不止方：干地黄、当归、川芎、芍药、吴茱萸、黄芪、甘草、干姜。

（6）治妇人下血阿胶散方：阿胶、乌贼骨、当归、芍药。

（7）治妇人漏血崩中鲍鱼汤方：鲍鱼、当归、阿胶、艾。

上述七个方子，方名比较生疏，而用药的理法，则为我们所熟悉。下面谈几点体会：①七张方中有四张用乌贼骨，一张用鲍鱼，无疑是《素问》乌贼骨丸的移植，是孙思邈对《内经》方有效经验的吸收。②第五方则为《金匮》“温经汤”的变方，也是《局方》“四物汤”的初模，第五、第七两方则为“芎归胶艾汤”的加减；这一系列都是不名奇经方的奇经方。③这些方中药物，不但都为我们临床时所习用，而且都用之有效，其实都是奇经药和奇经方。今特揭出，以供进一步研讨。

（三）叶天士用奇经药的溯源及其出新

凡是读过《临证指南医案》的同志，都熟知叶氏善治奇经病，善用奇经药；也总还记得，徐洄溪不只一次地批评叶天士“此老专以络字欺人”。我们从实际分析问题，叶氏治妇科必主奇经，陆定圃《冷庐医话》称他“能独出手眼，遵而用之，无不获效”。至于洄溪批评天士“专以络字欺人”，则是洄溪主观片面的说法。叶氏“治络法”，是他调治奇经中的一个组成部分，有其理论上和实践上的依据，并非臆说，更非欺人。他的久病治络，是从《金匮》旋覆花汤治肝着悟出，实践证明，凡气滞血着证投以治络法，用之多效。除此而外，叶氏还吸取许叔微《普济本事方》，以丰富其学术经验。由于许氏是主张“补脾不如补肾”论者，补肾既能调冲任，也能固冲任。如以熟地、当归的内补丸治妊娠冲任脉虚，补血安胎；以紫石英丸（紫石英、禹余粮、人参、龙骨、牡蛎、杜仲、远志、苁蓉、泽泻、石斛、川乌、桂心、桑寄生、当归、五味子、甘草、干姜），治月经或前或后，或多或少，据病机阴阳相胜而用之。这些方治，在理论上依据《素问》，在用药上脱胎于《千金》方，温养八脉，以通为补的治则。

不过，汉唐宋代的学说，对叶氏治妇人病注重奇经、用奇经方治妇人病，还只是理论上和方法上的提示，最主要的则在于实践经验的传授。叶天士常问业于苏州马元仪，马氏学术精，业务盛，门人多；流传的医案有《印机草》一卷，唐大烈称其能反映出马氏的学术经验，确是实际。叶氏受马氏之传，对其诊疗经验的化裁，颇能出于蓝而胜于蓝，特别从伤寒治例中悟出治温热病的要点，妇科病贯串奇经辨证施治，都极神化。这里选录《印机草》妇科医案四则，既可以赏析马氏对妇人病调治奇经的经验，也可以观察叶氏治法怎样继承前人而有所发展。《印机草》妇科治奇经医案如下：

1. 天癸过多，肢面微肿，热胜风旋，皆五志之阳未和，恐躁急怫郁，"冲和"颇忌；法以凉肝，调和奇脉。雄乌骨鸡一只，洗净，用青蒿汤童便各半，醋醇酒各一盅，煮熟拆碎，连骨炙脆用。生地、知母、青蒿各四两，麦冬二两，熬膏，入炼蜜为丸。

2. 先期为血热，后期为气滞。今脉芤，带淋、畏冷，全是体质素虚，元海气怯，奇脉不固，数年不得孕育，皆原于此。当以生气有情之属，通之补之，摄以固之，俾经调脉和，可以宜男。河车、参、苓、归、杞、熟地、苁蓉、白芍、小茴香、桂心、牛膝、紫石英、艾炭、香附。

3. 寒热每来，腰脊必痛，带淋如注，督带纲维尽撤，补方必须通脉。参、归、苓、鹿茸、桂心、黄芪、桑螵蛸。

4. 病是经水不调，致奇脉损伤……肤腠中忽热，气逆必泄气始安。用补仍以宣通络脉，不越调经正治。参、归、杜仲、茯苓、小茴香、鹿茸、沙蒺藜、补骨脂。蜜丸，开水送三钱。

以此四案，回顾《素问》、《巢源》、《千金》、《本事》等妇人门方，对照《临证指南医案》诊治妇科各案，不难看出叶氏如何运用乌鲗骨丸于经带病，如何运用巢氏冲任学说于经带崩漏，如何把《千金》、《本事》方加以化裁，如何把《印机草》妇科方案用得机圆法活。好在叶案都是人手一册，我们可以充分领会叶氏继承与创新的实际的。

（四）叶氏妇科治奇经对后人的影响

如前所述，初步认为妇科究奇经，《素问》、《巢源》启其端，《千金》广其治，《本事》拾其遗，《印机草》扬其波，《临证指南医案》畅其流。叶天士除了在治案中辨奇经病而施治外，还指出“鹿茸入督，龟版走任，紫石英补冲”的用药法。龚商言加以衍化说：“冲脉为病，用紫石英以镇逆；任脉为病，用龟版以静摄；督脉为病，用鹿角以温煦；带脉为病，用当归以宣补。”后此，俞东扶、吴鞠通、王孟英等各有阐发。特别吴鞠通在《温病条辨》“解产难”中，提出“产后当究奇经论”，并按照叶氏方意，制订通补奇经丸和天根月窟膏。关于奇经药的搜采和发扬，当推清严西亭、施澹宁、洪缉安三人合编的《得配本草》中“奇经药考”，其中列举43种奇经药，提示其作用在于某一奇经，治哪些疾患，虽不能说所举药效都是针对，但它能昭示我们在叶氏奇经治法的基础上，扩大对奇经药的认识面，确是有益的。《得配本草》这一节，不愧为集奇经药之成，可与李时珍的《奇经八脉考》后先辉映，各有特色。

此外，还有别树一帜的，把叶氏医案撷其要、钩其元，用四言韵语将“叶案”（代指《临证指南医案》）的理法方药叙述得出神入化者，则推番禺潘蓝坪氏，他在《叶案括要》卷八中，把叶氏奇经治案，画龙点睛地写出，有注有按，明白晓畅，使读者心领神会。其书版行不多，有必要转录几则，以资赏析。①“叶案”卷九669页（上海科学技术出版社1959年版，下同）“淋带”某案，潘氏《括要》说：“淋带阴耗，奇脉虚空；鹿角菟杞，桑螵蛸同；茯神参草，收固为功。”按语回顾叶案初诊用震灵丹固摄，再用收引固摄法丸方，立法最合治八脉要旨。②同页，徐案，潘氏《括要》说：“带伤八脉，虚损下焦（下焦畏冷，阳升眩晕）；归芍杞菟，杜仲海螵。”《括要》的特点，在于突出“叶案”理法方药的精华，对妇科医案，注重突出奇经，非常可取。更值得提出的，潘氏还把“叶案”经验应用到自己临床实践去。如“叶案”668页某案，原案词句较涩滞，潘氏先以流畅的韵语转叙说：“带下不穷，补养为宗；按则痛缓，八脉虚空。归杞沙菀，柏仁神同；乌贼紫石，杜仲奏功。”接着，他仿叶氏的辨证施治用于临床，取得疗效，以记录作按语：“何香泉邀余诊其戚之内人，年四十，赤白带下，流连不已，两腿无力，少腹胀痛，按则痛减。诊其脉，浮之虚，沉之弱，左脉涩。据述前曾服地黄汤，反增脘闷懒食；更医用桂附理中，又增胁痛咽干；因停药不服。余曰：刚燥药不宜肝肾，阴柔药不达奇经，不晓八脉治法，徒以脏腑法浑治，安能取效?！带久不已，腑阳脏阴俱伤，燥热难受，惟用通阳固阴，以平补剂调养乃宜。于是议用先生此方酌加分钱（原方无）；再仿先生另案法，暮服震灵丹20粒，调治十日，诸恙略可。接服方调入真鹿角霜末、熟麋茸末各三分，间两三日服一剂。守此法调养将半载，诸恙痊，体倍健。”

此类仿叶氏的治案作按语，《括要》中有不少，我们吸取其妇科治奇经部分，值得珍视它。

后此，无锡张聿青、周小农，桐乡金子久、河北张锡纯、上海丁甘仁、朱南山诸家，对妇科按奇经辨证施治，选药组方，各有妙谛。近人朱小南氏在《冲任探讨》一文中（《中医杂志》1962年第8期）也有所论述。近三年来，看到各地妇科经验交流的论文，大有人注意及此。我对妇科应侧重奇经问题，亦常关心，特草此篇，以作引玉的抛砖。

诊余琐记（十四则）

从学医到业医，迄今已48个年头，而真正懂得钻研业务为革命、为人民，则是解放28年来才开始。因此，这篇《诊余琐记》，只是这28年值得记录的一部分，略予整理，作为整篇以外的零篇。

（一）用药制方要讲究配伍

用药必须讲究配伍，不但能提高疗效，相得益彰，而且还能从这一疗效发展为另一疗效。例如：大黄本为通大便药，但与甘草同用或制用，则能利小便；用少量麻黄伍多量熟地，则但开腠理而麻黄不汗、熟地不滞（阳和汤是一个明显的药用例）；木鳖子制尽油，能化骨节间风痰而无毒；甘遂制去黑水，能化痰核及积饮积水；茯苓得白术则补脾，得车前子则利水，得泽泻则渗湿；青皮得白芥子，治右胁痛；附子不配干姜，虽通经络而不热；附子一钱与磁石八钱同用，能温养下元并使附子热性不致上扰。这是用药配伍的举例，制方亦然。如六味丸中的熟地能湿脾土，以茯苓、白术制之；左金丸中的吴茱萸性燥，以黄连制之；四君子汤一般用作健脾补气方，如气虚应重用参，脾虚应重用术，水湿内滞应重用苓；四物汤一般认为是血分方，在使用时，归多则重点在温血，芍多则重点在平肝，地多则重点在凉血，芎多则重点在升散。此外，又如牛膝能引热下行，亦能引其他药性下行，但如果脾经有湿，则反引湿下行而发生腿肿；若肝经有热，也能引热下行而发生遗精。这是从配伍而联系到的另一方面。

（二）痧瘖

痧瘖系一种流行性之风温时毒，往往在几年内流行一次，其季节多在晚春，只要不是逆证（如“闷痧”及“白面痧”），调治得法，可以无死亡；如果是顺证（无合并症、不是幼婴），可以不药自愈。这是和卫生防疫部门大力贯彻预防为主的方针分不开的。

痧瘖的治疗，目前已有许多好经验、好方法，一般常用药如荆、防、桑、薄、银、翘、牛蒡、甘、桔、僵蚕、地肤子、芦根等，均可随证选用。血热火盛的，加丹皮、紫草、鲜生地；痧瘖成斑块的，再加大青叶、石膏；咽喉红疼，加射干、玄参、山豆根、马勃；狂乱躁扰，加地龙捣汁冲服，并要重用大青叶。

痧瘖初发时以透解为主，并须严格忌口，猪肉油腻、鸡蛋鸭蛋黄、糯米糕饼等不容易消化的食品，都不能吃。防其滞胃肠，郁热毒，坚大便；致气机壅遏，痧瘖难以疏透，轻证转重，重证转逆。这一忌口问题，不仅痧瘖要注意，凡各种热性病都是同样。《内经》有“病热少愈，食肉则复”。张仲景有“损谷则愈”的提出，是有一定理由的。

(三)“有形之病”疗效差

在几十年临床实践中，体会到癥瘕痞块、息肉肿瘤，以及流注之痠疼麻木，治疗有难有易。往往初起的积聚，软小易愈，久则坚硬难愈；壮年体实能受攻消药的易愈；年老体衰不能用攻消药的难愈。因此，《内经》对五脏风寒积聚的疾患，一再强调它的证因，可能古人也感觉到了这一点。

由于风寒水湿痰食气血等积聚，凝结在某一部位，初起轻浅时，还没有固着胶结，只于对证方中酌加稀释散积等药，使气血通调，经络疏畅，收效较易。如因循失治，固着已深，或半愈停药，本病未除，兼风则引串作麻，兼寒则凝滞作痛，兼水则流溢作肿，兼痰则郁而化脓，兼食则停滞为积，气聚则成瘕，血瘀则为癥。虽然治积之药不少，如：气郁有香附、延胡、枳壳、槟榔、广木香；血积有桃仁、红花、三棱、莪术、夜明砂、山甲、䗪虫；痰积有海石、半夏、枳实、胆星、白芥子、竹沥、姜汁、风化硝；水积有甘遂、大戟、芫花、二丑、千金霜；消食积有厚朴、神曲、谷麦芽、鸡内金；消肉积有山楂、莱菔子、朴硝、毛栗壳灰等。但人体有虚实，病程有久暂，在对证发药中还必需注意配伍、剂量和服法，才能日计不足、月计有余的逐渐磨化。医书里以肾气丸、阳和汤治疗痔漏、冷脓流注及顽癣，子龙丸消瘰疬痰核，是促使我们运用方药的化裁通变。我最近曾以玉枢丹加香附、橘核、木通、马鞭草治疗输卵管积水症，因玉枢丹方内有许多导水利气药，导水如山慈菇、大戟、千金霜、琥珀；行气如苏合油、檀香、安息香、麝香、冰片等；其他如文蛤、雄黄则为佐辅药。疗效正在观察中。

(四)《医医小草》中的警句

宝玉珊的《医医小草》，裘吉生先生辑入《珍本医书集成》

中，页数不多，其集锦式的医学警句，颇足玩味。如："滋腻妨中运，刚躁动内风。辛热耗营血，温补实隧络。苦寒伤生气，咸润蔽太阳。外感忌酸收，内伤戒消导。二妙不尽妙，四神亦非神。理中伤胃脂，逍遥劫肝阴。牛黄损离火，黑锡夺坎水。温养须行气，清热要活血。命方良有以，制剂岂徒然。"以上这些名言警句，各有深浅不同的理致，其中大部分是采集《临证指南医案》的语句锤炼而成，有精粹处，也有片面处，须细致全面地去分别领会它，不能胶着，胶着会有片面性。例如"苦寒伤生气，咸润蔽太阳"；"理中伤胃脂，逍遥劫肝阴"等语，就应从药病是否的对，是否过剂的角度上理解。特别理中汤之温中益气、健脾和胃，逍遥散之疏肝解郁，均为临床上常用而有效的方子；所谓"伤胃脂"和"劫肝阴"，是用方不恰当的后果，是药不对证的反应，绝非原方或药物的弊病，这些必须先弄清楚，不能含糊。如果方证不合，任何特效药或经验方，都有流弊或后患，岂只苦寒药、咸润药或理中汤与逍遥散而已。"警句"对药和方的评议，我认为都要从适应与不适应两方面来看，不能只强调一面，反而造成错觉。

（五）精、气、神的生成及其脱泄

精气神为人身三宝，据说是道家语。但是《素问》首三篇，张志聪点出《上古天真论》论精，《四气调神大论》论神，《生气通天论》论气，则医家也讲究它，并且分析讨论它。

气有三：宗气、卫气、荣气；

精有四：精、血、津、液；

神有五：神、魂、魄、意智与志。

三气为阳，宗气即大气，积于胸中，充于周身，其功罕匹，喻嘉言、张锡纯各有专论，其体其用，当然属阳；卫气慓悍滑利，行于周身，亦为阳；荣为阳之阴，以气与津并，不同于卫气之慓悍滑利。

四精为阴，体用为人所共知，而津为阴之阳，随气以行，《存存斋医话》有"津虽阴类而犹未离于阳气也"之说，液为津之属，淖泽注骨，补益脑髓；精与血同类，都赖气以温存，如果精中无气，血中无气，则精是冷精，血是死血，等于一般水液，哪里会有活力和作用。

五神即五脏之神，表现于情志活动方面为喜、怒、思、忧、恐（一个人无此五种情志活动，称做白痴）。五神的活动，寄托于五志，焕发于人身，成为万物之灵。

因此，精气神三者为人身之至宝。证之临床所见，精虚则足痿、耳聋、脑鸣；气虚则懒于言语和活动，甚或少气不足以息；神虚则头倾（头重）、视深（睁眼不起）、脑昏，神散则痛痒不知，不识人。我还看到：病人脱精多数从小便，常见下元不足的高年人，小便后或小便时陡呈脱象者，也有利尿过剂而出现危象者，联系到某些记载上的“男脱阳”、“女脱阴”，其原因当然在于纵欲，而其危机也在于脱精。至于脱气多数从大便，常见于久泻、久痢，滑泄过度，特别在衰弱病人及老年患者；还可以见于大喜后之一笑而脱，喻氏《寓意草》中有“论金道宾真阳上脱之症”亦是显例。脱神多数从汗孔，误汗或大汗亡阳，元气元神随阳气外脱，在重危病最后关头，所见实多，往往神随汗散，阳随阴绝，生命就此告终。无论脱精、脱气、脱神，必从小便、大便、汗孔这三个渠道走失。所以衰老病人之日久不愈者，如果见到大便泄泻，要防元气下脱；若经常汗出或小便次数增多，都是元气外泄或下泄的征兆。为了防微杜渐，必须随时对精、气、神三者给以调摄和补养。《素问·上古天真论》、《生气通天论》和《四气调神大论》这三篇，是古代论述调摄精、气、神的方法，现代大力推广的气功，对精、气、神的调摄与补益，亦多好处，不要仅仅依赖食物和药物的补养，顺此附及。

（六）奇经药

自从李时珍作《奇经八脉考》以来，叶天士常按照奇经治病以善用奇经药见称于后世。他曾提出：“鹿茸入督，龟板走任，紫石英补冲。”龚商年加以具体化说：“冲脉为病，用紫石以镇逆；任脉为病，用龟板以静摄；督脉为病，用鹿角以温煦；带脉为病，用当归以宣补。”后此，俞东扶、王孟英辈各提出若干奇经药更有所增益。

我认为叶氏以鹿茸、龟板、石英作为督、任、冲三经专药，是取其有促进各该经脉的机能的作用。由于督为阳脉，行于背部；任为阴脉，行于腹部；冲为阴阳间之脉，行于中。而鹿为阳兽，茸生于头，居最高部分，乃精气所聚，为补阳益气作用；龟系甲壳动物，属阴，板藏于腹，居极低部位，乃精血所孕，为益阴填精之品；紫石英属矿物质，能宁心定悸，温精血，其功用在煦养阴阳。对照叶氏医案用这些药所治疗的疾病，大致类似。

清·严西亭、施澹宁、洪缉庵三人合编的《得配本草》中也极注意到奇经药，有“奇经药考”，列举 42 种药品为入奇经的药物，虽不能每味药都针锋相对，各称其用，但能使我们扩大奇经药的认识和临床应用，确是有益的。摘录于下，以资征验：①茴香、秋葵子、马鞭草——入奇经。②巴戟天、香附——入冲脉。③川芎、黄芩、鳖甲——行冲脉。④木香、当归、黄柏、白术、芦荟、槟榔、吴茱萸——主冲脉为病，逆气里急。其中当归主带脉为病，腹满，腰溶溶如坐水中。⑤苍耳子——走督脉。⑥羊脊骨、白果——通督脉。⑦细辛、附子、藁本——主督脉为病，脊强而厥。⑧鹿角霜通督脉之气舍，鹿角胶温督脉之血，鹿茸通督脉之精室。⑨龟板——通任脉。⑩鹿衔草、杞子——补冲、督之精血。⑪黄芪——主阳维为病苦寒热，兼治督脉为病，逆气里急。⑫白芍主阳维寒热，带脉腹痛。⑬桂枝走阳维，防已入阳跻。⑭肉桂——通阴跻、督脉。⑮穿山甲、虎骨——入阴阳二跻。⑯川续断、艾、龙骨——主带脉为病，其中艾治带脉病、腹满、腰溶溶如坐水中。⑰升麻、甘草——缓带脉之急，其中甘草兼和冲脉之逆。⑱王不留行——通冲任二脉。⑲丹参——益冲任。⑳泽兰——调病伤八脉。

近人朱小南氏在《冲任探讨》一文中，也引述若干种治疗冲任病的药物。

（七）犀羚的代用

药物的代用，自古有之，但意图各不同。例如“升麻代犀角”，“香薷代麻黄”……之类。前者由于看法片面，实际效用有差距，用之者少；后者则是体现着因时制宜的合理性。近百年来，因犀羚两角药源少，价格贵，临床应用多代以他药。乡先辈何廉臣先生常以玳瑁、紫草代犀角，黑羚羊角代羚角，他一再强调功用是相同的。太仓王雨三氏以石决明、钩藤、薄荷三味代羚角，认为疗效亦可靠。我则以丹皮、紫草、大青叶三味合用代犀角；以龙胆草、钩藤合用代羚角。近年来专用紫草代犀角，把犀角地黄汤为紫草地黄汤，应用于妇科产后因感染而高热不退；地黄用鲜生或细生地、丹皮、芍药照用，随证加应用药品，疗效也很满意。由此可见犀羚等角质药，代以适当的草药，同样能够治好病。

（八）胎动不安

朱丹溪治因虚热而胎动不安者，用黄芩、白术；因此后人有“芩、术为安胎圣药”之说。其实安胎无一定之药，当随证使用。张飞畴认为：“古今用条芩安胎，惟形瘦血热，营行过度，胎常上逼者宜之。若形胖而中气不足，胎常下坠者，非参芪举之不安；形实气盛，胎气不运者，非香砂散之不安；血虚火旺，腹常急痛者，非归芍养之不安；体肥痰盛，呕逆眩晕者，非二陈豁之不安。”我治孕妇胎动不安，除按照张氏对证投药外，常配合陈修园的“所以载丸”（党参、白术、茯苓、杜仲、桑寄生），并参入王孟英作为清热安胎药用的淡竹茹、桑叶、丝瓜络，效果亦佳。

（九）亡阴、亡阳辨证

徐洄溪在《医学源流论》中对亡阴亡阳的辨证，既细致，又精辟，确是学术经验贯串在一起的名作。洄溪的原文是：“亡阴，身畏热，手足温，肌热，汗亦热，而味咸，口渴喜冷饮，气粗，脉洪实；亡阳，身反恶寒，手足冷，肌凉，汗冷微粘而味淡，口不渴而喜热饮，气微，脉浮而空。”他先从症状、体征、脉象作了分析，还从汗液的咸、淡辨别。三百多年前的中医书有这样的鉴别诊断法，真值得我们景仰。他还提到“阳最怕散，阴最怕竭”。说明亡阳必大汗淋漓，气散于外而告终；亡阴必久泻、久痢或过利小便，气脱于下而告终。这是比较常见的。在临床时，遇到老年人久病衰颓，若见便泻，要防元气下脱；若无故汗出或大小便次数增多，都是恶化的先兆。回顾洄溪“阳最怕散，阴最怕竭”的提示，我们有必要做到预先防治。

（十）治小孩泻痢三方

我在临床治疗中，凡遇虚弱人或小孩患便泻或痢疾者，多采用疏理脾胃之药。常用方有以下三个。

（徐春圃）醉乡玉屑：治小儿多食瓜果致久痢不愈，或大人血痢。药为：苍术、厚朴、陈皮、甘草、砂仁壳、鸡内金、丁香。

（程杏轩）黄土稻花汤：治婴儿腹泻伴呕吐因于暑者。药为：黄土、稻花、沙参、茯苓、甘草、制半夏、木瓜、乌梅、扁豆叶；热甚加炒川连。

（经验方）黄土汤：治小孩腹泻、痢疾。药为：黄土、扁豆花、茯苓、炒豆芽、黑豆、甘草、炒银花、炒白芍、生姜。

以上三方，是曹炳章先生介绍给我的，曹则得自何廉臣先生。方意清灵活泼，配伍精密有序。效用醒脾和胃，疏补兼施；适宜于体虚小孩或老年人。方中“黄土”，我在处方时用黄土砖一小块，煎汤代水煎药；“稻花”则用鲜稻穗两三支（如无鲜稻穗，改用新米一撮）。

（十一）王孟英的小方小药

清代医生治病用药，能真正做到清、轻、灵的境界的，叶天士以后，要推王孟英。我在初学医时（约 1930～1932 年）开始读他的《温热经纬》，颇有所得，以其援古证今，文笔晓畅，无艰涩难懂之处；次年，买得《王氏医书五种》(《温热经纬》、《医案正、续编》、《随息居饮食谱》及《霍乱论》)，用朱笔、墨笔分别圈点阅读，其心得处至今尚能记忆。1933 年春节又购读《潜斋医学丛书十四种》，至此，基本上已全部获读王孟英所撰著、校编的医籍。认识到王氏对古医书的分析和理解，确是精辟，所以他友人有“双眼自将秋水洗，一生不受古人欺”的赠言。他诊疗疑难大症，方药的配伍，精心组织，往往举重落轻，取得疗效。在极大多数的医案里，可以看到他议论切中病情，药投而沉疴顿起。因此，他的《医案》一、二、三编及《归砚录》中部分治验，江都石蓝孙首先译注于前，上海陆士谔分类编印于后，颇能从不同角度上阐发孟英的学术经验。我在治医经历中，除服膺他论医议病的大案以外，对其部分小方小药，感到药简而效确，特介绍几则，以飨同道。

他以独味元参治阴虚火炎，头面烘热；他还治任脉虚而患带下，以海螵蛸一味研末，广鱼胶煮烂捣丸，如绿豆大，淡菜汤送，每服三钱(9 克)，日二次，连服半个月有效。以上两法，我曾试验多次，并以元参合石斛煎汁代饮料，用于某些癌症接受“化疗”后见阴液亏耗，舌红如柿作辅助治疗，颇有裨益。孟英还治“沥浆生”胎儿未下，胞衣先破，用肥猪肉四五斤，加水适量，急火煎，吹去沫及浮油，使产妇饮服而获效。这一方法，在治疗上既能起到滑润作用，又能起到补液作用，我虽未曾试用，其疗效是符合学理的。孟英还治疗“心风”病，用犀、连、丹、栀、朱砂、青黛、黄柏，有痰加竹沥、菖蒲。其他如治血虚用生地；精虚用枸杞；面色少华用葡萄干；舒肝用橘饼；治下焦虚寒用紫石英；膈间老痰用海浮石……至于治温热病及霍乱症，则其专著中各列效法验方，足供捡取，兹不赘录。

(十二) 攻下药和润肠药的区别

凡热性病大便秘结或热结旁流应用下法的，三承气汤选用，这是大法，也是常法；体虚而大便干结者，用增液汤，是吴鞠通化裁叶氏的方法；另有攻润两用而不甚伤元气者，则用芒硝（或元明粉）9克，蜂蜜30克冲服。其他如郁李仁、冬葵子、火麻仁、更衣丸等，都可斟酌应用。此外，如老年人大便数日不解的，只能用濡润药，不能用攻下药，一般为生首乌、生玉竹、山海螺之类，用量都是9克至15克。临床体会，生首乌或山海螺用量超过20克以上，都能发现轻泻作用，是由润而转下了。魏念庭说："润者，徐而滋之；下者，攻而除之；泄者，就势而推致之。"从这里，可以领会出通便药是有轻重不同的区别。

王子接《绛雪园古方选注》：以海蛇一两（30克），大荸荠四个，水煎服。名雪羹汤。治肝经热厥，少腹攻冲作痛，用之泄热止痛，效果良好。王孟英极赏用它。在《潜斋医话》里，还提出："质弱之人以海蛇加枳、朴，可代硝黄。"这是润肠和攻下结合在一起的润下法。

（十三）一贯煎的加味应用

一贯煎为魏玉璜之经验方，药只生地、沙参、麦冬、当归、杞子、川楝子六味，而有滋阴养血清肝之效。其方从高鼓峰之滋水清肝饮化载而来，凡遇肾阴不足，肝阳横扰的脘腹䐜胀、胁肋攻痛，而不适宜于逍遥散者，用此方往往多验。其主要适应证是，脘痛胁胀，呕吐酸水，舌红少津，脉弦细带数。张山雷氏认为在原方再加一两味吹嘘流动之品，如元胡或金橘饼等，当收益更佳。经验上这是对此方的画龙点睛，颇得到临床赏用。记得张锡纯《医学衷中参西录》称元胡能疏理气血，性平不克，治脘腹胁痛有卓效。我在许多次临床应用中感觉元胡一药，煎服不如研末服有速效，联想到古人元胡金铃子散之所以用"散"，是有一定的道理和实践经验的。我用一贯煎时，常加元胡3克，研末，以药汁送服；同时用糖拌的金橘饼一两（30克）枚缓缓含嚼咽下。往往在药后半小时嗳气数声，脘腹胁胀痛随着瘥减，真有"一剂知，二剂已"的疗效。

（十四）食物偏嗜致病

在伤食而致病的因素中，有偏嗜致病者，医家亦所当知，便于防治。一般常见的：肥胖人多食油腻肉类，易患痰湿阻中，喘嗽胸闷，发热，大便溏泄；嗜酒之人，多气浮于上，湿热郁蒸于肺胃肝脾，易患鼻塞头晕、痰嗽、脘胁痛；夜坐劳心，烟酒杂进，多致咳嗽、纳减，舌现裂纹，或苔垢厚；喜吃辣椒的，胃肠燥热，常患脘痛、便秘；妇女嗜食胡椒辣末，或因跌仆闪伤，过服活血药（如小活络丸之类），每致月经提前、量多，或淋漓不断；小孩多吃糕饼糖食，易患疳疾生虫；冠心病患者，饱食糯米糕粽或肉类，固然容易引起心肌梗阻的心绞痛，在夏月骤进冷饮（如棒冰、冰砖之类），也容易导致发病。这些都应该注意，最好使患者和患者家属也懂得，那么对于医疗和预防，当然有一定的好处。

附：医案略存

1. 感冒寒郁化热

姚某，女，成人。

初诊：1972 年 2 月 4 日。

发热头痛，咳嗽咯痰不爽，脉濡滞不扬，舌苔薄白，风寒外束，失于疏解，治宜透达。

苏叶 3 克　薄荷 3 克　荆芥 3 克　防风 3 克　羌活 3 克　橘红 4.5 克　蝉衣 4.5 克　紫背浮萍 4.5 克　杏仁 9 克　二剂

复诊：2 月 8 日。

药后微汗出，发热头痛均除，剩有咳嗽，咯痰不爽，出痰黄厚，口干，脉起，苔薄黄。治与清疏。

桑叶 4.5 克　菊花 4.5 克　大力子 4.5 克　黄芩 4.5 克　马兜铃 4.5 克　杏仁 9 克　生山栀 9 克　橘红 9 克　淡竹茹 9 克　二剂

按：本例是感冒的寒郁化热，从脉舌两方面可以清楚地看出，因病机的转化是有其来龙去脉的。病既由寒化热，方药随病转移，从温散改为清疏。

2. 瘰疬

杨某，女，15岁。

初诊：1972年4月2日。

二七之年已过，天癸犹未至，形瘦体弱，左项瘰疬五六个，大小不等，连串如葡萄。每睡时口中有血涎流出，色淡红，主要是齿龈出血。脉象细数，无潮热，但觉咽喉干燥，大便难。证系肝胆郁热而肺胃之气不降，治以清疏少阳厥阴为主，和降太阴阳明为辅。

党参10克　北沙参6克　麦冬9克　当归9克　夏枯草9克　生甘草6克　桑叶6克　丹皮6克　炒白芍6克　炒山甲9克　醋炒大黄9克　红枣5个　三剂

复诊：4月6日。

大便未终剂而畅行，原方续服三剂。

三诊：4月20日。

上方前后服八剂，并自买麦精鱼肝油服，月经昨天初潮，色淡红，量不多，项颈瘰疬如故，夜卧血涎不流已五天。治与益气养荣汤加减。

党参10克　茯苓10克　当归10克　黄耆10克　川石斛10克　生地15克　夏枯草15克　制首乌15克　川贝6克　白芍6克　桔梗6克　制香附6克　红枣5个　七剂

四诊：5月12日。

上方服二剂，月经初潮干净。先后服上方十剂，瘰疬大的转小，小的转软，精神活泼，面容亦较丰腴。上方去桔梗、茯苓，加肉苁蓉10克，续服七剂。

按：瘰疬有因于外感，有因于内伤。因于外感的气血未亏，属表属经，易治；因于内伤的营卫已伤，属里属脏，比较难治。朱丹溪有“瘰疬皆起于少阳经”之语，因少阳与厥阴同属风木，木喜条达而忌郁抑，木郁不达，精血暗耗，相火随升。本例的见证及病机，亦不外是。药用桑、丹、夏枯草清疏肝胆郁热，消散瘰疬；沙参、麦冬清降肺胃，以除血涎；山甲、制军，软化瘰疬，通便、通经；参、草、红枣益胃；归、芍和血。幸在童年室女，病根不深，所以治易见功；否则延成疬劳、干血劳等重症，则病根深而滋蔓难图了。

3. 阴虚阳浮眩晕

萧某，女，65岁。

初诊：2月10日。

高年气血不足，阴不敛阳，以致虚阳上浮，眩晕时作，夜卧少寐，呼吸微促。脉弦细，舌质干红。治与气阴并补以养阴为主。

生地12克　杞子10克　龟板10克　牡蛎10克　茯神10克　生白芍6克　党参10克　沙苑子10克　酸枣仁6克　炙甘草6克　杭菊花6克　五剂

复诊：2月15日。

药后，眩晕瘥，夜寐较酣，原方续五剂，隔日服一剂。

按：本例辨证施治一般，服药法则出自心裁，颇足介绍。凡慢性调理药，一经投剂有效，后方都采用隔日服一剂的间歇疗法。这个服药法有两种好处：①让机体能自动发挥调整阴阳的功能，不养成长期依赖药物的习惯；②促进药力在体内的持久性，在不影响疗效的前提下，还能节约药源。

4. 腰痛

徐某，男，成人。

初诊：1979年5月2日。

腰痛沉重，夜间及阴雨天气为甚，脉濡弱舌质淡，边有紫暗色。病同肾着，非仅寒湿为患，亦兼挟瘀血。治与温通宣络。

桂枝4.5克　茅术9克　淡干姜4.5克　茯苓15克　甘草4.5克　川断9克　杜仲9克　桃仁9克　补骨脂9克　鸡血藤15克　桑寄生9克　五剂

复诊：5月8日。

前方见效，再服五剂，大瘥。

以后雨季偶发，随发，随服，随瘥。

按：《金匮要略》载有肾着病症，也载有肾着方（即甘姜苓术汤），疗效极可靠。本例的腰疼，除寒湿外，还夹瘀血，因其夜间及阴雨天气转甚。治宗《金匮要略》方以祛寒湿，加桂枝、桃仁以活血祛瘀；桑寄生、鸡血藤以通络；川断、杜仲、补骨脂以健腰补肾。着重点在于温疏兼温通，使留滞在腰间的寒湿、瘀血得到疏通，起到通则不痛的疗效。

5. 温疟呕吐

童某，女，成人。

初诊：1972年10月6日。

间日疟热多寒少，发两次，因多服奎宁类丸药而恶心呕吐，吐已二日，食欲不思，稍食即脘腹胀，口渴引饮，饮入亦吐。脉弦滑，舌苔薄黄。治以清疏和胃。

青蒿5克　黄芩5克　连翘5克　橘红5克　淡竹茹10克　焦山栀10克　绿豆衣10克　炒谷芽10克　苏叶3克　炒川连3克　碧玉散15克（包）　鲜生姜汁二汤匙（分冲）　二剂

复诊：10月9日。

药后呕吐已除，脘胀恶心亦好转，疟作一次，仍热多寒少。脉舌同前，治与和解偏清。

柴胡5克　青蒿5克　竹沥半夏5克　橘红5克　黄芩10克　竹茹10克　党参10克　鲜生地15克　碧玉散（包煎）15克　二剂

按：本例原系温疟，自服奎宁类丸药过量，以刚济刚，热窜少阳之经，脘闷呕吐，口渴引饮，治仿俞根初蒿芩清胆汤例，着重在清胆、和胃止呕。初诊方用绿豆衣，意在解奎宁过量之热毒；二剂有效，复方则驾轻就熟了。

6. 崩漏

金某，女，50余岁。

初诊：1947年11月5日。

癸水将尽之年，陡患崩冲，此后绵延不绝，腹痛而膨，胃钝力疲，脉细，舌质淡红有裂纹。气阴俱不足，治与清滋兼和胃。

砂仁末3克　捣大熟地24克　归身9克　白芍6克　川石斛9克　旱莲草9克　女贞子9克　橘白3克　醋炒香附6克　炒谷芽12克　震灵丹15克（包煎）　二剂

复诊：11月8日。

漏红渐止，带下不已，脉细畏寒，胃钝力弱，气血失护，奇脉受损。治宜清滋温摄。

砂仁末3克　捣熟地24克　炒杞子9克　炒白芍9克　归身9克　乌贼骨9克　炒茜草6克　旱莲草9克　女贞子3克　甘松5分　炒谷芽12克　震灵丹15克（包煎）　二剂

三诊：11月16日。

连投清滋温摄，漏红已除，带下时断时续，少腹尚有隐痛感，脉舌同前，治与温煦奇经，和营固带，仿麝桂丸法。

紫瑶桂3克　藏红花6克　当归30克　炒白芍30克　炙乳没各12克　茜草炭9克　乌贼骨15克　川牛膝15克

上药研细末，去粗渣，入麝香末2克、三七末9克，粥糊丸，如绿豆大，外以代赭9克研细末为衣，每日上下午各服6克，温开水送服。

服丸药一料，腹痛带下均瘥减，漏红不作，症情缓解。

按：本例系1947年门诊医案，患者就诊时人极憔悴，慢性病容严重，前后两诊，虽有小效，根据证情，当时医院拟诊为子宫内膜癌后期，于是给以麝桂丸治疗。麝桂丸系当时上海中医界所推荐治子宫癌比较有效的一张方子，功能理气祛瘀、和营解毒，适用于妇科生殖器癌肿，小腹间剧痛，带浊淋沥，或有脓血腥臭，据说有相当疗效，故采用之。

服丸一料后，确有效果，再以丸与初诊方分别给予，此后未来转方，估计病情又恶化。说明麝桂丸的近期疗效和局部疗效是有的，但完全治疗则不可靠。

7. 血崩欲脱

唐某，女，36岁。

初诊：1972年10月12日。

五个月来，月经既提前，又量多，逐月加甚，前日起骤然崩冲，血下不自知，色鲜红，少腹有胀感，心悸、息促，脉象虚数，有欲脱之象。治与益气以摄血。

太子参9克　党参30克　炙甘草6克　黄芪10克　归身炭6克　熟地15克　狗脊炭9克　山萸肉9克　炒白术9克　赤石脂10克　生龙骨、牡蛎各20克　三七末2.5克（分吞）　二剂

复诊：10月14日。

血崩大减，已与一般月经同样，腹胀心悸亦差。治与育阴潜阳，固摄下之法。

朱茯神10克　陈驴胶10克　艾叶炭4.5克　炒白芍6克　生地15克　龟甲15克　生龙牡15克　甘杞子9克　侧柏叶9克　磁石20克　四剂

按：本例血崩的辨证施治，是一般常法，但疗效较好较快，故存之。患者系中年妇女，此后在经前三五天服第二方防治，效果亦满意。

8. 老年血崩

郑某，女，55岁。

初诊：1972年8月9日。

绝经七年，月前出血如崩，时多时少，迄无宁日，少腹部隐痛，头面手足心有轰热感，心悸，夜少寐。脉细数，舌质红。宜安老汤加减为治。

生地24克　归身10克　生白芍10克　荆芥炭6克　炒黄芩10克　侧柏叶10克　蒲黄炭10克　炒驴胶10克　醋炒香附6克　黄柏6克　木耳炭6克　三剂

复诊：8月12日。

血崩渐止，少腹仍隐痛，须防再崩，治与前方去木耳炭，

加没药4.5克、三七末（分吞）2.5克。

三诊：8月16日。

出血已除，腹部无痛感，自觉是近一个月来最清爽的几天，惟心悸、轰热、少寐仍有，再与第一方去香附、木耳、荆芥炭，加朱砂安神丸15克（包煎），珍珠粉一支（睡前温开水送服）。

按：老年经水绝而复来，傅青主认为是崩冲之渐，本例已成血崩，时多时少，四十余天迄未止，妇科检查为子宫内膜炎，组织切片无癌变。脉证合参，作冲任伏热治。初诊以安老汤加清热止血药，颇能应手；复方加没药以理气止痛，三七以祛瘀止血，效果更佳。

9. 倒经两例

任某，女，成人。

初诊：1972年7月25日。

月经逾期半月不行，昨忽鼻衄如注，并从口溢，因过食椒姜辛热之物，使经血逆乱，亦由积热内蕴所致。脉数心悸，颜面潮红。急宜清降，使血下行归经。

炒黄芩10克　黄连3克　制军6克　细生地15克　紫草6克　丹皮6克　百草霜（包）9克　代赭石10克　川牛膝10克　仙鹤草10克　二剂

复诊：吐衄止。嘱忌食辛辣物，并于月经期前三天服原方三剂以防治。

施某，女，成人。

初诊：1972年4月8日。

月经前鼻衄已半年，经量极少，一天即停，而鼻衄反有二天，胸闷、心慌，脉弦大而数，现在鼻衄第一天，月经将行未行，治宜导血下行，兼清肺热。

苏木9克　黄芩9克　知母9克　天花粉9克　牛膝9克　红花6克　降香末（包煎）6克　代赭石12克　二剂

复诊：4月10日。

上方一剂衄血止，再剂月经来行，经行续一天，量少，色瘀黯。仍给原方二剂，嘱下个月经期前两天服。

按：月事届期，经水不行而反吐衄，习称“倒经”，也叫“逆经”，意谓经水逆行向上。其实吐衄之血，决非子宫之血上出，惟气机逆行，有升无降，乃使当下者不下，而反冲迫上焦脉络而吐血衄血。这里两例倒经，前例由于辛辣食物偏嗜，肺胃蕴热，气血逆行，治以清泄肺胃之热为主；后例内有停瘀，瘀阻于下而血逆于上，治以行瘀降逆为主。前例是新患，清降即愈，愈后不复发；后例是宿疾，推瘀下行，瘀行衄亦止。同是倒经，主治有别，用药亦同中有异，异中有同。

10. 带多经闭

盛某，女，39岁。

初诊：1972年8月3日。

经停五个月，妇科尿检阴性，白带清稀时下已半年，近见腹隐痛，大便溏，情绪消极，有衰飒感。脉弦细，舌质淡而不红活。证系木郁土中，而失滋荣，治宜培土疏土以荣木。

党参10克　炒白术10克　茯苓10克　杞子10克　芡实10克　当归9克　煨葛根6克　炒白芍6克　煨防风6克　玫瑰花6克　炙甘草6克　五剂

复诊：8月9日。

原方去防风，加驴皮胶、卷柏各10克。

按：一般内妇杂症的病机，以土壅木郁或土虚木贼为多见。本例则是脾土不足而致肝木不荣。故先则带多而经少，甚则以带代经而月事不以时下，所谓“妇女以肝为先天”，从本例得到一个佐证。初诊用归芍六君加杞子以培土荣木；玫瑰、葛、防，使肝气条达、肝木扶疏，兼能悦脾和胃，止带止泻。合而成方，通调月经亦惟此是赖。复诊方加驴胶、卷柏，使起到养血通经作用。未终剂而月经来潮，色如酱汁，患者心情非常喜悦，真有转衰飒为蓬勃的感觉。

11. 带下骨痛

樊某，女，成人。

初诊：1972年5月12日。

带下一年余，绵延时多，清爽时少。最近经来周身筋骨疼痛，经净后则继以白带，有时憎寒，有时烘热，神疲力弱，食欲缺乏，脉濡细，舌质淡。治与温煦奇经。

鹿角霜9克　补骨脂9克　桑螵蛸9克　龙骨9克　砂仁末3克　拌熟地20克　茯神　萸肉　当归　菟丝子各9克　炒白芍6克　煅牡蛎30克　五剂

复诊：5月19日。

原方去白芍，续服五剂。

三诊：5月26日。

带下因月经将至而减少，周身筋骨已开始痠痛，治与斑龙合虎潜法。

鹿角霜9克　补骨脂9克　龟板9克　茯神9克　菟丝子9克　锁阳9克　虎骨9克　当归9克　酒炒牛膝9克　砂仁末3克　拌熟地20克　炒白芍6克　五剂

四诊：6月2日。

经期骨节痛减轻，憎寒烘热已除，经行三天净，再与第一诊方服五剂。

按：带下骨痛，肖绍民间叫做“走骨髓”，意思是说骨髓随着白带下走，骨髓走空，所以作痛，是妇科疾患中的一种慢性消耗病。

自从马元仪《印机草》医案里，治疗妇科病侧重用奇经药，到了叶天士更有所发展，有所推广，于是奇经的治法，奇经的药用，医者都非常注意。本例患者主要督、带二脉为病，故初诊即以斑龙丸加当归以宣补督带，龙骨以静摄带脉，并以萸肉、桑螵蛸为之佐；复诊方复八虎潜丸法，作为阴中求阳、阳中求阴之偶方，终于取得疗效。

12. 痨咳胎气

薛某，女，33岁。

初诊：1972年4月30日。

怀孕五个月，营养不充，以致血虚肝旺，时觉烦躁、潮热、火升；半月前，复感风热，未曾透清，咳嗽至今不止，痰带黄色，日咳夜咳，引起胎动不安。脉细滑而数，舌边红，苔薄黄，治宜清肝肃肺为主。

桑叶 5 克　杭菊花 5 克　马兜铃 5 克　黄芩 5 克　白芍 5 克　川贝 6 克　合欢花 6 克　生甘草 3 克　黛蛤散（包煎）15 克　金橘饼（药后缓缓咀嚼）3 个　五剂

复诊：5 月 5 日。

咳嗽烦热无进退，脉舌同前，治与清燥救肺汤加减。

南北沙参各 10 克　生甘草 4.5 克　桑叶 4.5 克　马兜铃 4.5 克　黄芩 10 克　枇杷叶 10 克　甜杏仁 10 克　知母 10 克　麦冬 10 克　川贝母 6 克　炒驴胶 6 克　黛蛤散 15 克（包煎）五剂

三诊：5 月 10 日。

咳嗽减少，咯痰松动，烦热亦平静；由于胎气时动，心情因之不安。治与前法加安胎药。

原方去桑叶、马兜铃，加真珠母 15 克、酸枣仁 10 克，五剂。

按：妊娠咳嗽，日久不愈，有两种顾虑：①久咳伤肺成痨；②震动胎气引起流产。本例这两种顾虑，都已成可能性。由于患者体虚，故怀孕五个月即见阴亏火旺现象；又感受风热，而咳嗽不已。第一方两清肺肝，效果未显；第二方以喻嘉言清燥救肺汤为主而见疗效，足征喻氏此方的配伍精当。《冷庐医话》载许辛木以此方治其室人十余年时发时愈的衄血症，效果极好。今移治肺热咳嗽也获速愈，的是良方。

13. 产后脾虚为胀

方某，女，成人。

初诊：1972 年 5 月 19 日。

胎前病泻，时愈时作。产后泻除而渐成胀病，脘腹膨胀，动则气急，食欲不振，面黄力弱，乳汁清稀，现已两月余。诊脉弦细，舌质淡，有薄腻苔。病系中州受戕，太阴与阳明交困。治宜急与培脾温胃。

炒白术　茯苓　党参各10克　淡附片　草果仁　川朴　陈皮　干姜　砂仁各5克　沉香末3克（分冲）　三剂

复诊：5月24日。

原方去川朴，加鹿角霜。五剂，隔日服一剂。

按：泻久脾虚化胀，是临床常见的。胎前患泻，产后化胀，当然病机更进一层，治疗也复杂一些，以其气血因产娩而更形耗伤。初诊以培脾、温胃、宽膨为治，复方加鹿角霜以温煦脾肾，调理善后。并采用间歇疗法，使中气与药效相互促进，既有利于运化，亦有利于吸收，法外之法，亦足采取。

14. 脏躁

李某，女，成人。

初诊：1972年2月21日。

孕已五个月，从上月中旬起，每日下午情绪抑郁不乐，有时悲伤哭泣，情不自禁，发作多在下午傍晚，上午则无此态，按时而病，脉舌无殊，作脏躁治疗，与甘麦大枣汤加益气药。

炙甘草10克　小麦20克　党参10克　小西参6克　麦冬10克　酸枣仁10克　茯神10克　小红枣5个　三剂

按：自从《金匮要略》提出甘麦大枣汤治脏躁，后人用之者颇多，疗效亦显著。本例的特异点，在于脏躁每发于下午，上午则无此态，一若阴虚潮热之发于日晡者然。因此考虑到与气阴不足有关。在原方加参、麦以益气养阴；茯神、枣仁以宁心安神。由于药后未来复方，疗效无从测知，但脏躁发作有时间性，似可存以备览。

15. 梅核气

董某，男，50余岁。

初诊：1970年3月。

近三个月来，咽中如有硬物，咯之不出，咽之不下，努力咯之，则呕痰涎，硬物仍然如故；曾用《金匮》半夏厚朴生姜汤治疗，颇有效，但停药一两个星期仍复发。脉舌无特征，拟用含化丸法。

净硼砂 20 克　乌梅肉 9 克　柿霜 9 克　青盐 15 克

上四味共研细末，为丸如樱大，随时含化，日六至七丸。

复诊：3月。

丸方一剂，含化一星期，咽间颇觉爽快，再继续含化一剂。

按：《金匮》半夏厚朴生姜汤，为治疗咽中如炙脔的有效方，本例患者亦取得相当疗效，但隔一段时间又发。本含化丸方是曹炳章先生见告的，治疗效果确实可靠，我已治验4例，有的反复发作后化此丸，有的与半夏厚朴生姜汤同时服。药效作用亦合理。曹先生对喉科有经验，有方法，此方或亦是他老人家的经验之一。

16. 鼻痔

周某，男，成人。

初诊：1973 年 3 月 9 日。

病起于长期嗜酒，肺热积渐而甚，清窍阻痹，而成鼻痔，呼吸为之不利，病已三年余，现增口干、便难，脉象弦数，舌苔黄燥。治与清泄肺热。

桑白皮 10 克　知母 6 克　枇杷叶 6 克　生栀子 6 克　南沙参 6 克　桔梗 6 克　海石 6 克　连翘 10 克　泽泻 6 克　浙贝母 6 克　生甘草 6 克　五剂

复诊：3 月 15 日。

鼻痔因肺热熏蒸而成，久年积疾，似非短期可以奏效，拟凉膈散加减治之。

炒黄芩 30 克　薄荷 10 克　生栀子 30 克　连翘 30 克　生甘草 10 克　桑白皮 30 克　桔梗 10 克　葛根 30 克　花粉 30 克，赤芍 20 克　制军 20 克　鹿含草 20 克

上药研粗末，每日上下午各取 15 克，开水泡汁，当茶饮，日二次。

本方服一料后，觉呼吸略通利，口干瘥，大便润；连服三料，诸证好转，自觉鼻痔有缩小。

按：肺属金、畏火，肺主气，凡风寒湿热壅肺气，积久郁而化热，易致鼻痔、鼻息、鼻壅。本例由嗜酒不节，胃中湿热上蒸熏灼于肺，肺开窍于鼻，积久而鼻痔成矣！初诊方清泄肺热，清宣肺气，兼筹并顾，使壅阻于肺的湿热，得到上宣下泄的畅通；复诊方以凉膈散加减，宗张景岳："鼻病……外感治宜辛散，内热治宜清凉"之法，得力在于用散剂，不用汤剂，边清边泄，"治上焦如羽"，以渐取效，同时还得力于患者主动的戒烟戒酒。

68